中华仙草

赤水

金钗石斛

主编

魏 刚

顺庆生

胡生朝

四川科学技术出版社

图书在版编目（CIP）数据

中华仙草：金钗石斛 / 魏刚, 顺庆生, 胡生朝主编. --
成都：四川科学技术出版社, 2024.6
ISBN 978-7-5727-1383-5

Ⅰ. ①中… Ⅱ. ①魏… ②顺… ③胡… Ⅲ. ①石斛 -
基本知识 Ⅳ. ①R282.71

中国国家版本馆CIP数据核字(2024)第111257号

# 中华仙草金钗石斛

ZHONGHUA XIANCAO JINCHAI SHIHU

| | |
|---|---|
| 出 品 人 | 程佳月 |
| 主　　编 | 魏　刚　顺庆生　胡生朝 |
| 责任编辑 | 李　栎 |
| 助理编辑 | 王天芳 |
| 封面设计 | 殷　霖 |
| 版面设计 | 殷　霖 |
| 责任出版 | 欧晓春 |
| 出版发行 | 四川科学技术出版社 |

四川省成都市锦江区三色路238号新华之星A座
邮政编码 610023
官方微博：http://weibo.com/sckjcbs
官方微信公众号：sckjcbs
传真：028-86361756

| | |
|---|---|
| 成品尺寸 | 210mm×285mm |
| | 印张14.25　字数330千 |
| 印　　刷 | 昆明精妙印务有限公司 |
| 版　　次 | 2024年6月第一版 |
| 印　　次 | 2024年6月第一次印刷 |
| 定　　价 | 168.00元 |

ISBN 978-7-5727-1383-5

# 《中华仙草 金钗石斛》编委会

主　　编　　魏　刚　广州中医药大学
　　　　　　顺庆生　上海健康医学院
　　　　　　胡生朝　赤水市瑞康中药材投资开发有限公司

副 主 编　　邓贤芬　何丽倩　刘志霞　刘舒萍　陈　莉

编　　委　　赖　勇　胡　莉　王　欢　廖晓康　贾启海　瞿鹏飞
　　　　　　洪开第　饶嘉琪　廖莞君　刘志华　杨继勇　袁　潇
　　　　　　涂世敏

参与单位　　赤水市农业农村局
　　　　　　赤水金钗石斛行业协会
　　　　　　赤水信天斛满堂药业有限公司
　　　　　　赤水芝绿金钗石斛生态园开发有限公司
　　　　　　贵州赤水国礼金钗石斛发展有限公司
　　　　　　贵州蓬易农业开发有限公司

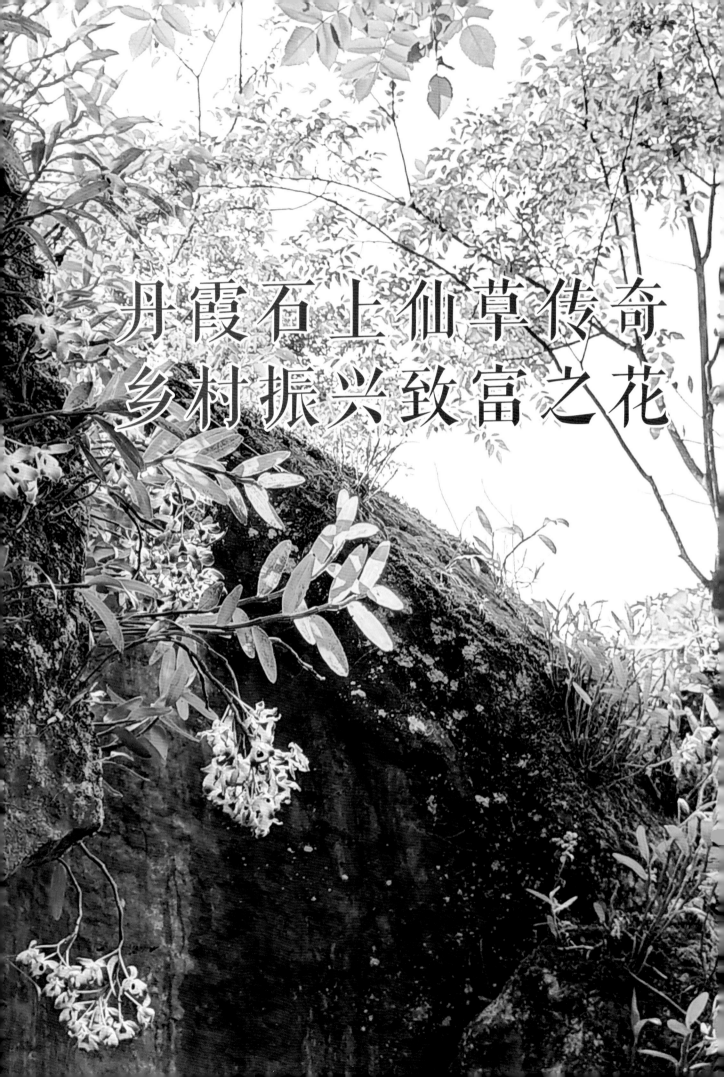

丹霞石上仙草传奇
乡村振兴致富之花

# 前　言

石斛在中国药用已有2 000多年的历史，早在《神农本草经》已有记载，历史的长河久远，加上石斛类药材种类繁多，对"石斛"二字究竟为何原植物？很久未找到确切答案。公元1578年，明朝李时珍在《本草纲目》中明确记载了"金钗"两个字，而到1830年，（英）林德将石斛拉丁名订为*Dendrobium nobile* Lindl.，但是否就是指今天的金钗石斛药材？到了20世纪80年代初，学者们通过努力，终于将混乱的"石斛"二字分清了，正品石斛（*D.nobile* Lindl.）就是"金钗石斛"，做到了正本清源。所以在2005年笔者等建议《中华人民共和国药典》（简称《中国药典》）将石斛（*D.nobile* Lindl.）的基源由"石斛"二字明确改为"金钗石斛"，2010年终于得以实现。同时"金钗石斛"在《中国药典》现行版石斛条目中位列第一位，说明它的重要性。今天出版的这本书，是我国出版的第一本金钗石斛专著，从本草考证、道地药材、功效应用、经典名方、名医用法、养生保健等角度全面讲述"金钗石斛"前世今生的故事。

金钗石斛的历史脉络，石斛—金钗石斛—正品金钗石斛—赤水金钗石斛，这一条追溯线路如何形成？这个历史脉络如何形成，对赤水金钗石斛来说是一个根本问题。金钗石斛原生于四川及赤水一带，今天大量栽培也始于赤水，所以金钗石斛的种、种源、种群非常清晰。可以说道地药材产于赤水，这段历史在本书中可见。

《神农本草经》所记载的石斛性味功效，特别加上了"强阴"二字，这是《神农本草经》对石斛功效描述的核心。长期以来，名医们用金钗石斛时突出其清热之功，但名医们熟知退火养阴也是金钗石斛的精华所在。本书提醒学者们，需将金钗石斛的古代功效与名医的临床应用认真总结，找到规律以科学使用。

因石斛分类的复杂性，金钗石斛目前在老中医中尚有使用，而一些中青年医生对此药可能不了解，因此，必须通过规范宣传，让他们懂得如何正确使用该药。同时，养生的人群越来越多，通过各种渠道加大宣传"金钗石斛"的药用价值和养生方法，让金钗石斛得到广泛应用。这也是本书编撰的初衷之一。

金钗石斛是贵州道地名贵中药材，是赤水农业的主导产业，石上仿野生种植6 700公顷，已成为全国最大的石斛基地。赤水发展金钗石斛产业，为脱贫攻坚和助力乡村振兴发挥了重要作用，为保护生物多样性、保护道地药材做出了重大贡献。成绩的取得，离不开历届赤水领导班子的长期坚守和坚持，一届接着一届干；离不开广大干部群众发扬"钉钉子、脚踏实地、自力更生"的金钗石斛精神，把荒山乱石地变成绿水青山、金山银山，演绎了石头上的生命传奇。相信在国家、省、市各级政府和部门的大力支持下，通过赤水政府、种植企业、高校研究部门，产学研通力合作，金钗石斛一定会得到研究和应用的大发展！金钗石斛——是金子总会发光的！

编著者

2024年3月21日

# 斛满丹霞 道地金钗

丹霞石上的生命传奇——赤水金钗石斛

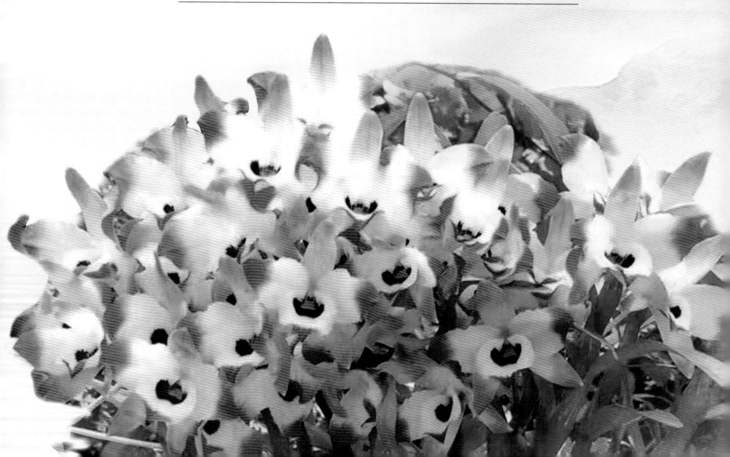

# 目　录

中华仙草 赤水 金钗石斛

目 录

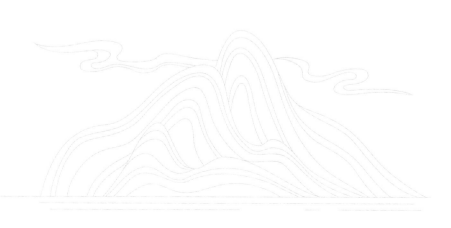

# 石 斛

（清）朱　钥[*]

石斛最美是金钗　其次惟推川者佳

甘可悦脾神旺健　咸能益肾气和谐

从教肠胃敦如土　免使筋骸瘦似柴

一切虚劳均有赖　热消痿振称人怀

注：出于《本草诗笺》，清·朱钥撰，刊于1739年。全诗将石斛之功效精简提要。

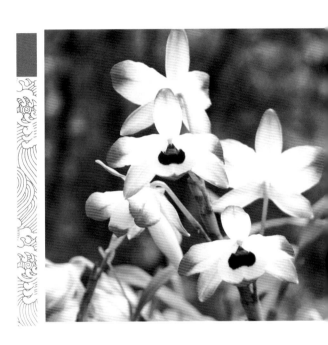

概论

金钗下江南

盛世出石斛

赤水

石斛，《神农本草经》中的上品，历代本草均有记载。到了今天，随着学科的进步，我们知道了看似简单的"石斛"二字，其实真正要想搞清楚古人具体应用的品种，着实不易。金钗石斛、铁皮石斛、霍山石斛，乃至"川石斛""铜皮石斛""紫皮石斛"，甚至广推至其他的几十种石斛，如果都纸上谈兵，各家独爱本地石斛，往往辜负了古代医药学家的初心与心血。

唐宋明清，石斛均得到大量应用，客观上导致野生石斛的稀缺；随着时代的变迁和医学中心的转移，道地药材的产地与品种也发生着变化；读本草，到实地，访药人，有益于真正搞清楚古人应用的主流品种。药为医用，各时代医家多有心得与阐释，留之后人。再认真细读、体会前贤名医大家的临证用法，唐宋的养生、明清的温病，新的功效发现与总结，在本草典籍中历历在目。

由此，我们尝试在浩如烟海的本草与医书中，跟随名医大家的脚步，去寻找金钗石斛的真正身影。

## 一、江南医学的兴盛

宋朝南迁，中国的政治、经济、文化中心从北方南移，到了江南。明清时期，江南经济繁荣，文化兴盛，交通便利，中医药临床实践日渐丰富，促进了中医药学理论的深化。江南名医辈出，人才荟萃，新的医学流派各领风骚，标志着江南医学中心的形成。

### 1. 滋阴学派

朱丹溪（1281—1358年），名震亨，字彦修，婺州义乌人，因其居住之地有一条河流名叫"丹溪"，故人亦尊之为"丹溪翁"，金元四大家之一。朱丹溪学术上受金元时代刘完素（刘河间）、李东垣两家影响，倡"阳常有余，阴常不足"说，及"相火论"，治疗力主抑制相火、滋阴降火。滋阴学说的形成和发展，对后世医学流派产生了深远影响，即治阴虚火旺证，不仅要泻火，还要重养阴填精，遂开后世滋阴学派之先河，同时也成为明清温补学派诸家推衍"命门之火"的理论来源之一；另外，温病学派诸家所采用的养阴、补液、填精诸法的确立，亦颇受丹溪滋阴理论的影响。

### 2. 温补学派

自河间、丹溪之学广为传播后，明代医生偏执于苦寒，时医必言"阳有余，阴不足"，动则清泻"相火"，在一定程度上形成了苦寒时弊。由此，温补学派在批判这种治疗风气中崛起。明中叶以后，温补学派逐渐盛行，并建立了以温养补虚为特色的虚损辨治方法，一直延续至清。其主要倡导者在明代有薛己、孙一奎、张景岳、李中梓、赵献可等。

张景岳（1563—1640年），其针对性地提出"阳非有余论"，大力倡导"阴阳相济"，完善了阴阳虚损治法，为温补学说奠定了理论基础，其著作有《景岳全书》等。张景岳不仅在理论上批判妄用寒凉攻克之弊，同时强调治疗时保护脾肾之气的重要性，把补养脾肾提高到了一个新的水平，善于在温阳法中配以补阴法，使阴长阳充、生化无穷。

明末医家李中梓（1588—1655年），宗李东垣、薛己之法，明确提出先天之本在肾、后天之本在脾，脾有阴阳，肾分水火，宜平不宜偏，宜交不宜分等，临床善于博采众长，多有创见，著有《医宗必读》等。李中梓主要医事活动多在苏州地区，他所交往的医家和从学门人大多为吴中名医，他的学术思想、医学著作对吴门医派的形成发展具有较大影响。李氏门人有沈朗仲、马元仪、蒋示吉、尤生洲、郭佩兰、李延昰等，以吴中医家为多。马元仪的门人有叶天士、尤在泾等，更使吴中医学得以进一步发展盛行，李中梓对吴中医学的贡献功不可没。

### 3. 温病学派

明末清初，战火纷飞，疫疬广泛流行。据陈邦贤《中国医学史》初步统计，从明永乐六年（1408年）至崇祯十六年（1643年），大疫流行39次，在清代则有328次之多。温病学说，在明清江南独特的土壤中发展壮大，先有明末吴又可，后以清代叶天士（1666—1745年）、薛雪、吴鞠通、王孟英等为代表的江浙医家对温病的研究愈加深入，他们认为外感温热病邪所生热病，在病因、病机和辨证治疗上均不同于伤寒。

在清代众多的温病学家中，杰出的代表人物首推叶天士（名桂）。叶桂未满30岁便名满天下，江南上至达官贵人，下至贩夫竖子，没有不知道叶桂的。有了隆盛的名声，叶氏依旧勤求古训，读书不断，对明清医家诸如李时珍、张景岳、喻嘉言、缪仲醇、李中梓、柯韵伯等的大量著作进行研读，至老不辍。

叶天士的门人据其口授整理而成的《温热论》是温病学理论的奠基之作。此外，在《临证指南医案》中收载有治疗温病的大量病案，为温热病的辨证用药提供了范例。叶天士还创立了胃阴学说，提出了"甘凉濡润"保护胃阴之法，多用石斛、沙参、生地、天花粉、玉竹等，益胃而不呆滞，清胃而不损胃阴。

近代名医徐究仁曰："盖仲景伤寒，重在救阳；叶氏温病，重在救阴。自金刘河间倡议温病以还，率皆混治而无辨，直至明清之际，颇知伤寒、温病之有别。西昌喻氏，大声疾呼，称胃为元气之海。洎夫叶、薛、王、吴诸贤辈出，温热之症，乃大白于天下。而石斛之用，于是乎众矣。夫肺胃为温邪必犯之地，热郁烁津，胃液本易被劫，况复南人阴虚，温邪为多，如欲清胃救津，涵疹滋瘠，自非用石斛之甘滋轻灵不为功，是盖石斛之知遇时代也。"

### 4. 吴门医派

明清吴县（今苏州），中医吴门医派称为"吴医"。明中期吴县杨循吉谈"吴门医派"之由来："今吴中医称天下，盖有自矣"，吴门医派源于元代义乌名医朱丹溪。明代吴县儒生王宾（1327—1406年，字仲光）慕学金华名医、朱彦修弟子戴原礼的医术，近乎偷学自练，最终成功，"仲光之医名吴下，吴下之医由是盛矣"。

"吴中多良医，吴医多著述，吴中又是温病学说的发源地之一"，这是苏州传统医学的三大特点。吴医尤其以温病学说为主流，在中国医学史上具有重要地位。它由元末明初王履、明末清初吴有性开启先端，吴门医派代表性医家还有薛己、喻昌、张璐、叶天士、缪希雍、李中梓、尤怡、薛雪、徐大椿、柯琴，吴门医派到清代壮大发展，走向辉煌。吴门医派的医生不仅精于诊断，而且善于用中药治疗，出现许多名方名药，并长时期在抗感染治疗学方面居于领先地位。

### 5. 孟河医派

"孟河"原为常州武进县（现武进区）的一条运河，自唐以来，孟河作为内河通向长江的水路咽喉，连接长江与京杭大运河，漕运由此分流至长江。同时孟河为江防要塞，从宋朝至民国年间一直有重兵驻防，故而孟河镇人流一直川流不息，商贾云集，货物交换频繁，经济繁荣，文化兴盛，医学亦随着经济、文化、军事的发展而兴盛。孟河医派，是清末民初继吴门医派之后，江南中医历史上出现的又一地域性医学流派。

孟河医派在近300年的发展历程中，以常州的孟河镇为起点，以费、马、巢、丁四大医学家族为代表，通过费伯雄、马培之赴京为皇族治病而扩大影响，又因大量医家东行行医而散播医学思想，更因1916年起丁甘仁等人创办上海中医专门学校培养中医人才而为近现代中国传统医学的发展做出了卓越的贡献。

孟河大家丁甘仁（1866—1926年），12岁时拜家乡名医马绍成为师，15岁又师从族伯丁松溪（费伯雄门人）游学两年，深得其"用药和缓、归醇纠偏"之心悟。后又授业于一代孟河名医马培之，深得其内、外科（包括喉科）之用方和炮制之精传。学成以后，初在无锡、苏州等地行医，与吴医叶桂、薛雪等温病派弟子门人来往交流，在掌握温病法门的"轻灵"方面颇有收获，因而医道大进。后去上海，经巢崇山推荐，在仁济善堂应诊。其间又师从于伤寒学派大家汪莲石先生，在伤寒六经辨证及治法等方面颇多收益。丁甘仁一生勤学精研，通晓内、外、咽喉诸科，并不拘门户，既精研张仲景学术，又通晓温热诸家之说，临床上不以时方、经方为界，融汇伤寒、温病两派，可谓博采众家之长。

### 6. 海派中医

上海古属松江府华亭县，元朝至元二十九年（1292年）正式设置上海县。上海地处吴越交汇之处，移民以江、浙为主，因此，海派文化天然承载了吴越文化的精髓，海派中医深受周边吴门医派、孟河医派、钱塘医派、新安医学的影响。近代上海开埠后，经济繁荣，门户开放，吸引了大量外来名医，他们与当地原有流派展开良性互动，促进了医学发展，也大大提高了海派中医流派的整体实践水平。

近代上海人口稠密，交通便利，病种多源，疫病流行，既有达官贵人，又有贫苦大众，言论相对开放，这为同行间的激烈竞争、紧密合作都创造了条件，医家们在救治病人的过程中充分施展绝活，一方面主动适应客观疾病谱的改变而积极探索积累疫病、流行病的防治经验，并将实践经验与各自家传融合，提高实际诊疗效果；另一方面也促进新流派的产生，在多种因素作用下，海派中医流派得以快速发展。

海派中医流派兴盛于民国时期，民国以来颇具代表性的流派有50多家，比较著名的如：内科有从武进孟河来沪的费绳甫、徐相任、顾渭川等为代表的费氏内科；巢崇山等为代表的巢氏内科；丁甘仁、丁济万等为代表的丁氏内科；有本地医家张元鼎创始于明末，以张骧云、张镜人等为代表的张氏内科；有历传800余年，以何书田、何鸿舫等为代表的青浦何氏内科；以新安医学传人王仲奇为代表的王氏内科等。妇科有江湾世传，以蔡小香、蔡香荪、蔡小荪为代表的蔡氏妇科等。儿科有上海本地徐杏圃、徐小圃、徐仲才一脉相传的徐氏儿科；宁波来沪的董廷瑶董氏儿科等。伤科有上海本地的石氏伤科等。上海诸多流派的产生发展，造就了一大批海上名医，他们立足流派特色，传承发展各自流派独特的临床技艺，疗效显著，闻名海上。

## 二、金钗石斛下江南

当我们追根溯源，先理清了江南医学兴盛与艰辛的历程，流派特点、传承脉络，再来看金钗石斛下江南、闯江南，到最后大行于江南，就明了清晰多了！

《神农本草经》中石斛"生山谷"，并没有记载具体的产地；到了《名医别录》才首次明确石斛"生六安，水傍石上"，当我们到了六安，寻找到了霍山石斛的身影，我们才知道"石斛"，就是生长在悬崖石壁上的"斛"，这也是石斛名称的真正来源。

约1 500年前，南北朝·梁代的陶弘景在《本草经集注》中记载"今用石斛，出始兴，生石上，细实……形似蚱蜢髀者为佳"，这里的"始兴郡"即今天广东的韶关地区，当我们寻到当地的丹霞地貌，在峭壁上发现"形似蚱蜢髀者""铁锈色明显""开黄花"的铁皮石斛，才感叹古人所言不虚，铁皮石斛药用也有1 500年了。

### 1. 金钗石斛的序幕

到了宋代，官方的《本草图经》（1061年）曰："今荆湖、川、广州郡及温、台州亦有之，以广南者为佳，多在山谷中……"根据《本草图经》成书的背景可推测，当时的四川应向朝廷提供了石斛药材的图和样本，因此才有了"川"出现在石斛的产地中。可见，这里仅仅一个"川"字，就足够显示"四川石斛初出茅庐"，开始崭露头角了！

明弘治十八年（1505年），明代官修本草《本草品汇精要》编撰完成，对金钗石斛而言，最关键的是，在石斛之【质】中，出现如此描述"类木贼而扁"，这应该是在官方本草中第一次出现石斛外观形状"扁"的描述。所以我们大胆猜测"扁"石斛（金钗石斛）已初露端倪，显山露水了！

以上为金钗石斛的出现拉开了序幕，明代伟大的医药学家李时珍的《本草纲目》才让"金钗花"登堂入室，成为主角！

### 2. 《本草纲目》——金钗花登堂入室

李时珍在《本草纲目》（1552—1578年）石斛【释名】中增列了"金钗"一名，并且首次记载了"今蜀人栽之，呼为金钗花"，显示川人在明代就已经开始人工栽培石斛了，且称之为"金钗花"。确实难能可贵！

李时珍在《本草纲目》石斛【集解】中进一步论述："频浇以水，经年不死，俗称为千年润。石斛短而中实，木斛长而中虚，甚易分别。处处有之，以蜀中者为胜"，由此可见，川产石斛的品质在当时已经得到了公认，所以说，"金钗花登堂入室"，已经成为药用石斛的主流了。

### 3. 《景岳全书·本草正》——"扁金钗"获名医高度赞赏

张景岳在《景岳全书·本草正》（1624年）中的记载，让我们看到金钗石斛得到了名医的临床认可！"惟是扁大而松，形如钗股者，颇有苦味，用除脾胃之火，去嘈杂善饥，及营中蕴热。其性轻清和缓，有从容分解之妙！故能退火养阴，除烦，清肺下气，亦止消渴热汗。而诸家谓其厚肠胃，健阳道，暖水脏，岂苦凉之性味所能也？不可不辩。"

可见，张景岳在临床实践中发现了金钗石斛的功效特点，与传统圆细而肉实者的功效并不一致，所以特地强调"扁大而松，形如钗股者，颇有苦味"，这是典型的金钗石斛的性状特征，并赞叹"其性轻清和缓，有从容分解之妙"，也可见张景岳对其功效欣赏有加，这一点，还可从《景岳全书·新方八阵》中得到进一步的证实，在张景岳自创的"抽薪饮""安胃饮""太清饮""凉胎饮""服蛮煎""清化饮"等经典名方中均用到金钗石斛，充分体现其除脾胃之火，去嘈杂善饥，退火养阴，除烦等功效特点。

李时珍从北京回到家乡，编撰《本草纲目》，书成于1578年；张景岳1620年57岁时，离开京城，回到家乡浙江绍兴，编撰《景岳全书·本草正》，书成于1624年。李时珍言"今蜀人栽之，呼为金钗花"，张景岳言"扁大而松，形如钗股者，颇有苦味"，其实，综合两大医药学家的宝贵记载，金钗石斛主流药材的历史地位才正式得以确立！

### 4. 石斛甘与苦、性凉轻清合时宜

李中梓《删补颐生微论》（1618年）记载："石斛，味甘、苦""性凉"；李中立《本草原始》（1612年）有两幅石斛图，一茎圆，一茎扁；贾所学，《药品化义》（1644年）撰，李延昰（1680年）补订记载石斛"气和，味苦，性凉""气味轻清""无苦寒沉下之弊"，李氏一门三名家，先后为金钗石斛提供了丰富的历史信息。

其实，从更广的历史纬度来看，张景岳、李中梓均为明代温补学派的代表性大医家，他们慎苦寒、重温补的实践，对纠正时医滥用寒凉、损伤脾胃的弊病，起到了积极的作用。张景岳尤喜金钗石斛"其性轻清和缓，有从容分解之妙！"贾所学、李延昰《药品化义》，言石斛"味苦、性凉""气味轻清"。经过温补学派名医的医学实践，发现其"轻清缓和，有从容分解之妙""无苦寒沉下之弊"，从而实现了一个完美的华丽转身！使金钗石斛从药用的配角转身成为主角之一。

### 5.《临证指南医案》——叶天士"金石斛""川石斛"得心应手

叶天士（1666—1745年），其著名的《临证指南医案》是医家必读，案上珍宝。对金钗石斛的临床应用，《临证指南医案》具有非常重要的价值。叶天士对"金石斛"（金钗石斛）开创性的应用，令人叹为观止！在《临证指南医案》中，首次大量出现了金石斛、金斛，川石斛、川斛，在此之前医家的书籍中未曾见过，可以说叶天士应该是在临床上真正将金钗石斛、川石斛，甚至霍石斛，很好区别应用的吴门大家，或者说叶天士在临床中熟知了不同石斛的药性、功效特点，因此才能真正将"金石斛""川石斛"用到得心应手。

笔者常想，为什么叶天士能够做到这一点？

叶天士，祖籍安徽歙县，先祖迁至吴县（今江苏苏州市），祖父、父亲均精通医术。石斛出六安，霍石斛大名鼎鼎，安徽人对石斛本身就比较熟悉。叶天士年轻时还到过歙人开的诊所实习药材炮炙和司药，还走访过许多药工，这些宝贵的药材学习经历，让他掌握了不同石斛的分类、性状和功效特点，有了扎实的药学根基，所以才能在处方开药时清晰写明该用"金石斛""川石斛"，还是"霍石斛"。在处方中将石斛的称谓具体化，这是叶天士对石斛的一大贡献，且随着

《临证指南医案》的影响越来越大，石斛的分类在后世医家的医案中也逐渐清晰，因此说，叶天士对金钗石斛、川石斛功莫大焉！

### 6. 明清金钗石斛下江南

张景岳，绍兴人，57岁时离开京城，回到家乡浙江绍兴，行医著述；李中梓，明末清初华亭（今上海松江）人，两人均为温补学派的代表性大医家。叶天士，江苏吴县（今苏州市）人，温病学说创始人之一，吴门医派代表性人物。明清的江南，经济繁荣，名医辈出，道地药材从各地纷至沓来，如图概-1《姑苏繁华图》。

苏州阊门的药材行挂着招牌"川贡药材""道地药材"，一旁就是苏州闻名天下的绵绸、纱罗、绸缎等店铺，当时药业的兴盛可见一斑。《姑苏繁华图》，原名《盛世滋生图》，清乾隆二十四年（1759年）由当时充任清官画院供奉的苏州人徐扬绘制，真实反映了康乾盛世苏州繁盛文明的状况。

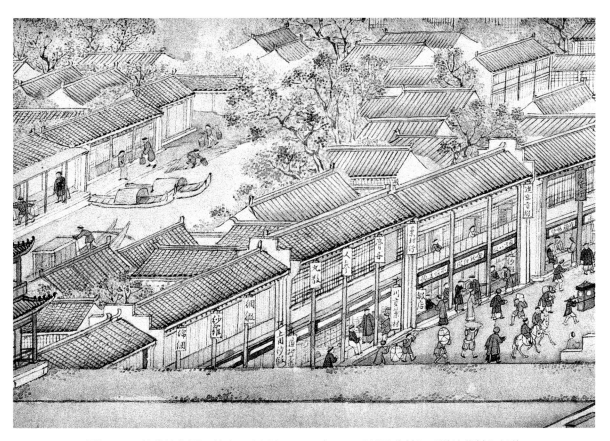

图概-1　《姑苏繁华图》乾隆二十四年（1759年）　"川贡药材""道地药材"招牌

时珍曰，石斛"今蜀人栽之，呼为金钗花"，川地的石斛如何来到了江南？

水路出川！

明清长江官路：

（1）四川段：成都，水路经眉州（今四川眉山）、嘉定州（今四川乐山）、叙州府（今四川宜宾）、泸州、重庆府、万县、夔州府（今四川奉节县），接湖北。

（2）湖北段：经宜昌、江陵（荆州）到汉阳、黄州。

（3）下江段：经九江、芜湖、南京、苏州、松江，到上海。参见图概-2，明代主要交通路线图。

江南的水路四通八达，大运河上药材飘香，苏州、杭州、扬州，太湖……

顺着水路，在纤夫艰辛的号子声中，嘉定的黄草，叙州府、泸州、仁怀厅（赤水）的吊兰花，流向了江南……

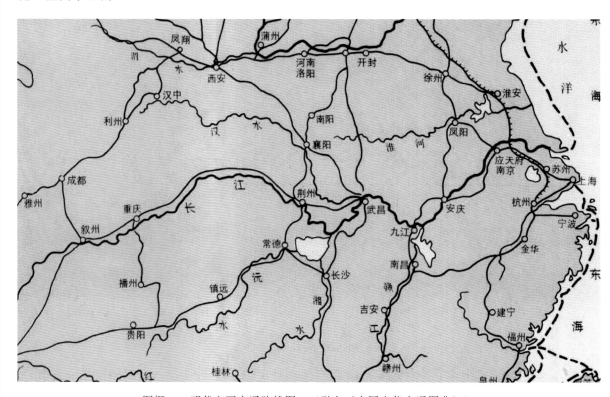

图概-2　明代主要交通路线图　（引自《中国古代交通图典》）

赤水历史悠久，原隶属四川，一直以来受巴蜀文化影响较深。清雍正六年（1728年），随遵义府改隶贵州。清乾隆三年（1738年），改称遵义分府。清乾隆十三年（1748年），改遵义分府为遵义厅，亦称仁怀厅。清乾隆四十一年（1776年），改遵义厅为仁怀直隶厅。

"乾隆初，厅人杨拱有厅邑合志稿，本在未设直隶同知以前，仅存一序"，即《仁怀厅旧志序稿》。对赤水而言，非常珍贵的是，在这个仅存的序稿中，居然记载了当时的"土产"，而且在"药"中，更有"黄草（金钗石斛）"的记载。由于清乾隆四十一年（1776年），仁怀厅才改为仁怀直隶厅，由此可推知，赤水的"黄草"记载距今至少也有250年了，可见赤水当地石斛确切的药用历史比大多数人想象的还要早。这要感谢厅人杨拱的宝贵记载！

吊兰花（金钗石斛）的道地性，鲜金钗石斛从商品规格来分，四川省长江南岸，纳溪、江安、合江等以及贵州北部毗邻的赤水县（现赤水市），产量最多，多系家种，枝叶粗大，称为"大河货"，集散于泸州。

泸州还有个大河街药材集市……

赤水、泸州的吊兰花"大河货"，在雄浑的号子声中，一担一担地奔向了江南……

第一章

本草溯源

金钗石斛

赤水

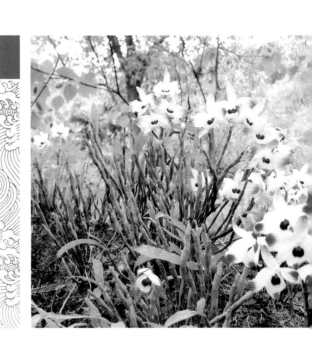

## 一、《神农本草经》——石斛"生山谷"

《神农本草经》简称《本经》，是中国现存最早的一部本草专著。相传为上古神农氏所作，据考证，其成书于汉代，而托名于神农。非一人一时所作，或是汉以前各时代医药学家所传承并不断增补，经由汉代本草官汇集而成。《本经》原本早已散佚。现所见者，大都从《证类本草》等书所引用的《本经》内容复辑而成。现存最早的辑本为明代卢复辑《神农本经》（1616年），流传较广的是清代孙星衍、孙冯翼合辑《神农本草经》（1799年），见图1-1。

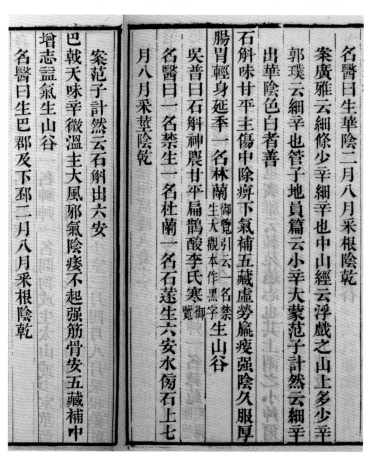

图1-1 清·孙星衍、孙冯翼合辑《神农本草经》 石斛

《名医别录》，旧题陶弘景撰，是继《神农本草经》之后，有重要本草文献学价值的著作，收录了汉代至魏晋时期的名医在《神农本草经》中增附的资料，是这一时期临床用药经验的总结。但这些医家都未能留下姓名，故学者称这种最早的《神农本草经》注本为《名医别录》。所谓"别录"，是指在《神农本草经》原著以外的文字，而"名医"一称也说明了并非成自一人之手，见图1-1中"名医曰"。

由图1-1显然可见，《神农本草经》中石斛"生山谷"，并没有记载具体的产地；到了《名医别录》才第一次明确石斛"生六安，水傍石上"。同时，据说成书于西汉的《范子计然》也云"石斛出六安"。

## 二、《本草图经》——"川"地有石斛（1061年）

### 1. 《本草图经》的来历

《本草图经》，一名《图经本草》，《图经》，北宋·苏颂等编撰，成书于1061年。所谓"图经"，按苏颂《本草图经序》云："图以载其形色，经以释其同异。"

宋嘉祐三年（1058年），因唐代所编《唐本草》到了宋代已贻失殆尽，掌禹锡、苏颂、张洞等在编修《嘉祐本草》时，提议撰写《本草图经》。唐代"取诸般药品，绘画成图，及别撰《图经》等，辨别诸药，最为详备"，这一做法给北宋校正医书局的医官们以启发。经奏请朝廷，征集全国药物，组织编写。本书收集了全国各郡县的草药图，具官修之图的地位，记载了各种药物的产地、形态、性状、鉴别、功用等。

据尚志钧辑校的《本草图经》，当时全国各地进献药物标本很多，其解说词语都是当地世医所言，详略不一，差异亦大。有同一物产于不同地区，有同名而物异者，苏颂则参考历代文献进行研究。举凡进呈药物所记形类与文献不符者，则并存之；若与文献有联系者，即根据文献加以注释，以知晓其本源。关于药物产地，先以《神农本草经》所记产地为主，然后再言当时的产地。

### 2. 《本草图经》收载于《证类本草》

《本草图经》原书已佚，它的内容收载于《证类本草》之中。《证类本草》的作者唐慎微是北宋四川本地名医，有感于《嘉祐本草》和《本草图经》两部密切相关而又单独的著作查起来不方便，于是将此二书整合成一本书，一个普通民间医生能完成这样一部巨著显然是一个壮举。在《本草纲目》问世之前，《证类本草》大行于世500余年，极具指导价值。李时珍评价说："使诸家本草及各药单方垂之千古、不致沦没者，皆其功也。"

《证类本草》原名《经史证类备急本草》，成书于1097—1100年，在宋大观二年（1108年）增修重刊，更名为《大观经史证类备急本草》，简称《大观本草》；在宋政和六年（1116年）又重修，更名为《政和新修经史证类备用本草》。宋淳祐九年（1249年），平阳张存惠把寇宗奭《本草衍义》的内容纳入书中，又改名《重修政和经史证类备用本草》，简称为《政和本草》。明万历五年（1577年），宣郡王大献将《大观本草》《政和本草》合刊，更名为《重刊经史证类大全本草》，简称《大全本草》，其中石斛篇见图1-2。

### 3. 《本草图经》石斛的产地

由图1-2可见，"图经曰：'今荆湖、川、广州郡及温、台州亦有之，以广南者为佳，多在山谷中……'"根据《本草图经》成书的背景可推测，当时的四川应向朝廷提供了石斛药材的图和样本，因此才有了"川"出现在石斛的产地中；再考虑到《证类本草》的作者唐慎微在四川本地行医，对四川有"石斛"当是知晓的，因此"川"产和使用石斛这味药应在1061年之前，距今也有近千年的历史了。

可见，这里仅仅一个"川"字，就足够显示"四川石斛初出茅庐"，开始崭露头角了！

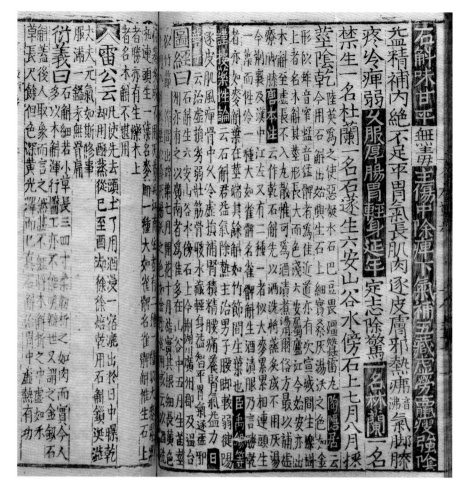

图1-2 《重刊经史证类大全本草》 石斛（1577年）

### 三、《本草品汇精要》——首现石斛形态为"扁"（1505年）

《本草品汇精要》是明政府组织编写的一部本草专著，由太医院判刘文泰等40余人编辑，成书于1505年。本书论药，先引《本经》等历代本草著作，详论功能、主治，后按名、苗、地、时、收、用、质、味、色、性、气等20余项，叙述药材别名、产地、鉴别、炮制、真伪等。正文用朱墨两色分写，配有彩色写生图谱，是本草史上最精美的药物图谱，有重要的参考价值。

明弘治十八年（1505年），《本草品汇精要》编撰基本完成。因为适值明孝宗驾崩，刘文泰因治获罪，故此书藏于内府，束之高阁，未获刊行，不为世人所知。清康熙三十九年（1700年），弘治《本草品汇精要》原本于秘库中被发现，次年，朝廷命太医院吏目王道纯等校正原本，王氏在此基础上补续集10卷。《本草品汇精要》保存了大量明代中叶以前的中药知识和技术，是明代唯一的官修大型综合性本草，也是中国古代最大的一部彩绘本草图谱。

对金钗石斛而言，最关键的是，在石斛之【质】中，原文如此描述"类木贼而扁"，这应该是在官方本草中第一次出现石斛外观形态为"扁"的描述，而"扁"正是金钗石斛的外观特征，见图1-3。

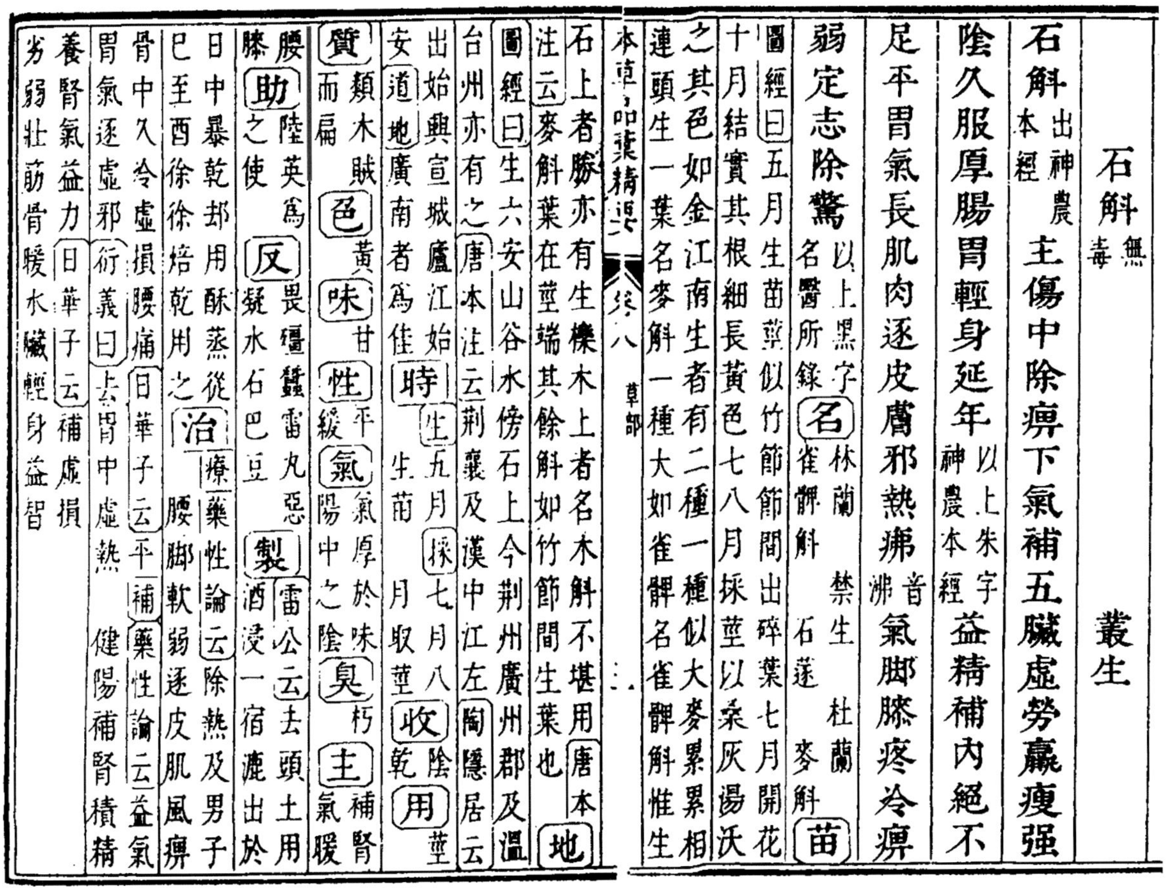

石斛 无毒　丛生

石斛本經出神農

主傷中除痹下氣補五臟虛勞羸瘦強
陰久服厚腸胃輕身延年 以上朱字神農本經益精補內絕不
足平胃氣長肌肉逐皮膚邪熱痱 音沸氣腳膝疼冷痹
弱定志除驚 以上黑字名醫所錄 名 林蘭 禁生 石蓫 杜蘭 麥斛

圖經曰五月生苗莖似竹節間出碎葉七月開花 苗
十月結實其根細長黃色七八月採莖以桑灰湯沃
之其色如金江南生者有二種一種大如雀髀名雀髀斛惟
連頭生一葉名麥斛一種大如雀髀

本草品彙精選 卷八 草部

石上者勝亦有生櫟木上者名木斛不堪用唐本
注云麥斛葉在莖端其餘斛如竹節間生葉乃
圖經曰生六安山谷水傍石上今荊州廣州郡及溫
台州亦有之唐本注云荊襄及漢中江左陶隱居云
出始興宣城盧江始今
安道地廣南者為佳 生五月苗 採七月八月取莖 收陰乾用

質 類木賊 色 黃味甘 性平氣陽中之陰 氣味厚於味 臭朽 主補腎
而扁 類 陸英為使 反 畏僵蠶雷丸惡凝水石巴豆 製酒浸一宿漉出於
日中暴乾卻用酥蒸從巳至酉徐徐培乾 治療藥性論云除熱及男子
腰膝軟弱逐皮肌風痹 助 腎氣逐虛邪 骨中久冷徐培衍義曰主腰腳
軟弱日華子云平胃氣日華子云補虛損腰痛 製酒浸一宿漉出於

養腎氣益力巴日中久冷 胃氣逐虛邪骨中久冷 為弱壯筋骨暖水臟輕身益智 日華子云補腎積精 健陽補腎積精

图1-3　《本草品汇精要》　石斛【质】　扁（1505年）

　　《本草品汇精要》的药图多数是根据《证类本草》中墨线图敷色重绘者，另有少数制药图及药材图。此书撰成后，因刘文泰获罪遭贬，故其书仅存于宫廷，仅少数士大夫得览及复制，明末女画家文俶《金石昆虫草木状》即据此摹绘而成。其中温州石斛图见图1-4。

　　《金石昆虫草木状》，明·文俶绘于1620年，共载药材1 070种，彩色药图1 315幅。文俶为明代名士文徵明之后裔，据内府《本草图汇秘籍》，即《本草品汇精要》重新描绘而成《金石昆虫草木状》。在图1-4的石斛图中，虽然原图中文字标示为"温州石斛"，但温州主要出产铁皮石斛，笔者研究石斛多年，也去过温州雁荡山多次实地考察，未曾见过图中形状的铁皮石斛，颜色还描绘成黄色，叶子也较大等。

　　联想到浙江钱塘人倪朱谟在其名著《本草汇言》（1624年）中所言，石斛"近以温、台者为贵，谓其形似金钗之股，端美可观，然气味腐浊，不若蜀产者气味清疏，形颇精洁更佳也。蜀人呼为金钗花，今充贡者取川地者进之"，由此可知，倪朱谟根据实地调查了解到的情况，指出浙江本地石斛在当时已经稀缺、气味或腐浊的情况下，难以挑选出贡品，令"充贡者"只能"取川地者进之"了。

第一章　金钗石斛本草溯源

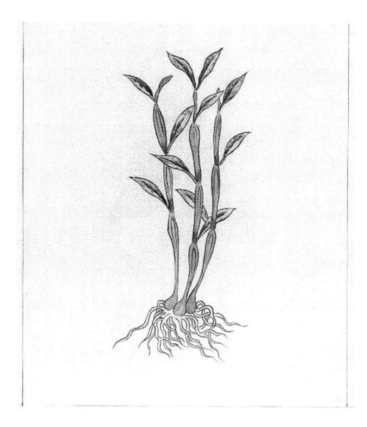

图1-4 《金石昆虫草木状》温州石斛图（1620年）

综合来看，在《本草品汇精要》石斛之【质】中，出现"类木贼而扁"的描述；同时在《金石昆虫草木状》石斛图中，又出现色黄，茎稍扁的圆柱形，节间中间大、两头稍小，叶绿而稍大，芦头明显等特征，与金钗石斛特征相似，所以，我们大胆猜测"扁"石斛（金钗石斛）已经显山露水，其应用在明代已经得到官方的认可。

## 四、《本草纲目》——今蜀人栽之，呼为金钗花（1578年）

李时珍（1518—1593年），字东璧，晚年号濒湖山人，湖广蕲州（今湖北蕲春）人。李家世代从医，李时珍从小就受到医药知识的熏陶，三次参加乡试未中，便决心继承父业学医。我国自古医药不分，李时珍因医术高明，曾被征到楚王府和太医院任职。在这期间，他阅读了很多在民间不易见到的医、药学方面的珍稀书籍，为他后来编写《本草纲目》奠定了良好基础。

李时珍在阅读各种药物著作时，发现历代本草内容谬误不少，有的分类杂乱，有的漏列药物。本草书中这些疏陋和谬误，可能造成严重的后果。于是李时珍立意编写一部新的本草。明嘉靖三十一年（1552年），李时珍34岁，开始编写《本草纲目》。为了避免错误，他非常注意实地考察，足迹遍及湖北家乡的山川，还到过今江西、江苏、安徽、河南、河北等许多药材产地，采集标本，摹绘图像。前后历时27年，经3次修改，于明万历六年（1578年）完成《本草纲目》。这部书于明万历二十四年（1596年）在南京首次刊刻问世（金陵本），见图1-5、图1-6。这时李时珍已与世长辞，成为千古憾事！

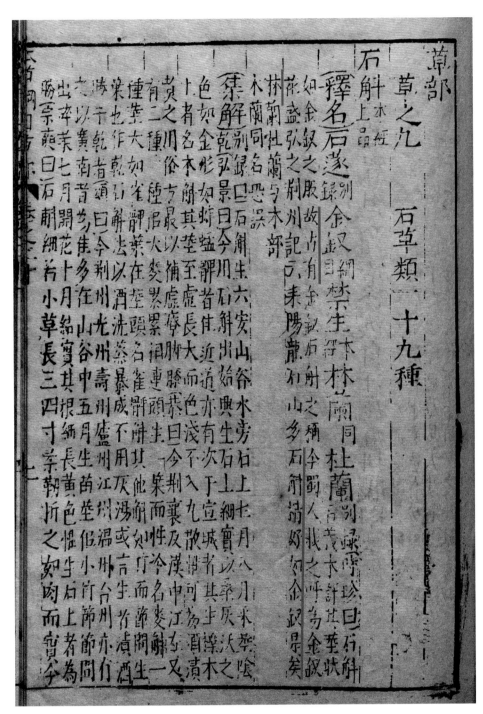

图1-5 《本草纲目》（金陵本） 石斛【释名】"今蜀人栽之，呼为金钗花"（1578年）

李时珍在《本草纲目》石斛【释名】中增列了"金钗"一名，见图1-5，并且首次记载了"今蜀人栽之，呼为金钗花"，表明川人在明代就已经开始人工栽培石斛了，且称之为金钗花。真是难能可贵！

李时珍在《本草纲目》石斛【集解】中提到："频浇以水，经年不死，俗称为千年润。石斛短而中实，木斛长而中虚，甚易分别。处处有之，以蜀中者为胜"，见图1-6，由此可见：①早在明代，川人就已经称石斛为"千年润"了；②石斛与木斛的区别，石斛短而中实，木斛长而中虚，这是古人判别真石斛非常实用的方法；③处处有之，以蜀中者为胜，显示川产石斛的品质在当时已经得到公认。这里千万不要忘了，李时珍不仅仅是伟大的药学家，首先还是一个知名的医家，曾经到太医院任职，对药物的应用情况十分熟悉，因此才在《本草纲目》中记录了石斛这些新的发现。所以说，金钗花"登堂入室"，当时已经成为药用石斛的主流品种。

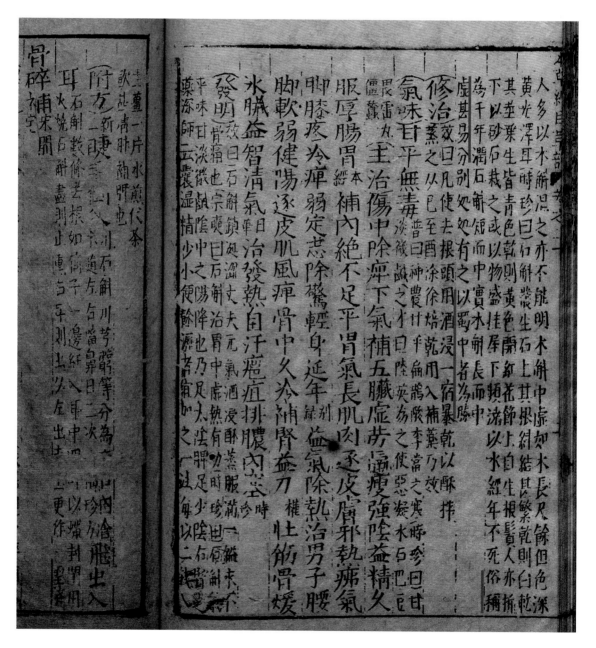

图1-6　《本草纲目》（金陵本）　石斛【集解】"俗称为千年润……以蜀中者为胜"（1596年）

## 五、《景岳全书·本草正》——"扁金钗"获名医高度赞赏（1624年）

张景岳（1563—1640年），名介宾，字会卿，明末会稽（今浙江绍兴）人。明代杰出的医学家，为古代中医温补学派的代表人物，时人称他为"医术中杰士""仲景以后，千古一人"，他的学术思想对后世影响很大。

景岳幼时从父学医，13岁时跟随父亲到京师，后师从名医金梦石，得其心传。壮年从军，到过东北，还越过鸭绿江，到达朝鲜。数年戎马生涯无所成就，使张景岳的功名壮志"消磨殆尽"，而亲老家贫终使他尽弃功利之心，解甲归隐，潜心于医道，医技大进，名噪一时，被人们奉为"仲景、东垣再生"。明万历四十八年（1620年），57岁时，张景岳回到家乡浙江绍兴，埋头医学著述。撰有《类经》《类经图翼》《类经附翼》等。晚年集自己的学术思想、临床各科、方药、针灸之大成，辑成《景岳全书》64卷，成于1624年。

景岳善兵法，在《景岳全书·古方八阵》《景岳全书·新方八阵》中借用药如用兵之义，以方药列八阵为"补、和、攻、散、寒、热、固、因"。《景岳全书·古方八阵》辑方经典，颇为守正中肯。《景岳全书·新方八阵》中所列方颇具创新。《景岳全书·本草正》著成于1624年，介绍药物292种，每味详解气味性用，很多为自己的临症用药体会，颇具价值。《景岳全书·本草正》石斛篇见图1-7。

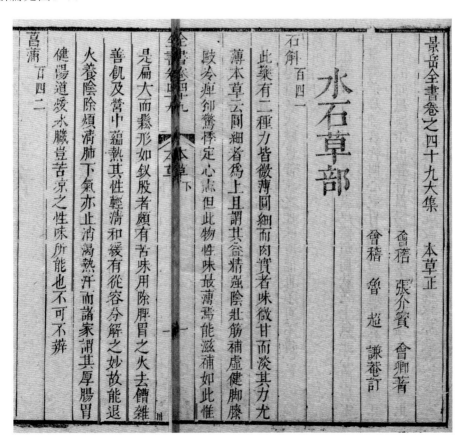

图1-7 《景岳全书·本草正》石斛 "扁大而松、形如钗股者"（1624年）

正是由于张景岳在《景岳全书·本草正》中的记载，让我们看到金钗石斛真正得到名医的临床认可。"惟是扁大而松，形如钗股者，颇有苦味，用除脾胃之火，去嘈杂善饥，及营中蕴热。其性轻清和缓，有从容分解之妙！故能退火养阴，除烦，清肺下气，亦止消渴热汗。而诸家谓其厚肠胃，健阳道，暖水脏，岂苦凉之性味所能也？不可不辨。"

可见，张景岳在临床实践中发现了金钗石斛的功效特点，与传统圆细而肉实者的功效并不一样，所以特地强调"扁大而松，形如钗股者，颇有苦味"，这是典型的金钗石斛的性味特征，并赞叹"其性轻清和缓，有从容分解之妙"，也可见张景岳对其功效欣赏有加，这一点，还可从《景岳全书·新方八阵》中得到进一步的证实，在张景岳自创的"抽薪饮""安胃饮""太清饮""凉胎饮""服蛮煎""清化饮"等经典名方中均用到金钗石斛，充分体现其除脾胃之火，去嘈杂善饥，退火养阴，除烦等功效。

李时珍从京城回到家乡，编撰《本草纲目》，书成于1578年；张景岳于1620年离开京城，回到家乡浙江绍兴，编撰《景岳全书·本草正》，书成于1624年。李时珍言"今蜀人栽之，呼为金钗花"，张景岳言"扁大而松，形如钗股者，颇有苦味"，其实，综合两大医药学家的宝贵记载，金钗石斛为主流药材的历史地位才得以真正明确。同时根据李时珍、张景岳的行医经历，似乎也提示，金钗石斛在明朝中后期的京城已经大量应用。

## 六、《医宗必读·本草征要》——金钗石斛应用新气象（1637年）

李中梓，字士材，生于明万历十六年（1588年），卒于清顺治十二年（1655年），明末清初华亭（今上海松江）人，著名医家，学术成就卓著。著有《内经知要》《医宗必读》《删补颐生微论》等，是中国医学史上颇有影响的医学大家。

《医宗必读》10卷，刊刻于明崇祯十年（1637年）。此书李中梓"究心三十余年"始成。因其内容丰富，言语简朴，选方实用，一刊行即广为流传，是李中梓的代表作之一。全书阐述医理有独到之见，辨证施治精实周全。其后《张氏医通》《医宗金鉴》《类证治裁》等均引用其内容，足见影响之大。

《医宗必读》卷三、卷四为《本草征要》，论述常用药物350余种，分草、木、果、谷、菜、金石等11部。每药论述药物的性味、归经、功用、主治、配伍及禁忌等。各药以歌赋体裁写成，便于诵读，并有小字注文予以阐述。其中石斛篇见图1-8。

《本草征要》石斛："清胃生肌，逐皮肤虚热。强肾益精，疗脚膝痹弱。厚肠止泻，安神定惊"，并注释道："入胃清湿热，故理痹证泄泻；入肾强阴，故理精衰骨痛。其安神定惊，兼入心也。"

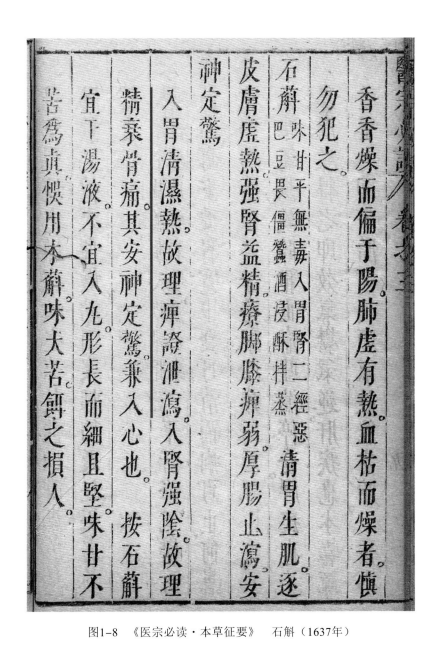

图1-8　《医宗必读·本草征要》　石斛（1637年）

　　由书名可知，《医宗必读》当为临床初学所设，必然重视临床实际应用。李中梓在这里首先就突出石斛"入胃清湿热，故理痹证泄泻"，与一般本草强调石斛滋阴效果的表述明显不同，而且"入胃清湿热"这应该是金钗石斛功效所长，可见明末清初的江南，湿热为患，在潜移默化中，金钗石斛的应用越来越多，形成一股新气象。

　　这一点，还可从李中梓的著名治案中得以体现，时金坛王肯堂（《证治准绳》的作者），字宇泰，亦精岐黄术，年八十，患脾泄，群医咸以年高体衰，辄投滋补，病愈剧。乃延李诊视，诊毕，语王曰："公体肥多痰，愈补则愈滞，当用迅利药荡涤之，能勿疑乎？"王曰："当世之医，唯我二人，君定方，我服药，又何疑乎！"遂用巴豆霜下痰涎数升，疾顿愈。由此案可知，李中梓对痰、湿的诊治颇为拿手，对祛痰、化湿药的药性十分熟悉。

## 七、石斛甘与苦、性凉轻清合时宜（1612—1644年）

唐宋本草皆言石斛味甘，《本草纲目》亦言石斛"气味：甘、平，无毒"，唯李中梓在其《删补颐生微论》中收载："石斛，味甘、苦，性平，无毒"，见图1-9。《颐生微论》是李中梓的第一部著作，刊行于明万历四十六年（1618年），稍早于《景岳全书·本草正》成书的1624年。后经其门人沈颋修订，后学吴进、儿子李允恒校阅，改名为《删补颐生微论》，于明崇祯十五年（1642年）以《李士材医书二种》的形式刊行于世。

笔者初始见《删补颐生微论》："石斛，味甘、苦"，疑为刊刻有误。多次仔细再翻阅，在足阳明胃经脏腑用药中，"石斛"居然在"凉"药之下，并与黄连、黄芩等苦寒之药并列，见图1-10，似明显提示此"石斛"与金钗石斛的药性相符，既"苦"后微有回"甘"。然而，这个猜测是否成立呢？

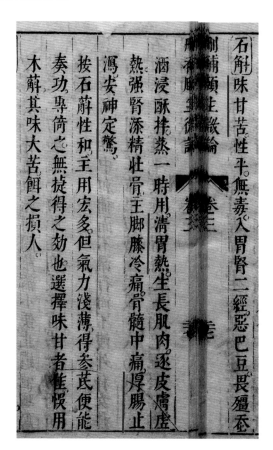

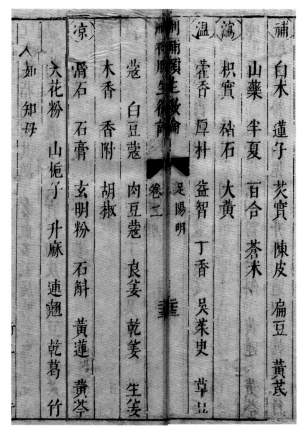

图1-9　《删补颐生微论》石斛　"味甘苦"（1618年）　　　　图1-10　《删补颐生微论》足阳明胃经石斛"凉"（1618年）

幸运的是，李氏世家还有两位重要人物的本草名著，为我们解开这个迷雾提供了充分的历史依据。

李中立，李中梓之堂兄，明代官吏兼本草学家，曾考中进士，任大理寺评事等官职，兼通医术，尤精于本草，于1593年编撰有《本草原始》一书，1612年刊行。其特点是对本草名实、性味、形态等加以考证，并亲自绘制插图，图旁附注药物优劣标准、采收季节、入药部位，另附炮制方法，为《本草图经》之后的一部优秀本草图谱，也是我国较早的一部生药学性质的本草著述。

《本草原始》中石斛图，画有两幅，一种茎圆，即石斛；一种茎扁，形似金钗，见图1-11。再对照李中梓《删补颐生微论》的性味"石斛，味甘、苦"，两者似乎对应得上了。

明末，本草还出现了一部奇书，即贾所学（浙江嘉兴人）原著的《药品化义》，初问世并未引起注意，直到清顺治元年（1644年）名医李延昰在"禾中"（嘉兴古地名）偶然得之，惊叹"其为区别发明，诚一世之指南"。于清康熙十九年（1680年），为之补正，令其子汉徵校订，遂将此书刊行于世。

李延昰（1628—1697年），正是李中立之子，李中梓之侄。李延昰自幼继承家学，亦拜叔父李中梓为师，传其心法。青年时期曾经以同郡举人高孚远为师，明代亡后，曾到广西桂林投奔唐王，从事抗清斗争。后避居浙江嘉兴，以医自给自养，盛有医名。《药品化义》石斛篇见图1-12。

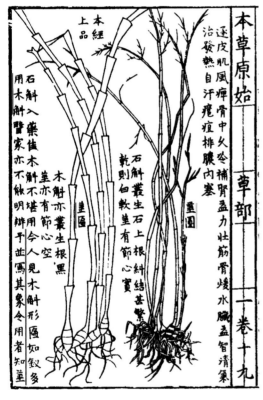

图1-11 《本草原始》石斛（1612年）　　　　图1-12 《药品化义》石斛（1680年）

《药品化义》石斛：①"气和，味苦，性凉，能浮能沉，力养肺，性气与味具清（云味厚，非）"，这里特意强调以前说石斛味厚，然而味苦之石斛"非"也；②"气味轻清，和肺之性，性凉而清，得肺之宜"，这里突出展现味苦之石斛"轻清，性凉而清"；③"且上焦之势，能令热气委曲下行，无苦寒沉下之弊"，这里的关键是"无苦寒沉下之弊"。综上可见，味苦性凉轻清之金钗石斛已经呼之而出。

李中梓"石斛，味甘、苦""性凉"；李中立石斛画，一茎圆，一茎扁；贾所学、李延昰《药品化义》石斛"气和，味苦，性凉""气味轻清""无苦寒沉下之弊"，李氏一门三名家，先后为金钗石斛保存了丰富的历史信息。

其实，从更广的历史纬度来看，张景岳、李中梓均为温补学派的代表性大医家，他们慎苦寒、重温补的实践，对纠正时医滥用寒凉、损伤脾胃的弊病起到了积极的作用。张景岳尤喜金钗石斛"其性轻清和缓，有从容分解之妙！故能退火养阴，除烦，清肺下气，亦止消渴热汗"，在《景岳全书·新方八略》寒略中寒凉药的用法"夫轻清者，宜以清上，如黄芩、石斛……"见图1-13。贾所学、李延昰《药品化义》与众不同，言石斛"味苦、性凉""气味轻清"。 经过温补学派名医的医学实践，发现其"轻清缓和，有从容分解之妙""无苦寒沉下之弊"，从而实现了一个完美的华丽转身！

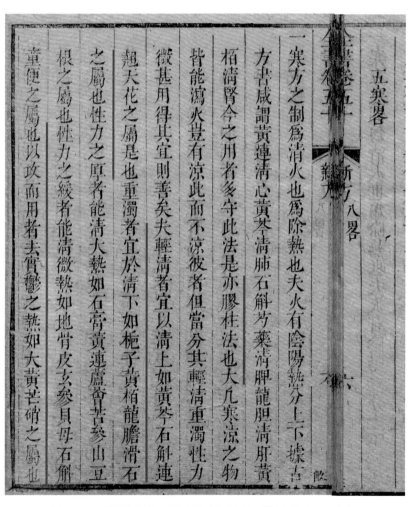

图1-13　《景岳全书·新方八略》石斛　轻清者（1624年）

## 八、《本草汇》——吴门本草金钗石斛承上启下（1666年）

《本草汇》，清·郭佩兰（章宜）纂辑，刊于清康熙五年（1666年）。郭佩兰，江苏吴县（今苏州市）人，自幼体弱，服药长达20年，故博览历代医书，久之通医。常结交四方名医，初问业于名医沈朗仲等，后从学于李中梓，医道大进。搜集古代本草，择其精要，著《本草汇》18卷，见图1-14，《本草汇》，吴门郭章宜纂辑，图1-15，《本草汇》，李士材（即李中梓）先生鉴定，显示了本草的传承。

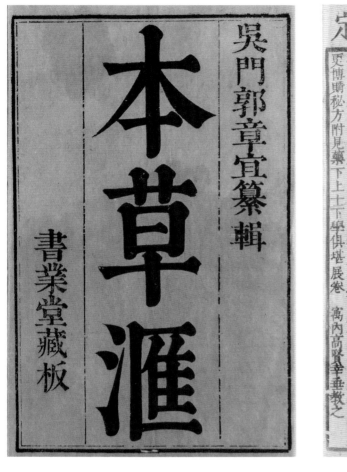

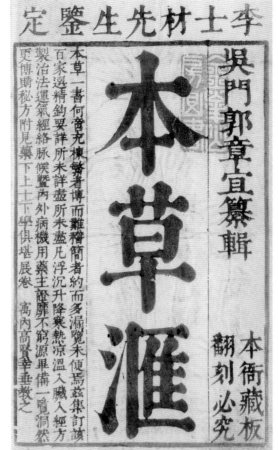

图1-14 《本草汇》吴门郭章宜纂辑（1666年）　　　　图1-15 《本草汇》李士材（李中梓）先生鉴定

什么是吴门？

这里，吴门指吴门医派，参见概论前述。

苏州地处长江下游，太湖之滨。春秋战国时期吴国曾建都于此，故有"吴中"之称。苏州的中医向称为"吴医"。吴门医派具有鲜明的特点。一是地域性：吴门医家主要集中在以苏州为中心的江南一带。明清时，苏州已成为中国经济、文化、医学的中心，为吴门医派形成提供了大的时代背景。二是影响大：吴门医派前后四百多年间，名医辈出，并留下了大量的医学著作，具有"名医多、御医多、医学古籍多"，传承不衰。仅明代吴门御医就有70多位，历代吴医古籍600余种。三是温病学说的创立：吴中一带多湖河，较之北方湿热、多水，具备温病多发的自然条件，因而吴中医家也就有了更多的治疗温病的实践机会，代表性人物有王履、吴有性、叶天士、薛雪等。

在本草学上，《本草约言》《神农本草经疏》《本草通玄》《分部本草妙用》《本草汇》《本经逢原》《得宜本草》《神农本草经百种录》等，均是吴门医派本草的代表性著作，具有鲜明的吴门特色。

《本草汇》石斛篇见图1-16，石斛，"养脾胃，清虚热；暖水脏，补虚羸；治骨中久冷，脚膝软弱；逐皮肤邪热，壮力健阳……又除痹痈（热生小疮）痛，逐肌肤邪热者，皆其消脾胃二经湿热之验也"。

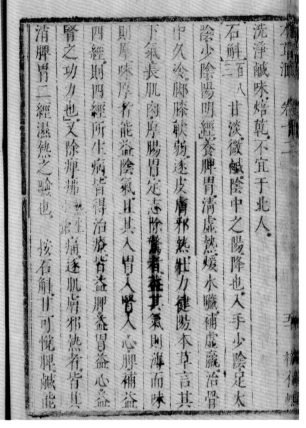

图1-16　《本草汇》石斛　消脾胃二经湿热（1666年）

前有李中梓《医宗必读·本草征要》言，石斛"入胃清湿热，故理痹证泄泻"，后有其弟子吴门郭章宜《本草汇》说，石斛"养脾胃，清虚热……皆其消脾胃二经湿热之验也"，所以说《本草汇》——吴门本草承上启下，应对江南的湿热，金钗石斛大显身手，当以"产蜀中者佳"。

《本草汇》足阳明胃经脏腑用药见图1-17，依旧延续了李中梓在《删补颐生微论》中的内容，可参比图1-10，石斛在足阳明胃经的"凉"药之中，与黄连、黄芩并列。[笔者进一步查证，最早集注"十二经络脏腑病情药性"，胃腑药性中石斛归类为"凉"性，应为明代彭用光的《体仁汇编》，成书于明嘉靖二十八年（1549年）]。《本草汇》还特意增加了"饮食"一栏，"实热宜苦、淡，忌甘"。笔者想，当温病医家选苦凉之药，祛脾胃之实热时，多用黄连必然苦寒而伤，而遇到金钗石斛"无苦寒沉下之弊"，是否是一个惊喜呢？

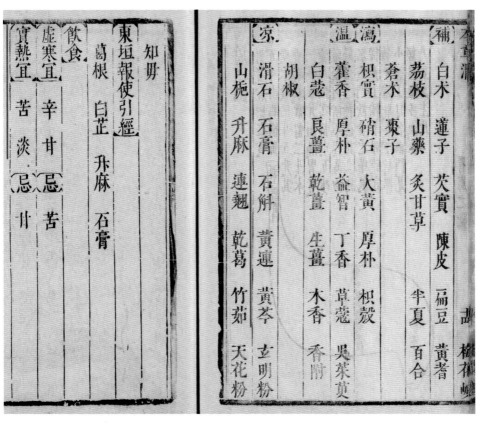

图1-17 《本草汇》足阳明胃经 石斛 凉 （1666年）

## 九、《临证指南医案》——叶天士"金石斛""川石斛"得心应手（1680-1745年）

叶天士（1666—1745年），名桂，号香岩，江苏吴县（今苏州市）人。叶天士出生于医学世家，少承家学，12岁随父亲学医，14岁父亲去世后，便自己开始行医，同时拜父亲的门人朱某为师，继续学习医术。叶天士聪颖过人，加上勤奋好学、虚心求教，医术进步很快。他不仅博览群书，而且虚怀若谷，只要比自己高明的医生，他都愿意行弟子礼拜之为师，一听到某位医生有专长，就欣然而往，学成后始归。他先后拜过师的名医就有17人，其中包括周扬俊、王子接、马义元、张路玉等著名医家，尽得其传，后人称其"师门深广"。

叶天士在温病学上的成就尤其突出，是温病学的奠基人之一，是吴门医派的杰出代表。清乾隆以后，江南出现了一批以研究温病著称的学者，他们突破旧的理论，开创了治疗温病的新途径。叶天士的《温热论》，为温病学说的发展做出了很大的贡献。《临证指南医案》更是医家必读，案上珍宝，见图1-18，其中非常重要的是历史上首次在医案中大量出现了"金石斛""金斛"的称谓。

叶氏毕生忙于诊务，很少亲自著述。所传《温热论》《临证指南医案》等书，大多是他的弟子及后人搜集整理而成。《临证指南医案》即由华岫云、李大瞻、邵新甫等将叶天士多年临床诊治的医案辑录整理而成，刊于清乾隆二十九年（1764年）。本书搜罗宏富，征引广博，按语精当，实用性强，不仅比较全面地展现了叶天士在温热时证、各科杂病方面的诊疗经验，而且充分反映了叶天士融汇古今、独创新说的学术特点，对中医温热病学、内科学、妇产科学等临床医学的发展均产生了较大的影响。其中温病治案较多，后世众多医家都从这本医案中学习温病治法，长盛不衰。

对金钗石斛的临床应用，《临证指南医案》具有非常重要的价值。叶天士对金石斛（金钗石斛）开创性的应用，令人叹为观止。在《临证指南医案》中，首次大量出现了金石斛、金斛，川石斛、川斛，见图1-18，在此之前医家的书籍中从未见过如此多，可以说叶天士应该是在临床上真正将金钗石斛、川石斛，甚至霍石斛很好区别应用的吴门医家，或者说叶天士在临床中熟知了不同石斛的药性、功效特点，因此才能真正将"金石斛""川石斛"用到得心应手！

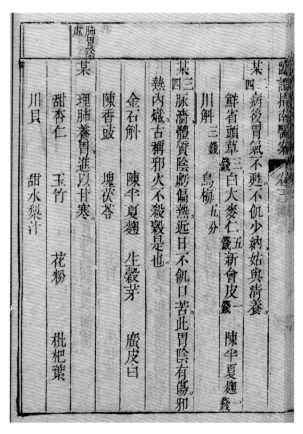

图1-18　《临证指南医案》金石斛　川石斛（1764年）

笔者时常想，为什么叶天士能做到这一点？在此之前的医家未见如此清晰的分类，再认真研究其人生经历，发现了被许多人忽视的秘密，据陈克正编著的《叶天士诊治大全》介绍，叶天士幼年从师受经书，暮归后父亲又教医学。14岁时其父卒，乃随父亲门人朱某在渡僧桥附近学医，攻痘疹科，继转大方脉，常常见解超出朱某。又在旅居苏州的歙人陈敬通诊所内实习炮炙和司药。他闻某人善治何证，即叩门求教。

另据谢新才、孙悦著《中医心阅·养生篇》介绍，除了17位名医，为了汲取他人之长，叶天士还走访许多药工、产婆甚至江湖游医，吸取了丰富的民间用药经验。

叶天士，原来祖籍就是安徽歙县，先祖迁至吴县（今苏州市），祖父、父亲均精通医术，石斛出六安，霍石斛大名鼎鼎，安徽人对石斛的认知本身就比较熟悉；年轻时还到过歙人开的诊所实习药材炮炙和司药，这些宝贵的药材学习经历，让叶天士掌握了不同石斛的分类、性状和功效特点，有了扎实的药学根基，所以才能在处方开药时清晰写明该用"金石斛""川石斛"，还是"霍石斛"。在处方中将石斛的称谓具体化，这是叶天士对石斛的一大贡献，且随着《临证指南医案》的影响越来越大，石斛的分类在后世医家的医案中也日渐清晰，因此说，叶天士对金钗石斛、川石斛功莫大焉。

## 十、《植物名实图考》——金钗石斛形态特征终明确（1848年）

吴其濬（1789－1847年），河南省固始县人。吴其濬学识超人，清嘉庆二十二年（1817年）中"状元"，授修撰。曾任湖南、浙江、福建、云南、山西等省的巡抚，湖广总督、云贵总督等，其中清道光二十三年（1843年）巡抚云南，成绩卓著，任云贵总督，清道光二十六年（1846年）十二月，因病乞归。著有《植物名实图考》《植物名实图考长编》等。中国植物学界的"老祖宗"胡先骕多次高度评价《植物名实图考》，其所收物种之多，分布地域范围之广，性状把握之精准，达到中国历代本草和植物学研究前所未有之高度，堪称清代的《中国植物志》。

吴其濬酷爱植物科学，他宦迹遍江南，特别注意了解观察所到之地的植物，并注意采集、记录、栽种和绘图。他每到一地，喜欢召集当地的名医和熟识本草者，共同对一些植物标本进行调查研究，分析鉴定，通过多年的积累，掌握了丰富的植物学知识和素材。经过整理、总结，辑集了各家文献和前人有关材料，编著成《植物名实图考长编》《植物名实图考》，合共60卷。其中《植物名实图考》38卷，初刻于清道光二十八年（1848年），即陆应谷太原府署序刻本。书中对所载植物的名称、产地、形态、性味、功用等都做了比较详细的论述，并附植物精细插图。尤其侧重论述了植物药用价值及同物异名或同名异物的考订。

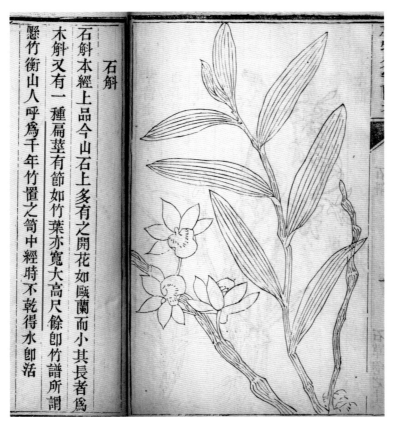

图1-19　《植物名实图考》石斛二　"扁茎有节……高尺余"

对石斛的收载，吴其濬十分的细致，在"石草卷"之十六"石斛"条目下，画有两幅精美的不同形状的植物图。其中石斛二，见图1-19，其文字记述为"又有一种，扁茎有节如竹，叶亦宽大，高尺余，即《竹谱》所谓悬竹。衡山人呼为千年竹，置于笥中，经时不干，得水即活"。

根据"扁茎有节如竹，叶亦宽大，高尺余"的特征，基本可以确定图中所绘"石斛二"即为金钗石斛D.nobile Lindl.；另外一幅"石斛一"，见图1-20，大多认为与细茎石斛极为相似。

此外，在石草卷之十七"金兰"条目下称："金兰，即石斛之一种，花如兰而瓣肥短，色金黄，有光灼灼，开足则扁阔，口哆（音duō，张口的样子）中露红纹尤艳。凡斛花皆就茎生柄，此花从梢端发杈生枝，一枝多至六七朵，与他斛异。滇南植之屋瓦上，极繁，且卖其花以插鬓。滇有五色石斛，此其一也"，见图1-21。

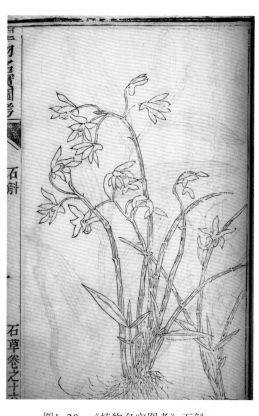

图1-20　《植物名实图考》石斛一

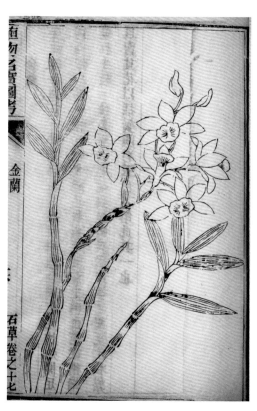

图1-21　《植物名实图考》金兰

据李恒等在《新华本草纲要》中的分析，金兰与叠鞘石斛 Dendrobium aurantiacum Rchb. f.var.denneanum（Kerr）Z.H.Tsi.相吻合；另据2021年王锦秀、汤彦承、吴征镒著《〈植物名实图考〉新释（上）》中"金兰"的新释，金兰，吴批（吴征镒批）：Dendrobium chrysanthum。吴征镒，中国著名植物学家，主持编著了《中国植物志》等，依此吴批，金兰应为束花石斛。

根据上述现代学者的分析，《植物名实图考》"石斛"条目下，为金钗石斛、细茎石斛；"金兰"条目下，或为叠鞘石斛，或为束花石斛。笔者认为这比较符合当时（1840年前后）石斛药材的主要来源，金钗石斛已经成为药用石斛的主流品种之一，在处方中用作"金石斛""金斛"，而"川石斛"可能主要来源于叠鞘石斛、束花石斛、流苏石斛等，铁皮石斛、霍山石斛因资源稀缺而少见，细茎石斛（铜皮石斛）在江南也得到一定的应用。

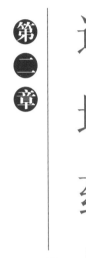

第二章

道地药材

金钗石斛

赤水

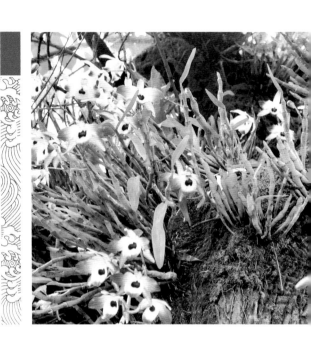

## 一、时珍曰"石斛丛生石上""开红花"

《本草纲目》记载，"时珍曰：'石斛丛生石上。其根纠结甚繁，干则白软。其茎、叶生皆青色，干则黄色。开红花。'"见图2-1。

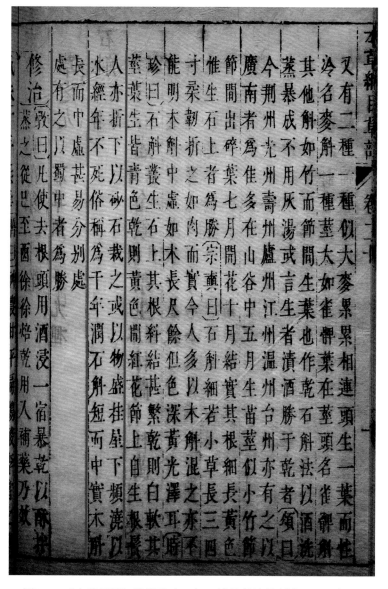

图2-1 《本草纲目》清顺治十二年 钱塘吴毓昌刻本（1655年）

这里"开红花"这一特征非常重要，可以作为判定石斛药材植物来源的重要依据。早期植物分类学者根据这一特征，结合四川及其邻省（区）贵州、广西、云南等的分布报道，因而判断李时珍所提"开红花"者，当指在我国分布较广的、花被片先端带红色的种类D.nobile Lindl.，见图2-2。有些植物分类学家因此将中文"石斛"一名也冠以D.nobile Lindl.。同时在20世纪相当长的一段时间里，市场上商品也以石斛D.nobile Lindl.为主，一直以来金钗石斛被《中国药典》所收载。

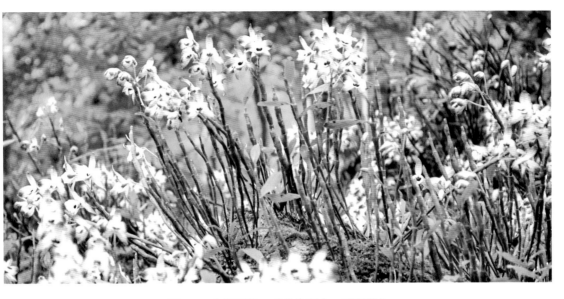

图2-2　金钗石斛　"丛生石上，开红花"

## 二、石斛"节上自生根须""俗称为千年润"

《本草纲目》记载，李时珍曰："今蜀人栽之，呼为金钗花"，这好似不经意的一句话，却是历史上对石斛人工栽培的首次明确记载。

但为什么在明代，蜀人就能够人工栽培石斛了呢？李时珍继续帮我们解开了谜团："节上自生根须，人亦折下，以砂石栽之，或以物盛挂屋下，频浇以水，经年不死，俗称为千年润。石斛短而中实，木斛长而中虚，甚易分别。处处有之，以蜀中者为胜。"

石斛是附生植物，无性繁殖是附生植物对极端环境的一种生态适应策略。一些石斛植物的茎在遇到干旱、拥挤等逆境时，会在茎的上端节位上萌发出新芽与气生根，并形成完整的新植株，新生小植株在脱离母体后也能正常生长，这种新芽称之为高位腋芽（高位芽）。金钗石斛这种能力特别的强，见图2-3。

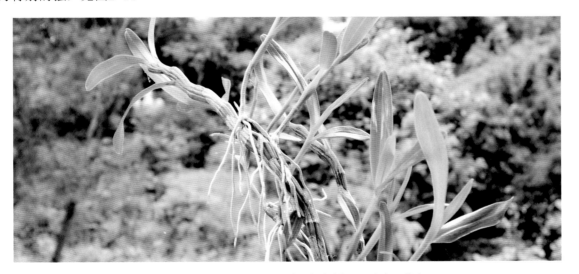

图2-3　石斛"节上自生根须，人亦折下，以砂石栽之"

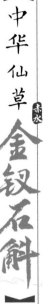

明代的蜀人明显就是利用金钗石斛这种独特的适应环境的能力，将高位新生小芽"人亦折下，以砂石栽之"，从而实现了对石斛的人工栽培，"或以物盛挂屋下，频浇以水，经年不死，俗称为千年润"。

### 三、赤水与四川的渊源

赤水市地处黔西北部，川黔接壤地，北宋大观三年（1109年）始设仁怀县建置。元代属播州安抚司，隶于湖广行省。至元二十八年（1291年）改隶四川行省播州军民宣抚司。

明洪武年间，仍隶于四川布政使司播州宣慰司。明嘉靖七年（1528年），设仁怀里、儒溪里、赤水里等里，今赤水、习水一带隶于播州长官司。明万历二十九年（1601年），平播结束，改土归流，播州分置平越、遵义两个军民府，前者属贵州，后者隶四川。遵义军民府领真安州和绥阳、遵义、桐梓、仁怀4县。因仁怀城（今复兴场）毁于战乱，设仁怀县治所于留元坝（今赤水市城区）。参见图2-4、图2-5。清雍正六年（1728年）七月二十九日，仁怀县才随遵义府改隶贵州。

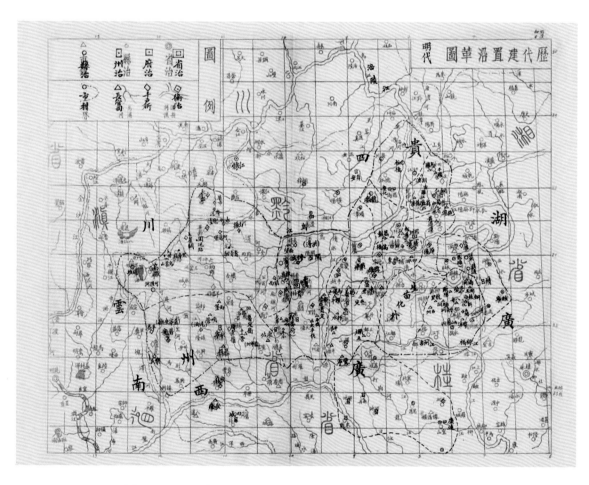

图2-4 民国《贵州通志》明代贵州建置沿革图（全）（1948年）

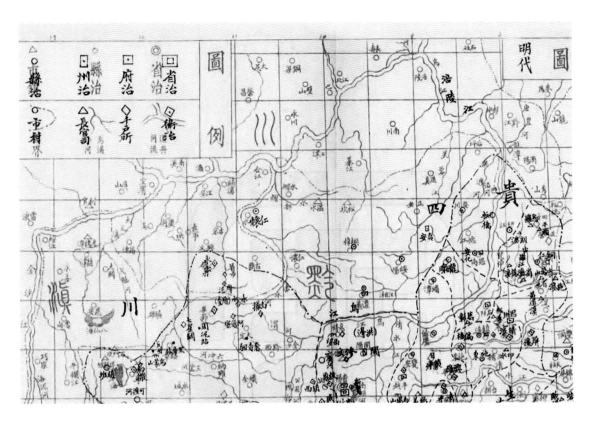

图2-5 民国《贵州通志》明代贵州建置沿革图（局部）仁怀县（赤水）（1948年）

## 四、清乾隆《仁怀厅旧志序稿》——黄草（1776年前）

赤水历史悠久，原本属四川，一直以来受巴蜀文化影响较深。明洪武十四年（1381年），设仁怀县，隶四川行省之遵义军民府。清雍正六年（1728年），才随遵义府改隶贵州。清乾隆十三年（1748年），改为遵义厅，亦称仁怀厅。清乾隆四十一年（1776年），改遵义厅为仁怀直隶厅，归贵州粮储道管理。清光绪三十四年（1908年），设赤水厅，隶遵义府管辖。1914年，撤销赤水厅，建立赤水县。1935年1月，中国工农红军长征到达赤水县，揭开"四渡赤水"战役的序幕。1949年12月1日，赤水县解放。1990年12月，撤销赤水县，建立赤水市。

据查，清道光和光绪年间分别编纂《仁怀直隶厅志》和《增修仁怀厅志》。道光《仁怀直隶厅志》，陈熙晋纂修，有道光二十刻本，见图2-6。再详细考证，其实在此两志之前，尚有厅人杨拱的乾隆《仁怀直隶厅志稿》，但早已佚失，仅存一序，即《仁怀直隶厅志序稿》，见图2-6。对赤水而言，非常珍贵的是，在序稿中居然记载了当时的"土产"，而且在"药"中更有"黄草"的记载，见图2-7。

从记载时间来看，"乾隆初，厅人杨拱有厅邑合志稿，本在未设直隶同知以前，仅存一序"，见图2-6；根据清乾隆四十一年（1776年），仁怀厅才改为仁怀直隶厅，由此可推知，赤水的"黄草"记载距今至少也有250年了，可见赤水当地石斛确切的药用历史比大多数人想象的要更早。这要感谢厅人杨拱的记载。

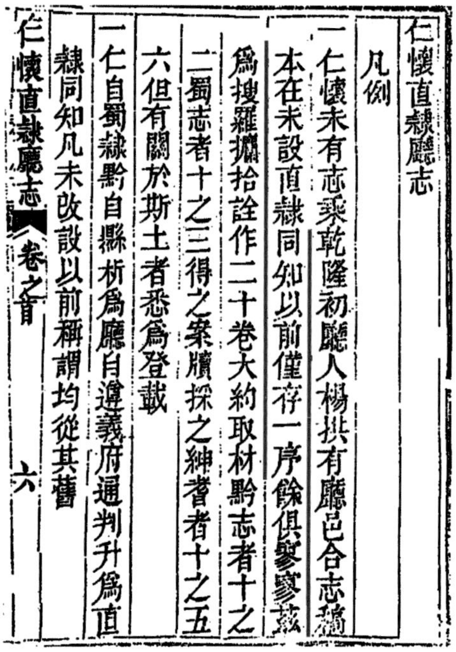
仁懷直隸廳志
凡例
一仁懷未有志乘乾隆初廳人楊拱有廳邑合志稿
本在未設直隸同知以前僅存一序餘俱寥寥茲
爲搜羅摭拾詮作二十卷大約取材黔志者十之
二蜀志者十之三得之案牘採之紳耆者十之五
六但有關於斯土者悉爲登載
一仁自蜀隸黔自縣析爲廳自遵義府通判升爲直
隸同知凡未改設以前稱謂均從其舊
仁懷直隸廳志 卷之首 六

图2-6 《仁怀直隶厅志》凡例 清道光二十年（1840年）

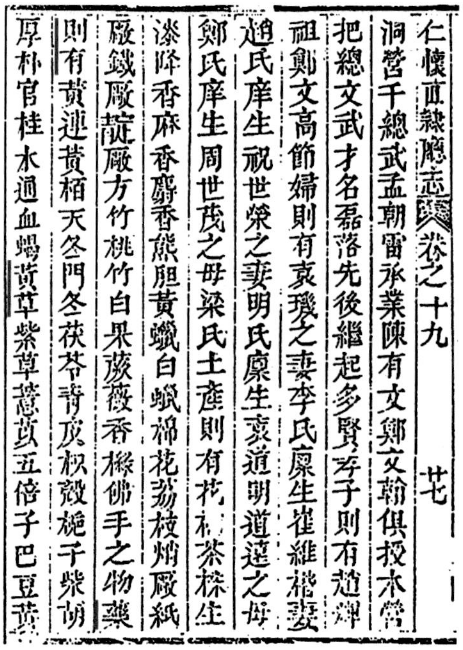
仁懷直隸廳志 卷之十九 廿七
洞營千總武孟朝雷承業陳有文鄭文翰俱授木營
把總文武才名磊落先後繼起多賢孝子則有趙輝
祖鄭文高節婦則有袁璣之妻李氏原生崔維禮妻
趙氏庠生祝世榮之妻明氏原生袁道明道遠之母
鄭氏庠生周世茂之母梁氏土產則有花楠茶株生
漆降香麻香麝香熊胆黃蠟白蠟棉花荔枝硝廠紙
廠鐵廠靛廠方竹桃竹白果蕨薇香櫞佛手之物藥
則有黃連黃栢天冬門冬茯苓青皮枳殼梔子柴胡
厚朴官桂木通血竭黃草紫草薏苡五倍子巴豆黃

图2-7 《仁怀直隶厅志》黄草

石斛，在贵州土名又称为“黄草”，如咸丰《兴义府志》（1853年）有记载，石斛，茎黄如金钗，故又名金钗石斛。邑人呼为黄草。邑治旧名黄草坝，以此得名也。更为闻名的是，明崇祯十一年（1638年）八月二十六日，著名旅行家、地理学家徐霞客，由江底寨行25千米至黄草坝。他写道：“其上室庐累累，是为黄草坝”，他在游记中还建言：“黄草坝应设一县以治之。”

清光绪二十八年（1902年），由崇俊修，王椿纂，王培森校补的《增修仁怀厅志》，更将《仁怀厅旧志序稿》放在了卷一目录之前，可见对序稿的重视。见图2-8、图2-9。

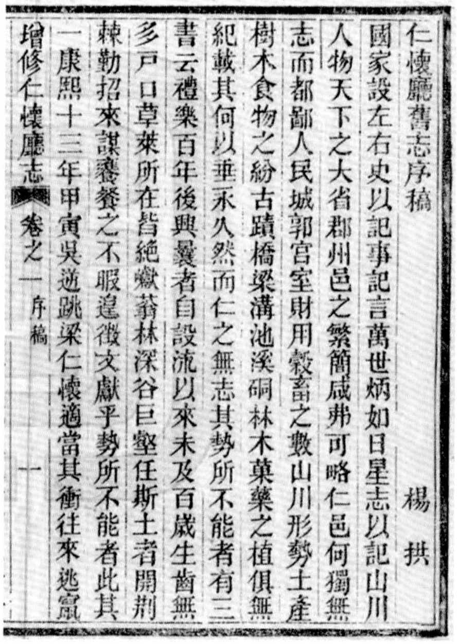
仁懷廳舊志序稿 楊拱
國家設左右史以記事記言萬世炳如日星志以記山川
人物天下之大省郡州邑之繁簡咸弗可略仁邑何獨無
志而都鄙人民城郭宮室財用穀畜之數山川形勢土產
樹木食物之紛古蹟橋梁溝池溪硐林木菓藥之植俱無
紀載其何以垂永久然而仁之無志其勢所不能者有三
書云禮樂百年後興曩者自設流以來未及百歲生齒無
多戶口草萊所在皆絕巘蓊林深谷巨壑任斯土者開荊
棘勤招來謀饔飧之不暇遑徵文獻乎勢所不能者此其
一康熙十三年甲寅吳逆跳梁仁懷適當其衝往來逃竄
增修仁懷廳志 卷之一 序稿 一

图2-8 《仁怀厅旧志序稿》杨拱 （1776年前）

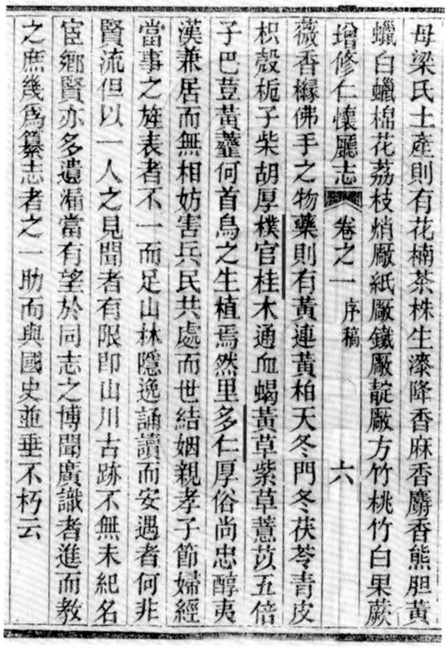
母梁氏土產則有花楠茶株生漆降香麻香麝香熊胆黃
蠟白蠟棉花荔枝硝廠紙廠鐵廠靛廠方竹桃竹白果蕨
薇香櫞佛手之物藥則有黃連黃柏天冬門冬茯苓青皮
增修仁懷廳志 卷之一 序稿 六
枳殼梔子柴胡厚樸官桂木通血竭黃草紫草薏苡五倍
子巴豆黃蘗何首烏之生植焉然里多仁厚俗尚忠醇夷
漢兼居而無相妨害兵民共處而世結姻親孝子節婦經
當事之旌表者不一而足山林隱逸誦讀而安遇者何非
賢流但以一人之見聞者有限即山川古跡不無未紀名
宦鄉賢亦多遺漏當有望於同志之博聞廣識者進而教
之庶幾爲纂志者之一助而與國史並垂不朽云

图2-9 《增修仁怀厅志》黄草（1902年）

## 五、清道光《遵义府志》——石斛各属皆有（1841年）

清道光《遵义府志》，清代平翰等修。清道光十八年（1838年）由遵义沙滩人郑珍、莫友芝历时3年纂成，此时上距万历年间遵义知府孙敏政修纂《遵义军民府志》已逾200多年。为使资料准确可信，郑、莫二先生在资料匮乏的情况下，从"荒碑仆碣和各家日记"，穷搜遍访，参考引证书籍358种，以高深的学识，历尽艰辛，终于纂成一部称誉华夏的名志——《遵义府志》，被梁启超誉为"天下第一府志"。

由上可见，清道光《遵义府志》收集资料非常详实，这一点在石斛的记载上也可见一斑，在其物产"药类"中，收载有"石斛"，见图2-10，原本应该出自于《绥阳志》的记载，但清道光《遵义府志》的编纂者【按】"各属皆有"，说明编撰者了解到石斛、黄精、天麻等这些药味在遵义府的各属地方都有出产。

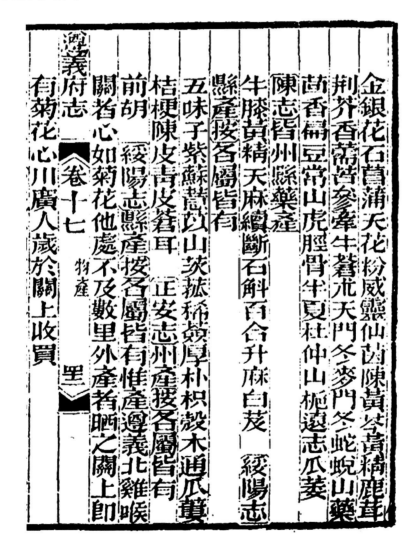

图2-10　清道光《遵义府志》石斛　各属皆有（1841年）

## 六、《药品道地录》——金斗（1923年）

1923年，上海《中医杂志》第8期收载了叶劲秋抄录前辈武塘慎德老人总结的《药品道地录》，其中金斗出自四川与广西，见图2-11。

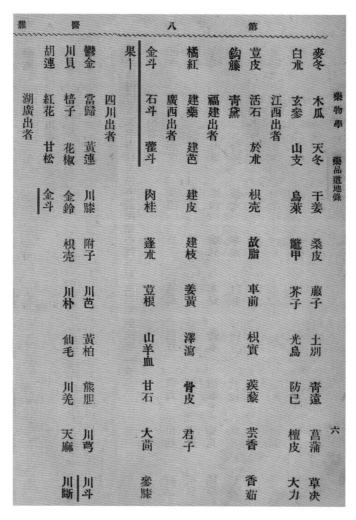

图2-11　上海《中医杂志》所载《药品道地录》　金斗（1923年）

由图2-11可知，四川出产的石斛品种有两种，即"金斗"和"川斗"，"金斗"即指金石斛（金钗石斛），"川斗"指川石斛，"金斗""川斗"药材行的俗称与名医医案中的处方名"金石斛""川石斛"完全相对应。

另据1951年上海联合征信所征信组编印的《土产介绍第二编》记载，四川石斛：①峨眉及川西洪雅等地所产石斛，多运至乐山集中；②南六县及滇、黔边境所产，则多运至宜宾（叙府）集中；③叙永、泸县及合江一带所产，多运至泸县集中。药商购进之后，经过加工整理，用木船或轮船装运至重庆，再转运上海散销各地。抗战前四川所产石斛80%销省外，以上海为最大集散地，各货运沪，其中，有20%转销天津、北平、青岛、烟台、营口、大连及沿海一带，其余80%转销华东各地，但都以鲜石斛为主。

## 七、鲜金钗石斛——大河货（1959—1963年）

根据1959年中国药学会上海分会、上海市药材公司合编的《药材资料汇编（上集）》中石斛的介绍，以及江苏省药学会1963年年会资料汇编中俞祖慈《石斛的商品规格以及生产情况介绍（摘要）》一文的总结："鲜金斗，又称鲜金石斛、鲜金钗、鲜扁斗，其形扁而粗壮……主产地四川南部一带。"见图2-12。

# 石斛的商品规格以及生产情况介绍（摘要）

## 俞 祖 慈

（无锡市医药二级站）

一、概况：石斛（古称金钗石斛）种类颇多，但都属兰科多年生草本植物，药用部分为茎，野生与家种均有。凡是生长于山区湿润岩石阴的称"石斛"，寄生在古老树上的统称"木斛"。在形态上又划分为扁斛和圆斛，在治疗上分成鲜石斛与干石斛两类，由于产地不同，加工不同，尚有霍石斛、枫石斛等商品名称。

二、商品规格：

1. 鲜金斗·又称鲜金石斛，鲜金钗，鲜扁斗，其形扁而粗壮，属"扁斛"类，又系"木斛"寄生于古老树凹窝处，主产地四川南部一带。

(1) 四川省长江南岸纳溪、江安、合江等县以及贵州北部毗邻赤水县产最多，均系家种，枝叶粗大，称为大河货，集散于泸州市。

(2) 四川嘉陵江下游铜梁、璧山、合川等县一带所产，枝叶略细小，称为小河货，集散于重庆。

(3) 四川大渡河下游峨嵋地区、乐山（前即嘉定）专区所产，品质较好。

(4) 广西百色专区靖西、睦边所产，茎杆粗短，产质显略次，江西、湖南、湖北亦有少量出产。

图2-12　《石斛的商品规格以及生产情况介绍（摘要）》　鲜金钗石斛　赤水　大河货

鲜金钗石斛，从商品规格来分：

（1）四川省长江南岸纳溪、江安、合江等县以及贵州北部毗邻的赤水县产量最多，均系家种，枝叶粗大，称为"大河货"，集散于泸州市（图2-13）。

（2）四川嘉陵江下游铜梁、璧山、合川等县一带所产，枝叶略细小，称为"小河货"，集散于重庆。

（3）四川大渡河下游峨眉地区、乐山（前称嘉定）专区所产，品质较好（但该地区产品多是剪茎出售，加工成干货，称为"无芦金斗"，鲜货不向外省推销）。

1993年赵立勋主编的《四川中医药史话》收载了泸州市场的情况，民国8—9年，泸州有一药材交易市场，初设于大河街水神庙，继之有复兴裕、利川两个药材行栈，一在小河街，一在大河街。集散品种主要是云贵和本地所产的泡参（南沙参）、桔梗、金银花、天麻、瓜蒌、石斛、龙眼肉、陈皮等，这些药材，除石斛销上海，龙眼肉、陈皮销西北外，其余多在重庆、成都市场再集散。

这里的重点是：泸州大河街药市，石斛销上海，不知道这是不是金钗石斛"大河货"名称的来历？笔者猜测大概率应该就是了。从图2-13来看，纳溪、江安、合江、赤水等县出产的石斛等药材，通过水路，可以很快地集散于泸州的大河街药材市场。

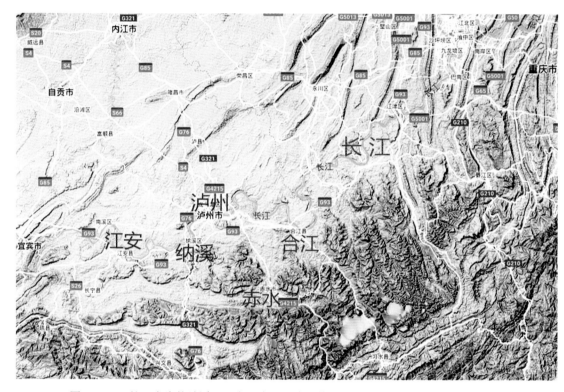

图2-13　"长江南岸的纳溪、江安、合江、赤水等县　……'大河货'集散于泸州"

除泸州药市外，另据1986年《合江县文史资料选辑（第5辑）》中颜开明的《合江石斛盛衰录》一文介绍，合江位于长江边，正当赤水、习水两河注入长江的交汇处，距离重庆亦近，颇具舟楫之利，与合江相邻的黔属各县出口、进口的物资，多在合江转运。这些地区道地药材的输出，外地药材的调入，也多于此处集散；民国时期，合江的稻谷仓街开设有不少的择药铺，贩运各种药材。药材商人在合江收购石斛，用船运到重庆、宜宾、沙市、汉口、上海等地贩卖，亦有外地庄客临时来合江收购的，每年割花季节，购者云集。

综合以上信息来看，四川南部的长江南岸纳溪、江安、合江等地以及贵州赤水产量最多，含邻近的黔属各县，地理位置相近、生态环境相似，是我国鲜金钗（吊兰花）药材的主要道地产区。

且这一片区所产的鲜石斛在上海销路最佳，也说明了其品质佳、疗效好。

日本学者木村康一研究我国石斛药材，其中收集到的鲜金钗、金石斛，在有关图的说明文字中，还特意清楚标明了"四川合江附近产的鲜金钗"，见图2-14。由图可见，鲜金钗比较大丛，茎叶粗大，金石斛则干而扁。

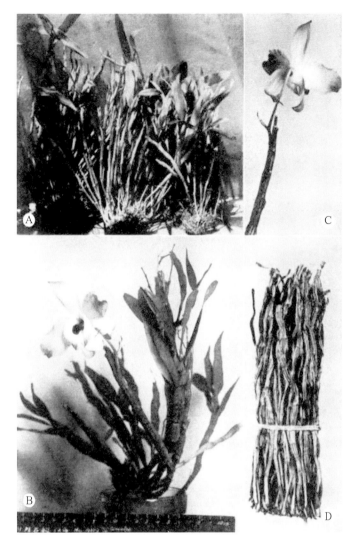

A. 四川合江附近产的鲜金钗（1934年3月积盛荣）；B. 四川鲜石斛（有开花）；

C. 开花（背部）；D. 四川金石斛

图2-14　日本学者木村康一收集的石斛图

## 八、贵州石斛的调查研究（1976年）

　　石斛为贵州大宗中药材，为搞清贵州商品石斛的原植物、产销及加工方法，贵州省中医研究所在20世纪六七十年代开展了贵州石斛的调查研究，对全省23个县、49个产药区进行了调查，采集标本，初步摸清了贵州省商品石斛的原植物为16种2变种，并于1976年出版了《贵州石斛的调查研究》，其中还重点记载了"石斛的人工栽培"：贵州气候温和，雨量充沛，宜于石斛生长，早在清代末年，赤水一带就开始种植石斛（*Dendrobium nobile* Lindl.），俗称种吊兰花。除了在树上种植外，还在石缝中种植，并对赤水县五里公社石井生产队（种植金钗石斛）及兴义县纳灰公社种植（环草）石斛的经验进行了具体介绍。

　　在《贵州石斛的调查研究》中，作者陈德媛等在2003年发表了《贵州黄草与民族药资源保护》一文，回顾了这一段历史，难能可贵，见图2-15。

# 贵州黄草与民族药资源保护

陈德媛,韦明勤,吴家其

(贵阳中医学院,贵州贵阳 550002)

**内容提要**:本文对贵州黄草资源的变化作了回顾,提示民族药资源应合理开发利用与有效的保护。

**关键词**:贵州黄草;民族药资源

黄草一名在贵州是对兰科石斛属(Dendrobium)多种植物的统称,既是传统中药又是民族药材,历来为贵州大宗道地药材之一,畅销省内外。早在贵州方志中对黄草的来源、名称、生境、形态、采收加工以及商品流向等已有较清楚的记载,如:"山壁间,三、四月多开褐色花,颜卉蒙茸,苗称为蝎子花,考即本草之,金钩钗石斛也,苗童不畏艰贵州黄草系多种植物来源,笔者与同事历经近10年的时间,曾数次深入黄草主产区的23个县进行调查采集,收集标本。经调查,当时资源确实丰富,有石斛属16种、1变种,金石斛属1种,共17种、1变种植物作黄草入药,且同一名称、同一规格就有多种植物来源,最高年产量可达415000kg。笔者在某县1个乡场看到卖黄草的人群络绎不绝,各类黄草有人挑的、马驮的,1天就能收到鲜黄草1500kg。同在一个收购站就可以收集到数个种的药材标本,也就在同一个收购站有数十人正在加工黄草,真可谓一片丰收繁忙景象。80年代以来,随着用药需求量的逐渐增加,野生黄草资源越来越少,笔者再次到当年曾大量收购黄草的一个门市部调查,了解到的确是另一种情况,据收购人员称:"每个赶场天只能收得黄草2~5市斤,甚至见不到货"。经过近20年无限制、毁灭性的采收,黄草产量大大减少,许多种类已形不成商品,连收集标本都很难找到,有的物种甚至枯竭。以此同时,市场上出现了不少黄草的混淆品(如石仙桃属、石豆兰属、毛兰属等植物),这些混淆品同样是连根拔来卖,有的种类因不合规格而被成堆抛弃,从而又导致了另类资源遭到破坏。

**黄草的种植在贵州的赤水、兴义等地有较早的历史,** 险,取而曝干,以售川湖诸客,外商每于七、八月,散资各寨,至时收贩以去"。20世纪30年代有文献记载"贵州的中等石斛"主产盘江流域地区的兴义、贞丰、紫云、望谟,另有罗甸、独山、都匀、荔波、榕江等县亦产。50年代有资料报道"贵州黄草市上分细、中、粗三档"。60年代初,贵州省中医研究所科技人员在编写《贵州中药志》(初稿)时发现当地群众也有丰富的栽培经验,其栽培种主要是金钗石斛Dendrobium nobile Lindl.和环草石斛 D. loddigesii Rolfe 两种。70年代以来,一些科研单位及药材经营部门开始在产区进行引种驯化、高产稳产栽培试验。迁地保护、组织培养试管苗等多项研究工作,均取得阶段性成果,但因重视不够,资金短缺而未能继续深入研究或推广。**90年代赤水建立黄草种植基地,可望在不久的将来能改变黄草紧缺的状况**。

回顾贵州黄草资源的变化,使我们认识到开发利用野生药材资源决不能只顾眼前利益,只开发,不保护或不对资源作出科学的预测和评估。近几年来,贵州的药业有很大的发展,特别是民族药中的苗药制剂的生产更显其凸出,这与贵州各级领导的重视、各主管部门的大力支持,以及各企业和有关单位共同合作分不开。在大力开发民族医药资源的同时,制药企业对原料需求量也在大幅度上升,有的民族药材来源已出现紧缺现象。我们一定要吸取贵州黄草曾被过度开发的教训,应对一些药业作出规划采取有效的措施,使资源能得到合理开发,使药业得到持续发展。为了人类的未来,为了子孙后代,让我们高瞻远瞩,作好民族药物资源的合理开发与有效的保护。

图2-15 《贵州黄草与民族药资源保护》(2003年)

从文中来看,仅仅20年,贵州金钗石斛的资源从丰富到枯竭;金钗石斛的种植在赤水有较早的历史,当地群众也有丰富的栽培经验。20世纪70年代以来,一些科研单位及药材经营部门开始在产区进行引种驯化、高产稳产栽培试验。迁地保护、组织培养试管苗等多项研究工作,均取得阶段性成果。20世纪90年代赤水建立了黄草(金钗石斛)种植基地,可望在不久的将来能改变黄草紧缺的状况。

## 九、贵州赤水县石斛栽培方法(1978年)

1978年贵阳中医学院的王用平在《中药材科技》第3期发表了《贵州赤水县石斛栽培方法》一文,翔实地记录了赤水县(现赤水市)在1977年将金钗石斛试栽于岩石上和树上的这段历史,为赤水金钗石斛的发展奠定了坚实基础,见图2-16。

## 一、概　述

石斛又名吊兰花、兰花、黄草、扁草，系兰科石斛属植物。全草入药，性甘淡，微寒，有滋补清热生津止渴之效。含总生物碱约0.52%，包括石斛碱、石斛次碱、石斛奥克斯碱、石斛胺，此外尚含粘液质及淀粉等。在药材商品上均以"黄草"称呼，而分大、中、小黄草（金钗石斛）或扁黄草，畅销国内外。据调查，贵州省有16个品种2个变种，产量大，使用较多的有黄草等。石斛的栽培在赤水县已有近百年的历史。过去栽培面积小，零星分散。解放后，尤其是近几年来有了较大的发展。全县年产量在40担以上，最高年产量达100担，一九七七年收70担。除长沙区的石笋和大同区的大同等地外，其他产区有少产量栽培于树上，余为野生。一九七七年试栽于岩石和树上的，现生长良好，这是贵州省石斛栽培技术的又一发展，为今后大面积发展石斛生产创造了良好开端。

**野生药材 变家种家养**

**贵州赤水县石斛栽培方法**

贵阳中医学院药学系　王用平

图2-16　1977年赤水县试栽金钗石斛于岩石和树上

文中介绍，石斛的栽培在赤水已有近百年的历史。中华人民共和国成立后，尤其近几年来石斛的栽培有了较大的发展。全县产量在40担（2 000公斤）以上，最高年产量达100担。1977年试栽于岩石和树上，现生长良好，这是贵州省石斛栽培技术的又一发展，为今后大面积发展石斛生产创造了良好的开端。

文中进一步详细介绍了赤水县石斛的具体栽培方法，当时主要采用无性繁殖，有分株和扦插两种。具体做法，又分：①树上栽培，以榕树（俗称黄桷树）、樟树、乌桕树（俗称卷子树）为主；②岩石栽培，宜选择阴湿树林下石头或岩石裂缝、岩壁上等。见图2-17。当时在赤水石笋、大同等地所栽培的石斛为金钗石斛，栽于树上近万窝，全活。石笋试栽于石头上的，成活率达98%。

### 四、栽培方法

目前主要是采用无性繁殖，有分株和扦插两种。

**分株繁殖：**选择1—2年生的色泽嫩绿的植株作种。于栽前实行分株，栽培年限长植株分枝的每窝可种10窝以上，一般可种2—4窝。每窝应种3—4株或4—5株。

**扦插：**将石斛茎上的气生根（当地群众叫支花）剪下，所剪的支条一定要将气生根留在支条上，剪下的石斛均是单株。

**具体作法是：**

**1. 树上栽培：**

①选择被附生的树种：在石笋、大同等地以黄角树、樟树、卷子树为主，柿树、油桐树也可，先将生长过密的枝条修剪部分。

②栽培时间：据调查一年四季均可栽培，但在6—8月因气温过高（38℃以上，少数高达41℃），成活率不高，以10月至第二年5月为好。

③具体操作：将分（剪）好的石斛植株（插条）用竹蔑条捆于树上（树干或树枝上），先外后内，从树上部开始。按1—1.5尺捆一窝，每株捆两转，以固定须根和植株，不易被风吹动为宜。石笋地区栽于十年以上的油桐树、樟树、卷子树、黄角树上的石斛其生长如下：每窝多的达11—13株，少数高8—9寸；生长的叶一般有5—9片，少数10片，最少的有2—3片，茎粗1—1.3公分，扁平而粗状，色泽嫩绿。

**2. 岩石栽培：**宜选择阴湿树林下石头或岩石裂缝、岩壁上，除去杂草，按1—1.5尺栽一窝，先将种苗顺序放好，每株压一小块石头于须根和部分茎上，压紧不动即可，以稳固即可。每个石头栽培株数，视石头大小而定。石笋公社五七大队罗字生产队有一块宽14尺，长15尺的大石上栽237窝，有一块石栽47窝，有的栽10—20窝，有的栽1—5窝不等。栽后3—5个月，抹肥泥，便生长苔藓。其中发现一块石头上只栽有20窝，四周均无阴蔽，夏天受强烈日光照射，死去一半，余下的也生长不好，证明石斛应有一定荫蔽，才能正常发育。

图2-17　1977年赤水县金钗石斛栽培方法

根据上文的记载，如果按1977年计，到2023年，当年栽于树上的金钗石斛也有46年了，几十年的野外自然生长，没有人为的干涉，树上的金钗石斛已与野生无异。笔者有幸在2023年5月实地考察时，拍摄到赤水当地卷子树上的野生种源，见图2-18、图2-19，据当地村民的介绍已有近50年的历史，非常珍贵。

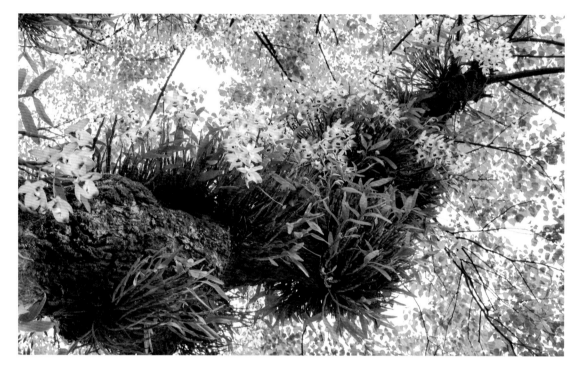

图2-18　卷子树上　野生金钗石斛　道地种源

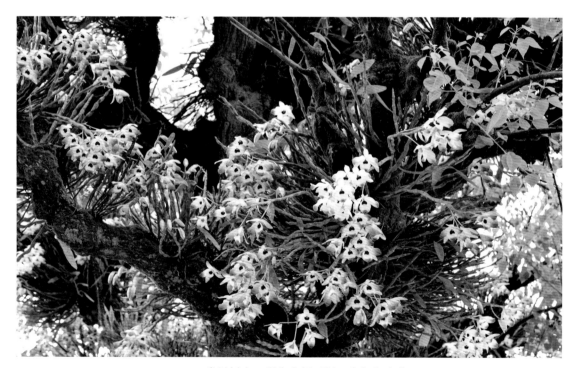

2-19　卷子树上　野生金钗石斛　多年生大丛

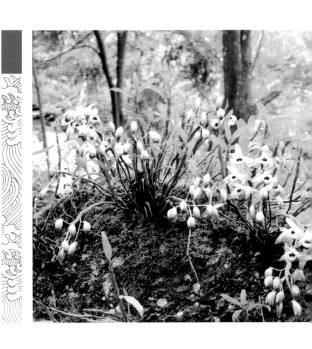

# 第三章

## 赤水金钗石斛品鉴

## 一、赤水生态环境与丹霞地貌

赤水市位于贵州省西北部，赤水河中下游，东南与贵州习水县接壤，西北分别与四川省的古蔺、叙永、合江三县交界。城区距遵义225千米，距贵阳377千米，距重庆172千米，距成都293千米，距泸州40千米。赤水市地处东经105°36′~106°14′，北纬28°15′~28°45′，属亚热带季风气候区，年均气温18℃，年均降水量1 195.7毫米，年均相对湿度83%，日照时数1 193小时。全市森林覆盖率达82.51%，位居全省首位，景区森林覆盖率达96%，景区负氧离子含量达36 000个/厘米$^3$，空气质量优良率常年保持100%。赤水资源富集，境内初步查明物种有2 500余种，现存有红豆杉、银杏、桫椤等珍稀植物，地方特色资源金钗石斛等被列为国家地理标志产品。是"国家生态市"、全国"绿水青山就是金山银山"实践创新基地、获第十届中华环境奖。

赤水处于云贵高原向四川盆地过渡地带，境内有1 300多平方千米全国面积最大、发育最壮观典型的丹霞地貌。地形主要为高原峡谷型和山原峡谷型，东南部重峦叠嶂，峡谷幽深，西北部丘陵起伏，河谷开阔平缓。地势为东南高西北低，海拔高度由东南向西北递减，最高处海拔1 730米，最低处221米，相对高差1 500米以上。赤水丹霞是罕见的发育于亚热带巨型红层盆地南缘的高原—峡谷型和山岭型丹霞景观，是侏罗系、白垩系的红层经过第三纪长期剥蚀夷平后在第四纪强烈抬升过程中因流水的快速切割而形成的，是青年早期阶段丹霞地貌的典型代表，目前正在继续发育之中。

赤水丹霞众多的河流从山顶奔泻而下，发育了典型的丹崖——峡谷地形，山谷间有数量众多的梯级马蹄形丹崖赤壁和瀑布群。丹崖赤壁发育的高度、宽度和体量之大，具有很强的视觉冲击力。赤水丹霞气候湿润，降水充沛，发育了茂密的森林，景区有高达96%的森林覆盖率，是珍稀、孑遗植物桫椤等生长的场所。

赤水丹霞是在很好的地质基础、气候条件下发育起来的，个体形态具有典型、齐全的特点，丹霞景观的奇峰、赤壁、岩廊、岩洞、巨石、天生桥、窄脊、石堡、石墙、石柱等，在这里充分发育，姿态万千，造型奇特、逼真。同时，水热丰沛，又发育了很好的森林生态系统和生物多样性。植被沿河谷—山体—河谷还形成一定的横向分异，由局部生境差异导致的水平分异更是屡屡可见。从沟谷到山顶，到处可见湿生、岩生、攀缘、附生、寄生等生态景观，也为赤水金钗石斛的生长提供了绝好的原生态环境。

## 二、金钗石斛原植物

金钗石斛*Dendrobium nobile* Lindl.《中国药典》2010版正式易名，2015年版、2020年版均用此名。

【原植物】茎直立，肉质状肥厚，稍扁的圆柱形，长10~60厘米，粗达1.3厘米，上部多少回折状弯曲，基部明显收狭，不分枝，具多节，节有时稍肿大；节间多少呈倒圆锥形，长2~4厘米，干后金黄色。叶革质，长圆形，长6~11厘米，宽1~3厘米，先端钝并且不等侧2裂，基部具抱茎的鞘。总状花序从具叶或落了叶的老茎中部以上部分发出，长2~4厘米，具1~4朵花；花序柄长5~15毫米，基部被数枚筒状鞘；花苞片膜质，卵状披针形，长6~13毫米，先端渐尖；花梗和子房淡紫色，长3~6毫米；花大，白色带淡紫色先端，有时全体淡紫红色或除唇盘上具1个紫红色斑块外，其余均为白色；中萼片长圆形，长2.5~3.5厘米，宽1~1.4厘米，先端钝，具5条脉；侧萼片相似于中萼片，先端锐尖，基部歪斜，具5条脉；萼囊圆锥形，长6毫米；花瓣多少斜宽卵形，长2.5~3.5厘米，宽1.8~2.5厘米，先端钝，基部具短爪，全缘，具3条主脉和许多支脉；唇瓣宽卵形，长2.5~3.5厘米，宽2.2~3.2厘米，先端钝，基部两侧具紫红色条纹并且收狭为短爪，中部以下两侧围抱蕊柱，边缘具短的睫毛，两面密布短绒毛，唇盘中央具1个紫红色大斑块；蕊柱绿色，长5毫米，基部稍扩大，具绿色的蕊柱足；药帽紫红色，圆锥形，密布细乳突，前端边缘具不整齐的尖齿。花期4—5月。

【产地分布】产台湾、湖北南部（宜昌）、香港、海南（白沙）、广西西部至东北部（百色、平南、兴安、金秀、靖西）、四川南部（长宁、峨眉山、乐山）、贵州西南部至北部（赤水、习水、罗甸、兴义、三都）、云南东南部至西北部（富民、石屏、沧源、勐腊、勐海、思茅、怒江河谷、贡山一带）、西藏东南部（墨脱）。生于海拔480~1700米的山地林中树干上或山谷岩石上。分布于印度、尼泊尔、不丹、缅甸、泰国、老挝、越南。模式标本采自云南（西北部）。

【药材正名】金钗石斛（《本草纲目》《中国药典》）。

【别名及异名】石斛、金钗、扁金钗、金斗、扁金斗、扁黄草、黄草（以上均通称）、金石斛（上海、云南文山）。

## 三、金钗石斛正名走过的路

金钗石斛正名尘封的历史，走过的路，来之不易。首先揭开面纱的是植物分类学家，对"石斛"一名指何种石斛属植物，从国内植物学的文献来看，多以石斛为*Dendrobium nobile* Lindl.中文植物的名称。这个主要来自在20世纪30年代我国植物分类学家，从英国博物馆找到了一份来自中国云南北部采集的第一份石斛的模式标本，由（英）林德于1830年订的这个学名。根据这个线索又查到1578年明朝的《本草纲目》中，李时珍对石斛有以下描述："开红花""以蜀中者为佳"，其中以"开红花"这一特征最为重要。可以作为判定石斛药材植物的主要依据。现已知，在我国境内，花被片全部为红色的种类，是热带分布的一些种类，我国台湾地区有，在四川、贵州等省见有分布报道，因而判断李时珍所提"开红花"者，当指在我国分布较广的，花被片先端的带红色种类*D.nobile* Lindl.。

李时珍在其《本草纲目》中还提到其茎为金钗之股，故古有"金钗石斛"之称，因此在【释名】条目中出现了"金钗"的称谓。20世纪30年代至今日，国内众多中药文献均以"石斛"为*D.nobile* Lindl.。同时在20世纪相当长的一段岁月时至今日，市场上商品也确实以石斛*D.nobile* Lindl.为主，并且其长期以来一直为《中国药典》所收载。近年末《中国药典》在"石斛"条目中将金钗石斛列为石斛正品的第一位，这在一定程度上也说明了"石斛"就是指金钗石斛的误解。

针对"石斛"条目出现的问题，《中国药典》前后也作了几次的调整，"石斛"一词长期以来作为药材的统称。《中国药典》从1977年版（一部）到2000年版共五版，开始将石斛（*D.nobile*）作原植物而药材名为金钗石斛。在这期间，1999年，关于《中国植物志》第19卷石斛属的刊载，包雪声、顺庆生两人特意去北京拜访兰科专家吉占和研究员，咨询有关石斛属和石斛两者的关系，吉占和认为："《中国植物志》中在'石斛'后面特意加了金钗石斛《本草纲目》这就为你们搞石斛研究的人埋下了伏笔，但拉丁学名不能改动，这是国际命名法的规定。"因此两人考虑如何改变现状，包雪声、顺庆生、吴赵云在《中国药典》2005年版出版前召开的石斛条目修改会议上提出建议，同时参加会议的一些专家学者也提出意见，为了减少混乱而应将"金钗石斛"作为原植物和药材名共同使用，与会人员一致同意将原植物和药材名均改为金钗石斛。以后出版《中国药典》应以原植物为金钗石斛，药材名也是金钗石斛，此意见到2010年版正式采纳。同时还避免了与兰科植物中金石斛及其他石斛在名称上混淆。这次关于金钗石斛原植物的修改奠定了它的重要地位，也是《中国药典》石斛的一次重大改革。

## 四、珍稀的金钗石斛原生种源

道地原生种源对道地药材非常重要。2023年5月，作者在赤水野外终于拍摄到了卷子树上茂盛的大丛野生金钗石斛，非常壮观。据当地村民说，它们已经在古树上自然生长了近50年。见图3-1至图3-7。

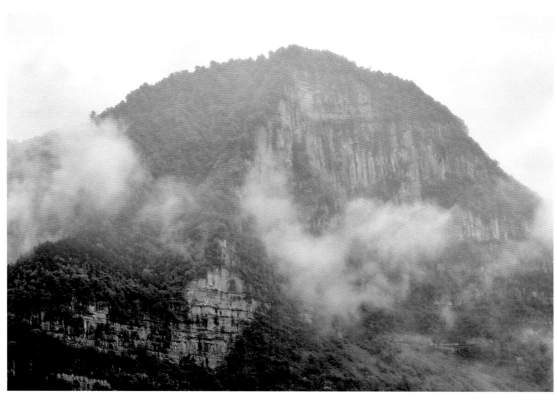

图3-1　丹霞仙境　云雾缭绕

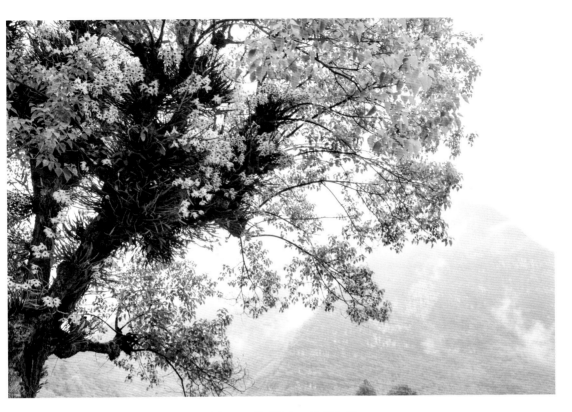

图3-2 卷子树上 仙草寄居

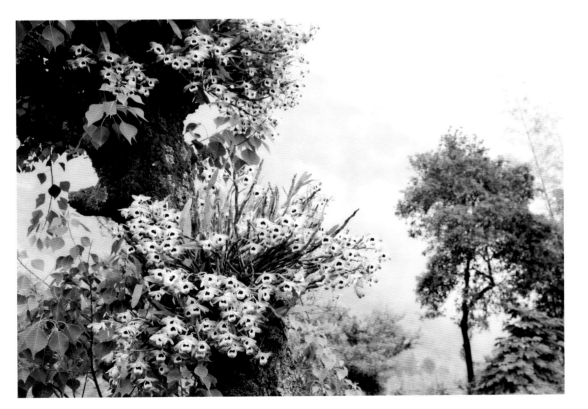

图3-3 丹霞云雾 仙草滋润

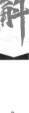
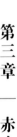
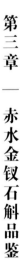

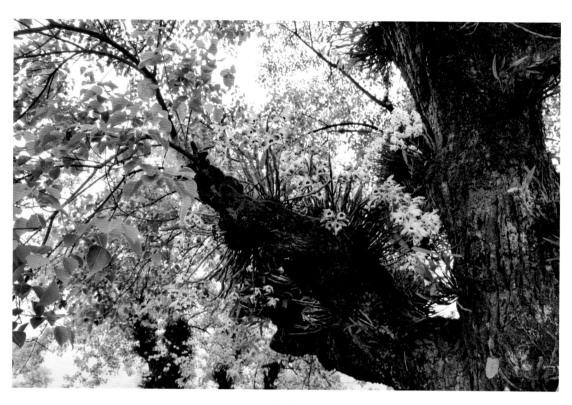

图3-4 寄居有年 吊兰花开

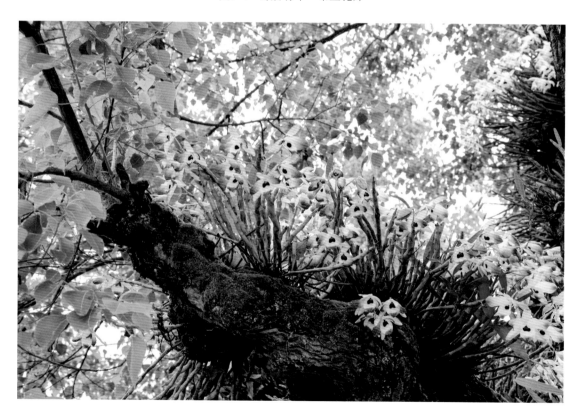

图3-5 花枝招展 仙姿耀耀

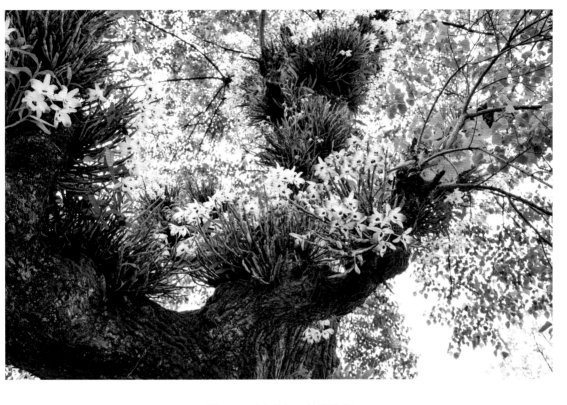

图3-6 天命之年 枝繁花茂

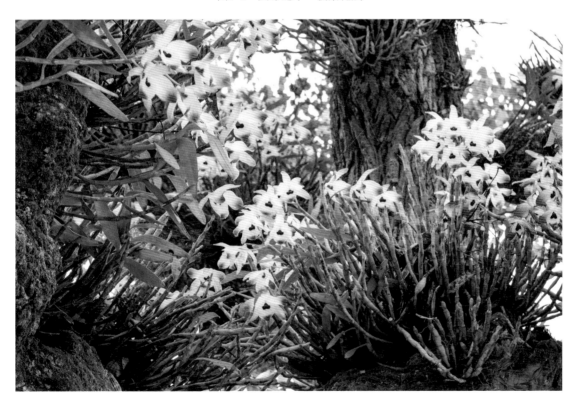

图3-7 大丛有年 紧密相连

### 五、丹霞石上仿野生栽培

天赋盛景丹霞醉，石上金钗韵味长。今天，赤水已是国内金钗石斛的主产地，石上仿野生种植面积6 700公顷，先后荣获国家地理标志保护产品、国家级金钗石斛生产基地等殊荣，谱写了"道地金钗·斛满丹霞"的壮美画卷。见图3-8至图3-15。

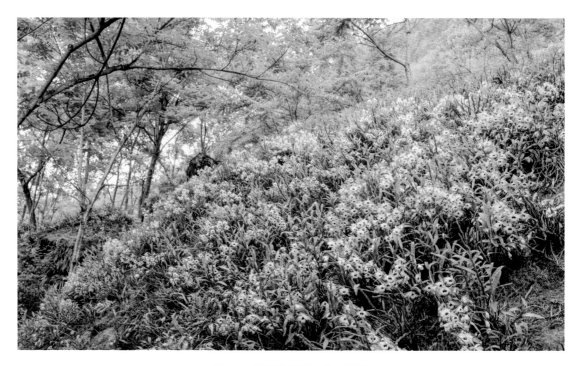

图3-8　幽美的仿野生生态环境

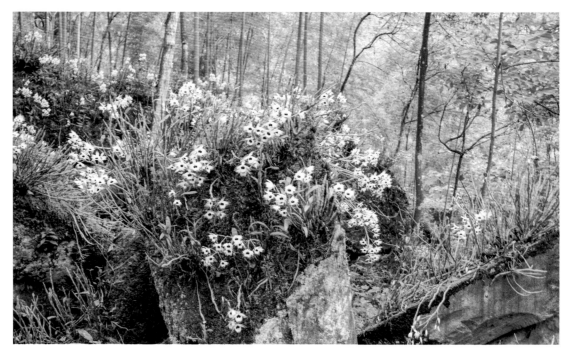

图3-9　丹霞石上仿野生

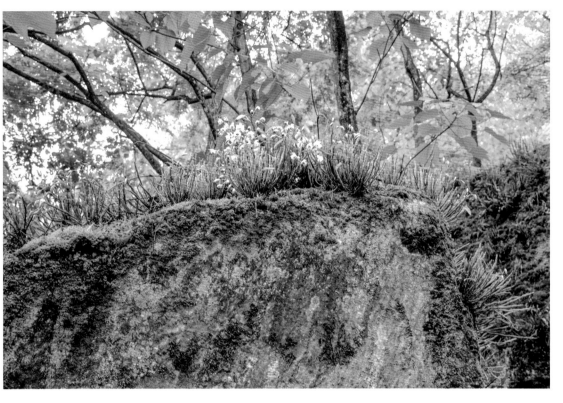

图3-10 丛生石上 亭亭玉立

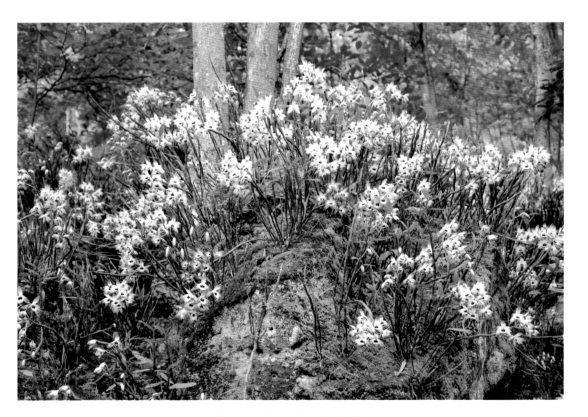

图3-11 丛生石上 生机勃勃

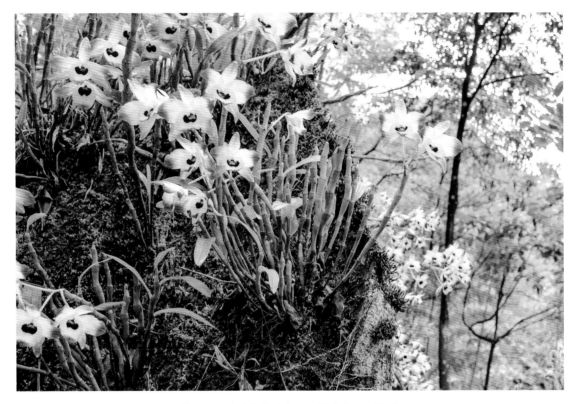

图3-12 茎叶生皆青色，干则黄色，开红花

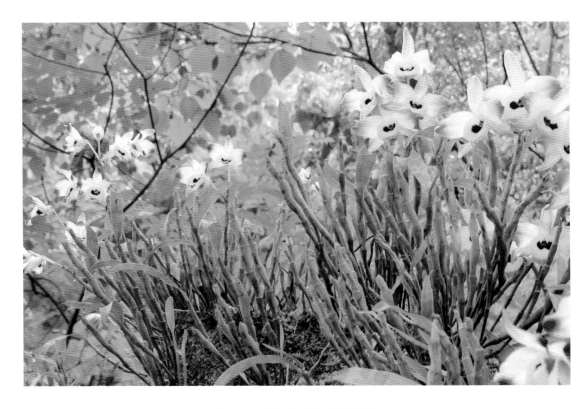

图3-13 茎扁大而粗，形如钗股

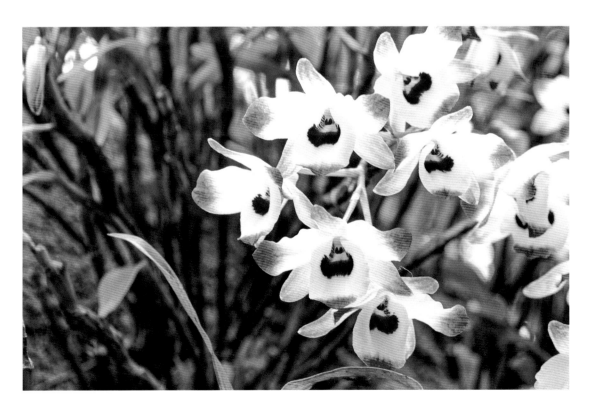

图3-14　今赤水栽之，呼为赤水金钗花

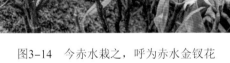

图3-15　金钗花宛如仙子　争奇斗艳

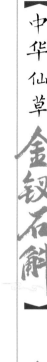

## 六、回归自然返野生保护

为保护珍贵的金钗石斛种质资源，除了丹霞石上漫山遍野，赤水当地不少有识之士还将金钗石斛回归原生树上，如黄桷树、卷子树等。真是丹霞美景瀑布飞，人间仙草返自然！见图3-16至图3-21。

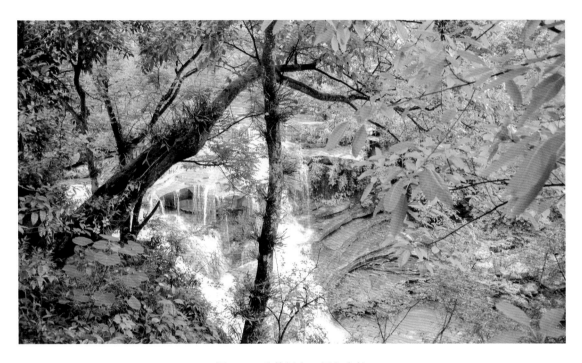

图3-16　水傍树上　回归自然

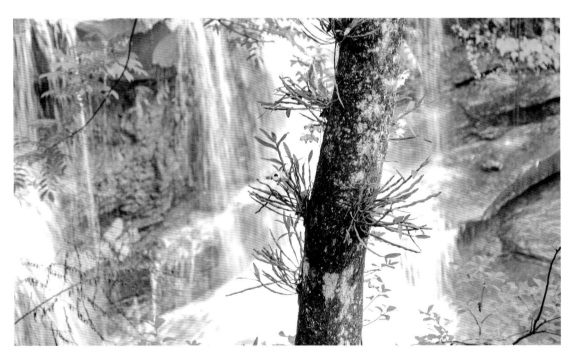

图3-17　交相辉映　享受瀑布

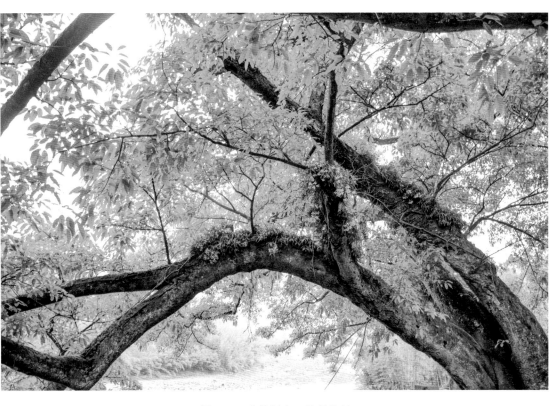

图3-18 黄桷树上 悠然生长

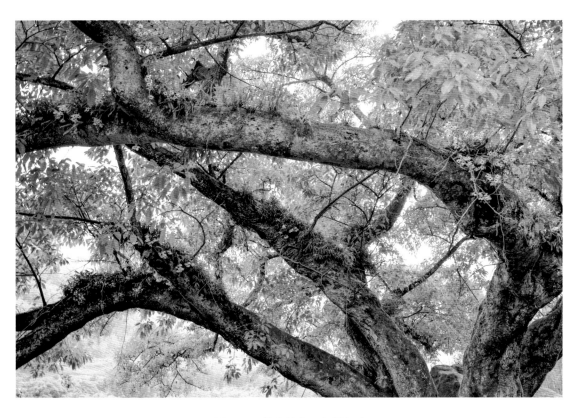

图3-19 枝头站立 红绿相映

第三章 — 赤水金钗石斛品鉴

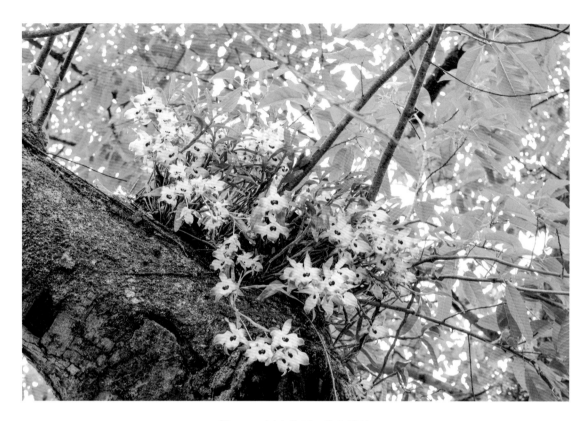

图3-20　树上仙子　赏心悦目

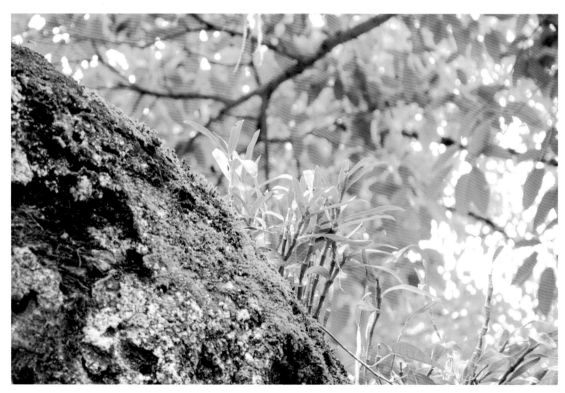

图3-21　老枝沟壑　孕育新生

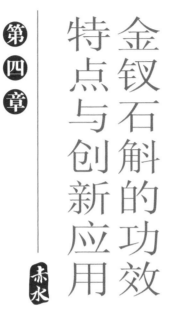

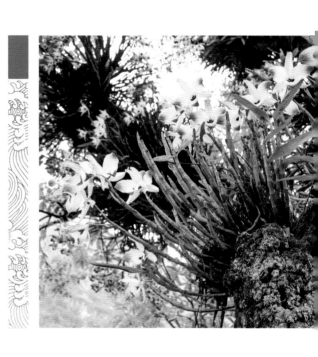

第四章

金钗石斛的功效特点与创新应用

赤水

　　石斛收载于《神农本草经》，上品，至今已有2 000年以上的应用历史。石斛产业发展若从20世纪80年代算起，也超过30年了，各地发展迅猛，铁皮石斛、金钗石斛、霍山石斛成为种植的主流，叠鞘石斛、流苏石斛、紫皮石斛、美花石斛等也有一定栽培。据中国中药协会石斛专业委员会2021年统计，中国石斛属植物种植总面积超过2.68万公顷，赤水金钗石斛超过6 700公顷，规模不可谓不大。然而在应用中，或推广时，各种石斛都成了养生上品，似乎不同的石斛功效均一致，医生或患者不知道该如何选择了……

　　因此，弄清楚不同石斛的功效特点已经成为石斛产业发展急需解决的关键问题之一。回归本源，守正才能创新，从本草、名医应用中梳理金钗石斛、铁皮石斛、霍山石斛、川石斛等的用法规律，找出各自的功效特点，不仅有利于石斛养生的特色发展，更有利于石斛临床的规范应用，也对石斛今后在现代产品、经典名方、配方颗粒中的使用具有重要的指导意义。

## 一、李时珍《本草纲目》对石斛功效的继承与发展

　　《本草纲目》，是明朝伟大的医药学家李时珍以毕生精力，亲历实践，对本草学进行的全面而系统的总结，历时27年，三易其稿，才编纂完成，为世人所赞叹。在此之前，石斛的功效主要整理收载在《证类本草》《政和本草》中。《重修政和经史证类备急本草》即今日存世的《政和本草》，见图4-1。

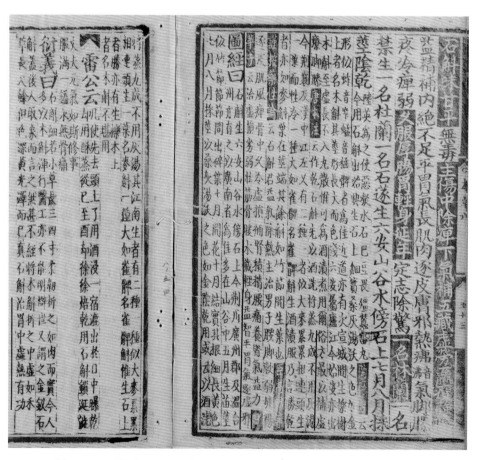

图4-1　《重修政和经史证类备急本草》山东刊　明成化四年（1468年）

《本草纲目》一出，其余本草沉寂。《石斛篇》初读之，似仅罗列前朝诸家本草，然翻遍历代本草，再三细读之，便不得不佩服时珍先生的用心，其尽量利用当时文献考证，总结归纳，石斛功效见图4-2、表4-1。在前人的基础上，李时珍还提出石斛具有"治发热自汗，痈疽排脓内塞"等新的功效。

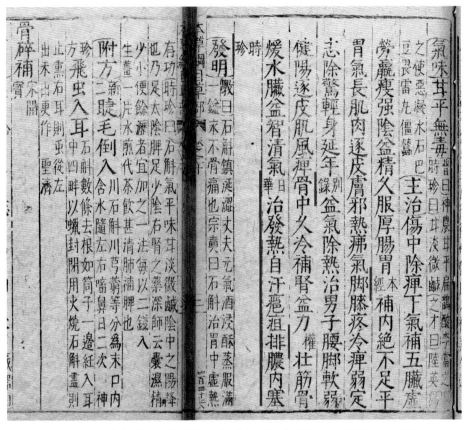

图4-2　《本草纲目》石斛功效　明万历三十一年刊本　江西刊（1603年）

表4-1　明代及以前石斛的功效记载

| 时间、作者 | 著作 | 主要性味、功效 |
| --- | --- | --- |
| 公元前4—前3世纪<br>汉代时期众多医学家 | 《神农本草经》 | 味甘，平。主伤中，除痹，下气，补五脏虚劳羸瘦，强阴。久服厚肠胃，轻身延年 |
| 公元3世纪<br>陶弘景 | 《名医别录》 | 无毒。主益精，补内绝不足，平胃气，长肌肉，逐皮肤邪热痹气，脚膝疼冷痹弱。久服定志，除惊 |
| 643年<br>甄权 | 《药性论》 | 君。益气，除热。主治男子腰脚软弱，健阳，逐皮肌风痹，骨中久冷虚损，补肾，积精，治腰痛，养肾气，益力 |
| 908—923年<br>日华子 | 《日华子本草》 | 治虚损劣弱，壮筋骨，暖水脏，轻身益智，平胃气，逐虚邪 |
| 1552—1578年<br>李时珍 | 《本草纲目》 | 治发热自汗，痈疽排脓内塞 |

## 二、张景岳对金钗石斛功效的新发现与赞叹

张景岳（1563—1640年），又名张介宾，明末会稽（今浙江绍兴）人。明代杰出的医学家，为温补学派的代表人物，其学术思想对后世影响很大。晚年结合个人丰富的临床诊治经验和独到深湛的理论，撰成《景岳全书》。

《本草正》，即《景岳全书》之卷48～49，成书于1624年，介绍药物292种，每味详解气味性用，很多为景岳先生自己的用药体会，颇有价值。其中石斛篇见图4-3，张景岳明确指出此药有两种，一种"圆细而肉实者味微甘而淡"，一种"扁大而松……颇有苦味"；最为重要的是在本草史上第一次对金钗石斛的功效特点进行了描述："惟是扁大而松，形如钗股者，颇有苦味，用除脾胃之火，去嘈杂善饥，及营中蕴热。其性轻清和缓，有从容分解之妙！故能退火养阴，除烦，清肺下气，亦止消渴热汗。而诸家谓其厚肠胃，健阳道，暖水脏，岂苦凉之性味所能也？不可不辨。"

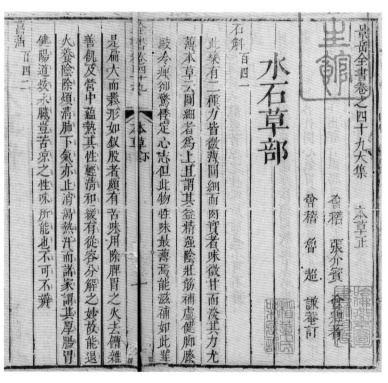

图4-3　《景岳全书·本草正》石斛　清康熙四十九年（1710年）　会稽鲁超刊订本

## 三、叶天士引领金钗石斛的创新应用

叶天士（1666—1745年），名桂，江苏吴县（今苏州市）人，清代名医，四大温病学家之一。其主要著作有《温热论》《临证指南医案》《未刻本叶氏医案》等。叶天士一生忙于诊务，《临证指南医案》为华岫云等所辑，刊于清乾隆二十九年（1764年），该书是中医学史上具有里程碑式意义的医案名著，也是受推崇的医案范本之一。

此医案中金石斛、川石斛应用非常之多，尤其对"金石斛"的创新应用，引领了后世医家对金钗石斛的广泛使用，可以说叶天士对金钗石斛的临床应用功莫大焉。

见图4-4至图4-8。叶天士对"金石斛"不同于传统的新用法十分突出。"金石斛"可用于，①肝风：滋肝和胃，泄肝安胃；②温热：温邪发热，津伤；③湿：酒客湿盛，变痰化火；④痰：痰火上蒙，津液不得上承，宜清上宣通，勿进刚燥及腻滞之药；⑤郁：郁损心脾营内热、肝郁等。

## 1. 肝风

滋肝和胃，泄肝安胃。

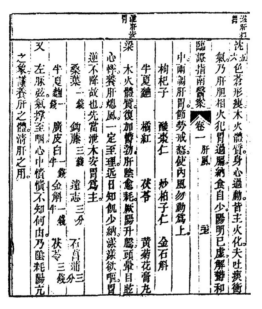

图4-4 《临证指南医案》卷一 肝风 金石斛

## 2. 温热

温邪劫津（温邪发热、津伤）。

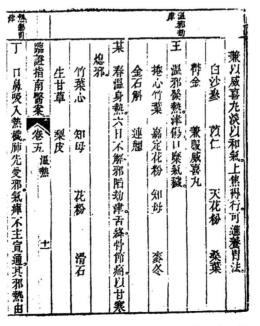

图4-5 《临证指南医案》卷五 温热 金石斛

第四章 金钗石斛的功效特点与创新应用

061

3．湿

酒客湿盛，变痰化火。

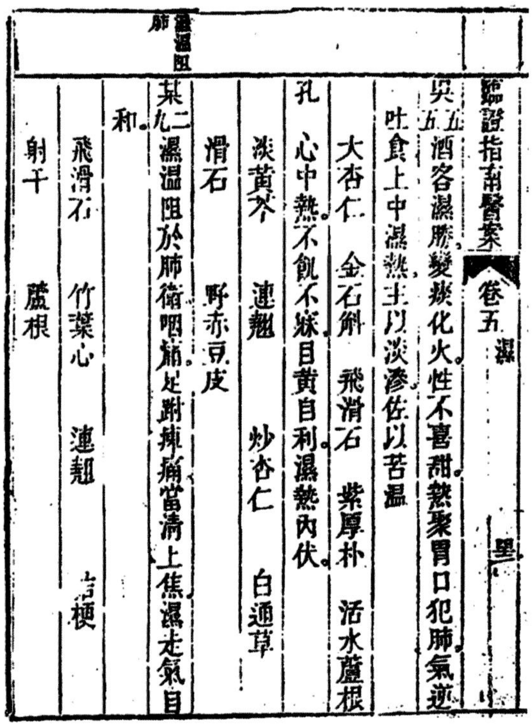

臨證指南醫案 卷五 濕

吳 五五 酒客濕勝，變痰化火，性不喜甜，熱聚胃口，犯肺氣逆，吐食，上中濕熱，主以淡滲佐以苦溫。

大杏仁 金石斛 飛滑石 紫厚朴 活水蘆根

孔 心中熱，不飢不寐，目黃自利，濕熱內伏。

淡黃芩 連翹 炒杏仁 白通草 滑石 野赤豆皮

濕溫阻肺

某 九二 濕溫阻於肺衛，咽痛足跗痺痛，當清上焦，濕走氣自和。

飛滑石 竹葉心 連翹 桔梗 射干 蘆根

图4–6 《临证指南医案》卷五 湿 金石斛

4．痰

痰火上蒙，津液不得上承，宜清上宣通，勿进刚燥及腻滞之药。

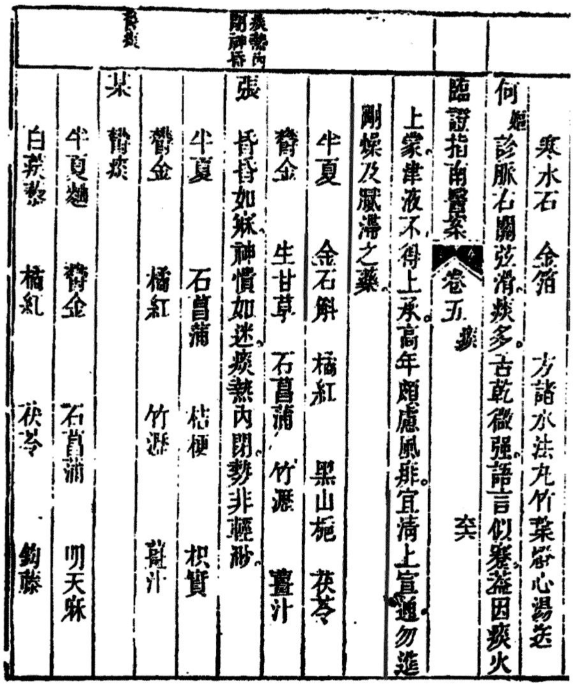

寒水石 金箔 方諸水法丸，竹葉燈心湯送

何 診脈右關弦滑，痰多，舌乾微强，語言似蹇，蓋因痰火

臨證指南醫案 卷五 痰

上蒙，津液不得上承，高年慮風痱，宜清上宣通，勿進剛燥及膩滯之藥。

半夏 金石斛 橘紅 黑山梔 茯苓 鬱金 生甘草 石菖蒲 竹瀝 薑汁

痰熱內閉神昏

張 昏昏如寐，神憒如迷，痰熱內閉，勢非輕渺。

半夏 石菖蒲 桔梗 枳實 鬱金 橘紅 竹瀝 薑汁

鬱痰

某 鬱痰

半夏麯 鬱金 石菖蒲 明天麻 白蒺藜 橘紅 茯苓 鈎藤

图4–7 《临证指南医案》卷五 痰 金石斛

## 5. 郁

郁损心脾营内热、肝郁。

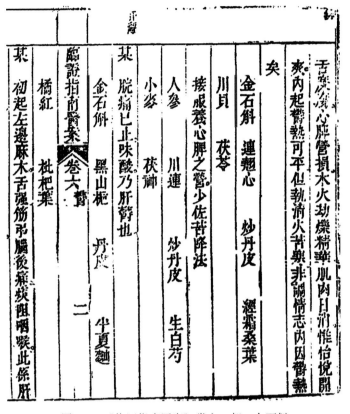

图4-8 《临证指南医案》卷六 郁 金石斛

铁皮石斛、霍山石斛味甘，偏于滋养；金钗石斛味苦，性寒、凉，临证用于温热、痰、湿，解郁等效果更佳。叶天士尤其强调，在痰、湿症状明显之际，勿进刚燥及腻滞之药。

近代名医徐究仁曾有总结："石斛《本经》列为上品，以其状如金钗之股，故有金钗石斛之称……溯缪氏《经疏》而降，至叶天士、王孟英辈，竟以石斛为家常茶饭，一如张会卿之用熟地，几乎无方无之，流风于今不衰。岂石斛之功，晦于古而显于今耶？抑今能用，而古人不能用耶？是殆有说焉。

盖仲景伤寒，重在救阳；叶氏温病，重在救阴。自金刘河间倡议温病以还，率皆混治而无辨，直至明清之际，颇知伤寒、温病之有别。西昌喻氏，大声疾呼，称胃为元气之海。泊夫叶、薛、王、吴诸贤辈出，温热之症，乃大白于天下。而石斛之用，于是乎众矣。夫肺胃为温邪必犯之地，热郁灼津，胃液本易被劫，况复南人阴虚，温邪为多，如欲清胃救津，涵疹滋瘖，自非用石斛之甘滋轻灵不为功，是盖石斛之知遇时代也。"

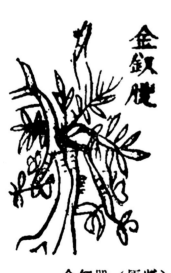

## 四、《草木便方》——吊兰花（1870年）

刘善述（1785—1873年），四川合川人，晚年将行医心得撰成《毫寿医学》，并把自己平生从民间搜集的全部医药知识经验，特别是有关本地土产药物的知识，一一传授给儿子刘士季，又嘱咐其继续深入研究。刘士季行医辨药30余年，结合历代医家本草，把两代人对常见、土产药物的研究所得，按其自然形态分类，并一一核照实物，突出特点，分别绘制成图。又以通俗七言四句韵语，将其性味功效编成歌括，注述图下。再在父亲遗著《毫寿医学》的基础上，以习见药物为主，撰成医方，名为《草木便方》。其上篇列药物并注图，让读者见图知药，即非医者亦能应用。《草木便方》成稿后，刘士季又请人木刻成版，自购纸张，印订成书，或卖或送，唯以济世活人、方便治病为务。清同治九年（1870年）刊行，清光绪六年（1880年）附入其堂侄邑增生刘绍熙补序再印一次。

书中所列诸药在川东及周边贵州地区极为普遍，疗效可靠，是川黔地区运用草木方治疗疾病的客观纪实，也是一份极其宝贵的地方草药文献资料。其中金钗石斛有关记载如下：

金钗股：吊兰苦平解药毒，疟瘴喉痹热毒服。

痈疽恶疮疔肿妙，天行热疾蛊毒除。

根据上述金钗股的四句七言歌括可知：①川黔一带，吊兰花的民间称谓历史悠久；②苦平可解药毒、热毒，用于疟瘴、喉痹、痈疽恶疮、疔肿甚妙，甚至针对天行时疫效果亦明显。

针对吊兰花的原版图样（图4-9），笔者等于2023年5月特地在赤水野外古树上寻找到了几乎完全一样的情景（图4-10），可见吊兰名副其实，《草木便方》作者绘图入神，形象逼真。

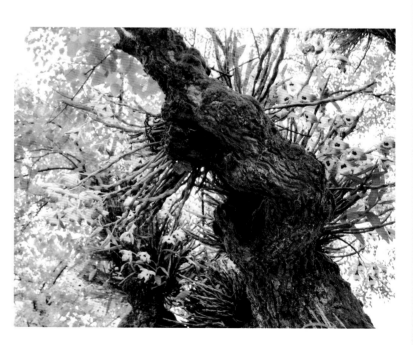

图4-9 《草木便方》金钗股（吊兰花）　　　　图4-10 赤水古树 金钗石斛

## 五、张山雷《本草正义》（1920年）

从《临证医案指南》起，各名医医案中大量出现了“金石斛”“金斛”“川石斛”“川斛”等石斛处方名称，后世医家医案中还时有出现“霍石斛”“铁皮石斛”“元金钗”“元扁斛”等，参见图4-11中的习用处方名。其中，尤其需要对“金石斛”“川石斛”溯源求真，这对开展金钗石斛的临床应用意义重大。

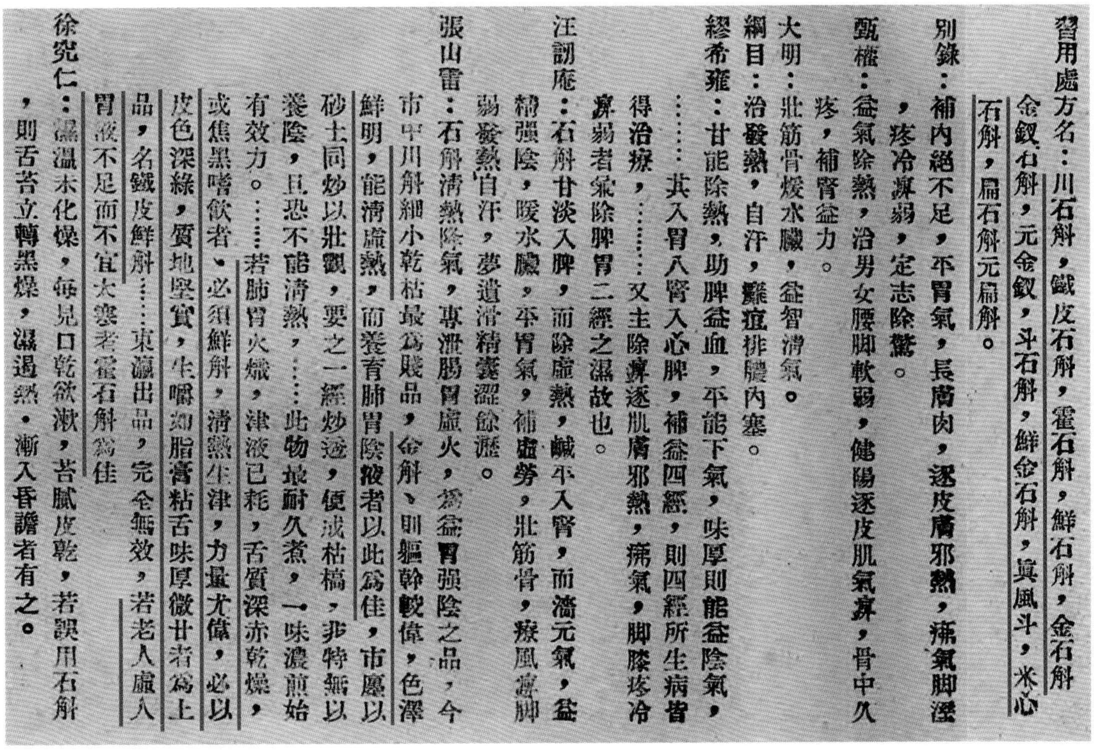

習用處方名：川石斛，鐵皮石斛，霍石斛，鮮石斛，金石斛，金釵石斛，元金釵，斗石斛，鮮金石斛，眞風斗，米心石斛，扁石斛元扁斛。

別錄：補內絕不足，平胃氣，長肌肉，逐皮膚邪熱，痱氣脚溼，疼冷痹弱，定志除驚。

甄權：益氣除熱，治男女腰脚軟弱，健陽逐皮肌氣痹，骨中久疼，補腎益力。

大明：壯筋骨煖水臟，益智淸氣。

綱目：治發熱，自汗，癰疽排膿內塞。

繆希雍：甘能除熱，助脾益血，平能下氣，味厚則能益陰氣，……其入胃入腎入心脾，補益四經，則四經所生病皆得治療，……又主除痹逐肌膚邪熱，痱氣，脚膝疼冷痹弱者兼除脾胃二經之濕故也。

汪訒庵：石斛甘淡入脾，而除虛熱，鹹平入腎，而濇元氣，益精強陰，暖水臟，平胃氣，補虛勞，壯筋骨，療風痹脚弱發熱自汗，夢遺滑精囊澀餘瀝。

張山雷：石斛淸熱降氣，專泄腸胃虛火，爲益胃强陰之品，今市中川斛細小乾枯最爲賤品，金斛、則軀幹較偉，色澤鮮明，能淸虛熱，而養育肺胃陰液者以此爲佳，市廛以砂土同炒以壯觀，要之一經炒透，便成枯槁，非特無以養陰，且恐不能淸熱，……此物最耐久煮，一味濃煎始有效力。……若肺胃火熾，津液已耗，舌質深赤乾燥，或焦黑嗜飲者、必須鮮斛，淸熱生津，力量尤偉，必以皮色深綠，質地堅實，生嚼如脂膏粘舌味厚微甘者爲上品，名鐵皮鮮斛……東瀛出品，完全無效，若老人虛入胃液不足而不宜大寒者霍石斛爲佳

徐究仁：濕溫未化燥，每見口乾欲漱，苔膩皮乾，若誤用石斛，則舌苔立轉黑燥，濕遏熱・漸入昏譫者有之。

图4-11　董华农《药物研究　石斛》《现代医药杂志》（1948年）

民国时期著名医家张山雷在其《本草正义》（1920年）中对此做了很好的阐释（见图4-11，董华农1948年于《现代医药杂志》发表《药物研究　石斛》一文）：【发明】石斛清热降气，专泄肠胃虚火，而味亦不薄，故为益胃强阴之品。古人唯以色黄如金、茎壮如钗者为贵。又曰川产最良。然今市肆中之所通川斛，则细小干枯，最为贱品。金钗斛则躯干较伟，色泽鲜明，能清虚热而养育肺胃阴液者，以此为佳。但市廛中欲其美观，每断为寸许，而以沙土同炒，则空松而尤为壮观。要之一经炒透，便成枯槁，非特无以养阴，且恐不能清热，形犹是而质已非，市侩伎俩，殊为可恶。所以吾吴医家，每用其原枝不炒者，劈开先煎，庶得真味。且此物最耐久煮，一味浓煎，始有效力。若杂入他药中仅煎沸三四十分钟，其味尚未出也（注：此为作者对原文的理解）。

## 六、同仁堂老药工对金钗石斛功效的精准归纳

刘文英（1868—1945年），字翰臣。浙江鄞县（现鄞州区）人。刘家世代业医，其叔父刘辅庭对于辨别药性尤有经验。刘文英在刘辅庭的影响下，也酷爱医药。他曾任清太医院八品吏目、东药房值宿供奉官兼库掌吏目。清末民初，刘辅庭任同仁堂查柜，清光绪二十六年（1900年）八国联军入侵北京时，同仁堂就由刘辅庭代管。刘文英后随刘辅庭在同仁堂药店工作多年，担任东账房大管事，主管制药业，在实践中积累了丰富的医药学知识和经营管理药店的经验。

1919年由刘辅庭之子刘一峰出资，在前门大栅栏内开设同济堂药店（同济堂参茸药庄），在同仁堂斜对面，由刘文英任经理。在近三十年的经营中，同济堂药店继承传统的中成药修制方法，注重饮片质量，在同行业中营业情况很好，营业额仅次于同在前门大栅栏的同仁堂。刘文英毕生精心研究医药，1935年采集众说，兼收西法，删繁就简，结合自己的经验，编成了《药物学备考》，其中有关金钗石斛的记载非常精准、几无保留，经验十分难得，详见图4-12。

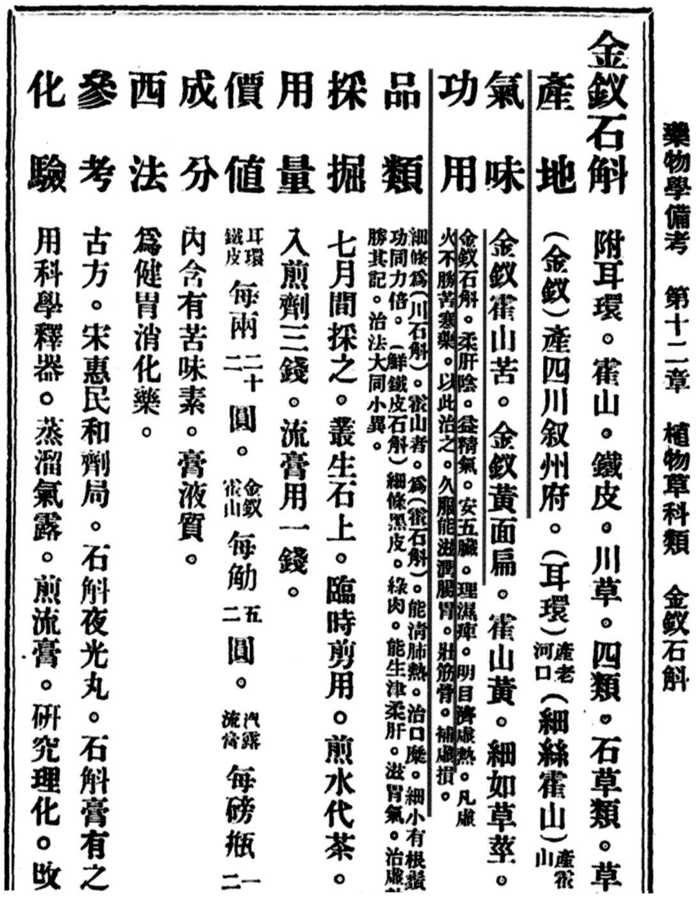
藥物學備考　第十二章　植物草科類　金釵石斛
金釵石斛　附耳環。霍山。鐵皮。川草。四類。石草類。草
產地　（金釵）產四川叙州府。（耳環）產老河口（細絲霍山）產霍山
氣味　金釵霍山苦。金釵黃面扁。霍山黃。細如草莖。
功用　金釵石斛。柔肝陰。益精氣。安五臟。理濕痺。明目清虛熱。凡虛火不勝苦寒藥。以此治之。久服能滋潤腸胃。壯筋骨。補虛損。
品類　細條爲（川石斛）。霍山者。爲（霍石斛）。能清肺熱。治口糜。細小有根鬚功同力倍。（鮮鐵皮石斛）細條黑皮。綠肉。能生津柔肝。滋胃氣。治虛熱勝其記。治法大同小異。
採掘　七月間採之。叢生石上。臨時剪用。煎水代茶。
用量　入煎劑三錢。流膏用一錢。
價值　耳環鐵皮每兩二十二圓。金釵霍山每觔二五二圓。汽露流膏每磅瓶二一
成分　內含有苦味素。膏液質。
西法　爲健胃消化藥。
參考　古方。宋惠民和劑局。石斛夜光丸。石斛膏有之
化驗　用科學釋器。蒸溜氣露。煎流膏。研究理化。改

图4-12　《药物学备考》金钗石斛　（1935年）

《药物学备考》：金钗霍山苦，金钗黄面扁。功用：金钗石斛柔肝阴，益精气，安五脏，理湿痹，明目清虚热。凡虚火不胜苦寒药，以此治之。久服能滋润肠胃，壮筋骨，补虚损。这里的“柔肝阴”“理湿痹”明显与《临证指南医案》的用法相一致。

作为一个在清太医院、同仁堂干过多年，有着丰富经验的老药工，"至于药品之考证，已具四十余年之经验"，刘文英的上述记载，难能可贵，真实可信。以前北京地区喜用鲜石斛，尤其是鲜金钗石斛，苦，黄面扁，应指*Dendrobium nobile* Lindl.。同时刘文英作为经验十分丰富的老药工，客观的分类记述，"细条为川石斛""鲜铁皮石斛，细条黑皮、绿肉"等也为我们留下一份珍贵的历史记录，进一步提示清太医院，同仁堂、同济堂等北京老药铺当时对石斛的分类是十分清晰的。

## 七、扁黄草味先苦后微回甜

中国药材公司贵州省公司在20世纪70年代（约1970年）编写了《中药材收购手册》，其中描绘了扁黄草的外观形状特点，如图4-13，茎肥壮，肉实多汁，绿黄色，嚼之发黏。尤其在性味描述中提到"臭微，味先苦后微回甜"，显示赤水金钗石斛除了味先苦，还有"微回甜"的口感。功效用途为：除虚热，平胃气，生津止渴。

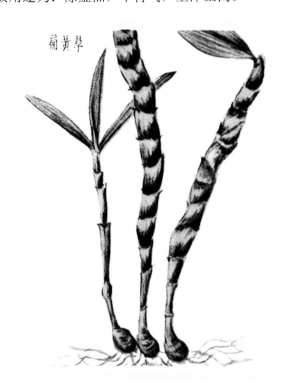

扁黄草

**扁黄草**（别名：扁草）

药用鲜茎或干燥的茎，均系野生，喜生于高山岩石和溪沟边或森林中树干上。

**采收季节：** 在春末夏季茎苗茂盛时采收，浆汁足，质量好。

**加工方法：** 采收后，抖去泥沙，放在阴凉通风处即可。（系指鲜茎）干茎同中黄草。

**性状：** 鲜的全草，一般不带叶，根丛生，须状，有时大部分已除去。茎扁圆柱形，长几寸至尺许，直径约3—5分，中部较宽，两端较细。表面绿黄色，有光泽，具数条纵沟槽，多节。质脆嫩多汁，易折断，断面淡绿黄色。臭微，味先苦后微回甜。

**品质：** 茎肥壮，肉实多汁，绿黄色，嚼之发黏。无霉烂。

**用途：** 除虚热，平胃气，生津止渴。

图4-13　扁黄草　味先苦后微回甜（约1970年）

另据1978年出版，由杨济秋、杨济中编著的《贵州民间方药集》记载，黄草、扁黄草、金钗石斛等功效为：养阴清热、止渴生津。治胃热烦躁、喉炎声哑、盗汗、津枯、便秘、高热不退。

## 八、金钗石斛的功效特点总结

综上所考，名医处方中的金石斛即是指金钗石斛，从明清李时珍、张景岳、叶天士等中医大家，再到近代张山雷、刘文英等医药名家，均对"金石斛"的功效特点进行了很好的总结与印证，归纳见于表4-2。

表4-2 明代及以后金钗石斛的功效特点

| 时间、作者 | 著作 | 功效特点 |
| --- | --- | --- |
| 1624年 张景岳 | 《本草正》 | 唯是扁大而松，形如钗股者，颇有苦味，用除脾胃之火，去嘈杂善饥，及营中蕴热。其性轻清和缓，有从容分解之妙，故能退火养阴除烦，清肺下气，亦止消渴热汗 |
| 1764年 叶天士 | 《临证指南医案》 | 用于①肝风：滋肝和胃，泄肝安胃；②温热：温邪发热、津伤；③湿：酒客湿盛，变痰化火；④痰：痰火上蒙，津液不得上承，宜清上宣通，勿进刚燥及腻滞之药；⑤郁：郁损心脾营内热、肝郁等 |
| 1761年 严西亭、施澹宁、洪缉庵同纂 | 《得配本草》 | 钗斛：苦、寒。胃火炽盛，嘈杂善饥，营中蕴热，烦闷多汗，大有清解之功 |
| 1862年 凌奂 （凌晓五） | 《本草害利》 | 胃部药队凉胃次将；长于清胃热，唯胃肾有虚热者宜之。虚而无火者，不得混用。川石斛少逊，鲜石斛性加寒，尤退虚热；虚证宜干，实证宜鲜 |
| 1870年 刘善述、刘士季 | 《草木便方》 | 吊兰苦平解药毒，疟瘴喉痹热毒服 痈疽恶疮疔肿妙，天行热疾蛊毒除 |
| 1920年 张山雷 | 《本草正义》 | 金钗斛则躯干较伟，色泽鲜明，能清虚热而养育肺胃阴液者，以此为佳……所以吾吴医家，每用其原枝不炒者，劈开先煎，庶得真味 |
| 1935年 刘文英 | 《药物学备考》 | 金钗霍山苦，金钗黄面扁。功用：金钗石斛柔肝阴，益精气，安五脏，理湿痹，明目清虚热。凡虚火不胜苦寒药，以此治之。久服能滋润肠胃，壮筋骨，补虚损 |
| 约1970年 中国药材公司 贵州省公司 | 《中药材收购手册》 | 扁黄草，臭微，味先苦后微回甜。除虚热，平胃气，生津止渴 |

第五章

经典名方

金钗石斛

赤水

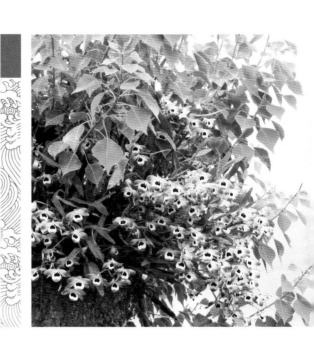

## 一、甘露饮

《太平惠民和剂局方》，宋·太平惠民和剂局编。和剂局，是宋代官府设立的"官药所"，专事掌管药材和药剂的经营。本书是宋代官府设立的"和剂局"的一种成药处方配本。元丰年间（1078—1085年），宋神宗赵祯下令召天下高明医生各以有效秘方上报，经太医局试验有效者，依方制药发卖。崇宁（1102—1106年）增置和剂惠民药局，正式成立专门机构"和剂局"。局中所拟定的制方规范，称之为"和剂局方"。在大观三年至四年（1109—1110年）召当时名医陈师文、裴宗元、陈承等校正，更名为《校正和剂局方》，全书分5卷、21门，收方297首。以后又于绍兴（1131—1162年）、宝庆（1225—1227年）、淳祐（1241—1252年）年间多次重修，每次均有增补，故目前流传《局方》内容要比大观时丰富多了。在绍兴时"和剂局"改名为太平惠民和剂局，故此书改称《太平惠民和剂局方》。书中很多方剂立法完善、组织缜密，代表了中医方剂学的成就，是全世界第一部由官方主持编撰的成药标准。

### 1. 甘露饮（《增广校正和剂局方》宋前期刊本）

治男子、妇人、小儿胃中客热，口臭，齿龈宣露脓血，目睑重但欲合，不思饮食或饥烦不欲食，赤眼，口舌咽中有疮，及疮疹已发未发，皆可治之。

【处方】熟干地黄、生干地黄、天门冬、麦门冬（去心）、黄芩、枇杷叶（刷去毛令净尽）、山茵陈、枳壳（麸炒去瓤）、**石斛**（去芦）、甘草（炙），并等分。

【制法及用法】右为末，每服二钱*，水一盏，煎至七分，去滓温服，食后，临卧，小儿一服分两服，仍量岁数与之。（如图5-1）

### 2. 加减甘露饮（《证治准绳》）

口臭，加减甘露饮（《本事方》）

治男子妇人小儿胃客热，口臭牙宣，赤眼口疮，一切疮疼已散未散皆可服之。

（丹溪云甘露饮，心肺胃药也）

【处方】熟地黄、生地黄、天门冬（去心）、黄芩、枇杷叶（去毛）、山茵陈、枳壳、**金钗石斛**各一两，甘草、犀角**各五钱。

【制法及用法】右（研）为末，每服二钱，水一盏，煎至七分，去渣，食后临卧温服，小儿一服分作两服，更斟酌与之。（如图5-2）

---

*：本书引用文献的剂量因年代不同，换算关系不同，故不做换算，仅供读者参考。

**：犀角已禁用，以水牛角代替，剂量加倍。

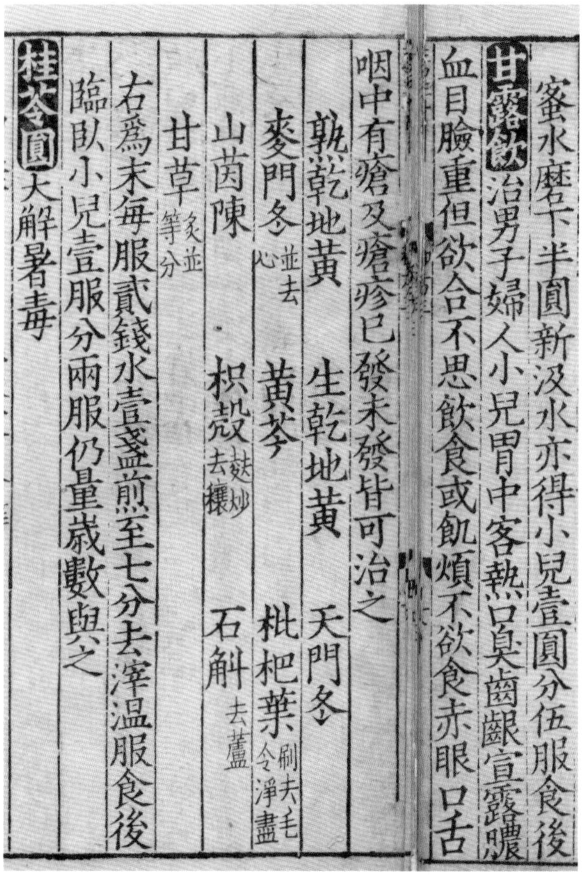

蜜水磨下半圓新汲水亦得小兒壹圓分伍服食後
甘露飲 治男子婦人小兒胃中客熱口臭齒齦宣露膿
血目瞼重但欲合不思飲食或飢煩不欲食赤眼口舌
咽中有瘡及瘡疹已發未發皆可治之
熟乾地黃 生乾地黃 天門冬
麥門冬並去心 黃芩 枇杷葉刷去毛令淨盡
山茵陳 枳殼去穰麩炒 石斛去蘆
甘草炙並等分
右爲末每服貳錢水壹盞煎至七分去滓温服食後
臨臥小兒壹服分兩服仍量歲數與之
桂苓圓 大解暑毒

图5-1 《增广校正和剂局方》甘露饮 （南宋前期刊本）

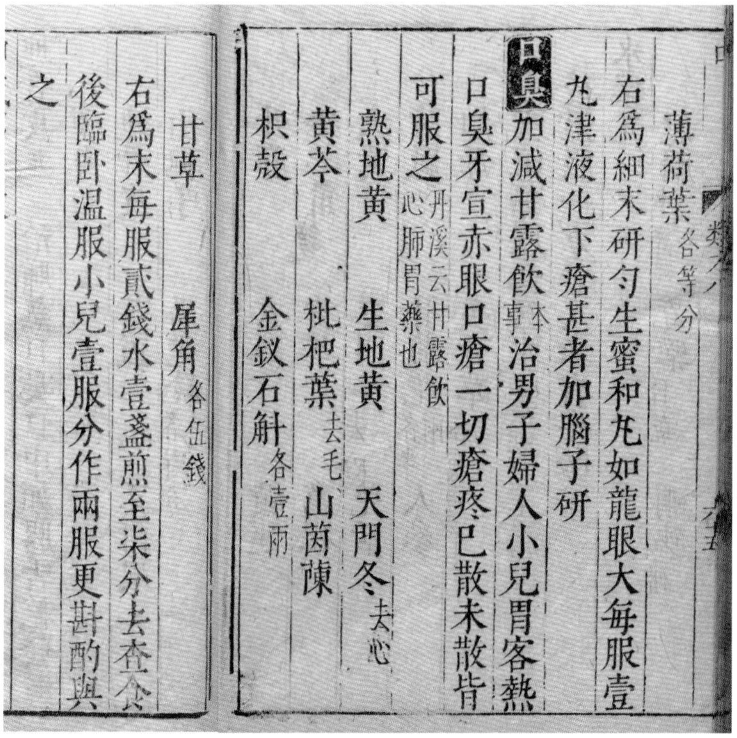

薄荷葉各等分
右爲細末研勻生蜜和丸如龍眼大每服壹
丸津液化下瘡甚者加腦子研
口臭 加減甘露飲本事 治男子婦人小兒胃客熱
口臭牙宣赤眼口瘡一切瘡疼已散未散皆
可服之丹溪云甘露飲心肺胃藥也
熟地黃 生地黃 天門冬去心
黃芩 枇杷葉去毛 山茵陳
枳殼 金釵石斛各壹兩
甘草 犀角各伍錢
右爲末每服貳錢水壹盞煎至柒分去查食
後臨卧温服小兒壹服分作兩服更斟酌與
之

图5-2 《证治准绳》王肯堂 加减甘露饮［明万历三十二年（1604年）刊本］

### 3. 小甘露饮（《严氏济生方》）

治脾劳实热，身体眼目悉黄，舌干，咽喉痛。

【处方】黄芩、川升麻、茵陈、栀子仁、桔梗（去芦剉炒）、生地黄（洗）、石斛（去根）、甘草（炙）各等分。

【制法及用法】右咬咀，每服四钱，水一盏半，姜五片，煎至八分，去滓温服，不拘时候。（如图5-3）

### 4. 甘露饮（《闻人氏伯圜先生痘疹论》）

解胃热，及小儿疮疹已发后，余毒后余热，温壮齿断，宣肿牙疼，不能嚼物，饥而不欲食，烦热面黄，及病后疮疱，乳母俱可服之。

【处方】甘草、山茵陈、石斛、枳壳（麸炒）、黄芩、枇杷叶、生地黄、麦门冬（去心）各等分。

【制法及用法】右（研）为粗末，每服抄二钱，水一盏，同煎至八分，食后温服，牙齿动摇，牙断，肿热，含漱并服。（如图5-4）

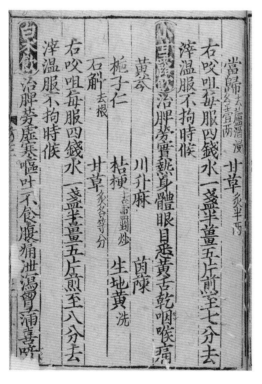 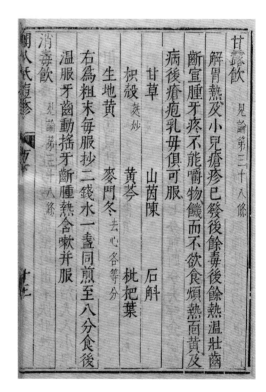

图5-3　《严氏济生方》小甘露饮（宋末刊本）　　图5-4　《闻人氏伯圜先生痘疹论》甘露饮（明刊本）

### 5. 小甘露饮（《医宗必读》）

治脾劳实热，身黄咽痛。

【处方】黄芩一钱，升麻五分，茵陈一钱，山栀八分，桔梗六分（炒），生地黄一钱五分，石斛二钱，甘草四分。

【制法及用法】水钟（盅）半，姜五片，煎八分服。（如图5-5）

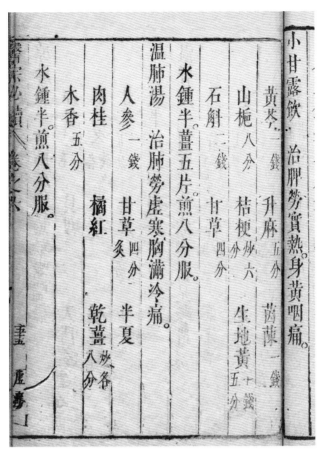

图5-5 《医宗必读》小甘露饮

## 二、石斛夜光丸

《原机启微》由元代倪维德撰，明代薛己校补，成书于1370年。为眼科专著，论述眼科医论及眼病治疗方剂。倪维德（1303—1377年），晚号敕山老人。祖籍为河南开封，后迁居江苏吴县（今苏州）。专研《黄帝内经》理论，勤于诊治，积累了丰富的经验，尤其擅长眼科疾病的治疗。晚年在敕山居住，撰写了《原机启微》一书。本书主要版本有明嘉靖十一年（1532年）刻本、清乾隆二十二年（1757年）施氏明德堂刻本、薛氏医案本等。

### 1. 石斛夜光丸（《原机启微》薛氏医案本）

【处方】天门冬（焙），人参、茯苓各二两，五味半两（炒），干菊花七钱，麦门冬一两，熟地黄一两，菟丝子七钱（酒浸），干山药、枸杞（七钱），牛膝七钱半（浸），杏仁七钱半（去皮尖），生地黄一两，蒺藜、石斛、苁蓉、川芎、炙草、枳壳（麸炒）、青葙子、防风、黄连各半两。草决明八钱，乌犀半两（镑），羚羊角半两（镑）。

【制法及用法】（研）为细末，炼蜜丸，（如）桐子大，每服三五十丸，温酒（或）盐汤任下。

右方羡补药也。补上治下利以缓，利以久，不利以速也。故君以天门冬、人参、菟丝子之通肾安神，强阴填精也；臣以五味子、麦门冬、杏仁、茯苓、枸杞子、牛膝、生熟地黄之敛气除湿，凉血补血也；佐以甘菊花、蒺藜、石斛、肉苁蓉、川芎、甘草、枳壳、山药、青葙子之疗风治虚，益气祛毒也；使以防风、黄连、草决明、羚羊角、生乌犀之散滞泄热，解结明目也。阴弱不能配阳之病，并宜服之，此从则顺之治法也。（如图5-6）

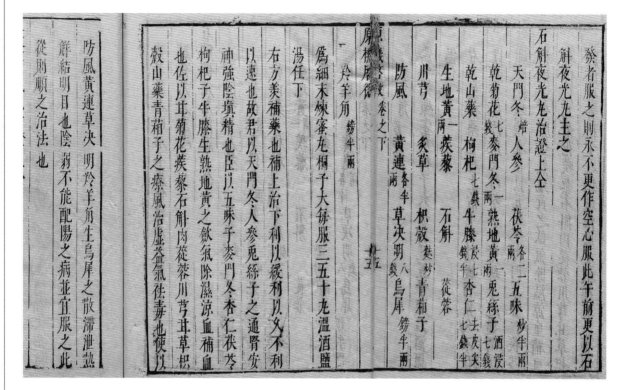

图5-6　《原机启微》倪维德（元）　石斛夜光丸　　[明崇祯元年（1628年）刊本]

### 2. 石斛夜光丸（《一草亭目科全书》）

【处方】天冬（去心，焙）、拣参各二两，菟丝子七钱五分（酒浸制研），五味子五钱（炒），麦冬一两（去心，焙），杏仁七钱五分（泡去皮尖），白茯苓二两（去皮），枸杞子七钱五分，川牛膝七钱五分，生地一两，熟地一两，家白菊七钱五分，白蒺藜五钱，**金石斛**五钱，肉苁蓉五钱（酒洗，去浮甲），真川芎五钱，中甘草五钱（炒），陈枳壳五钱（去瓤面炒），怀山药七钱五分，青葙子五钱，直防风五钱，川黄连五钱（炒），草决明七钱五分，羚羊角五钱（镑末），乌犀角五钱（镑末），当归二两。

【制法及用法】右二十五味制末，炼蜜为丸，如梧子大，每服三五十丸，温酒盐汤任下。

右方羡补药也。补上治下利以缓，利以久，不利以速也。故君以天冬、人参、菟丝之通肾安神，强阴填精也；臣以五味、麦冬、杏仁、苓、杞、膝、黄之敛气除湿，凉血补血也；佐以菊花、蒺藜、**石斛**、苁蓉、川芎、甘草、枳壳、山药、青葙之疗风治虚，益气祛毒也；使以防风、黄连、草明、羚羊、乌犀之散滞泄热，解结明目也。阴弱不能配阳之病，并宜服之，此从则顺之治法也。（如图5-7）

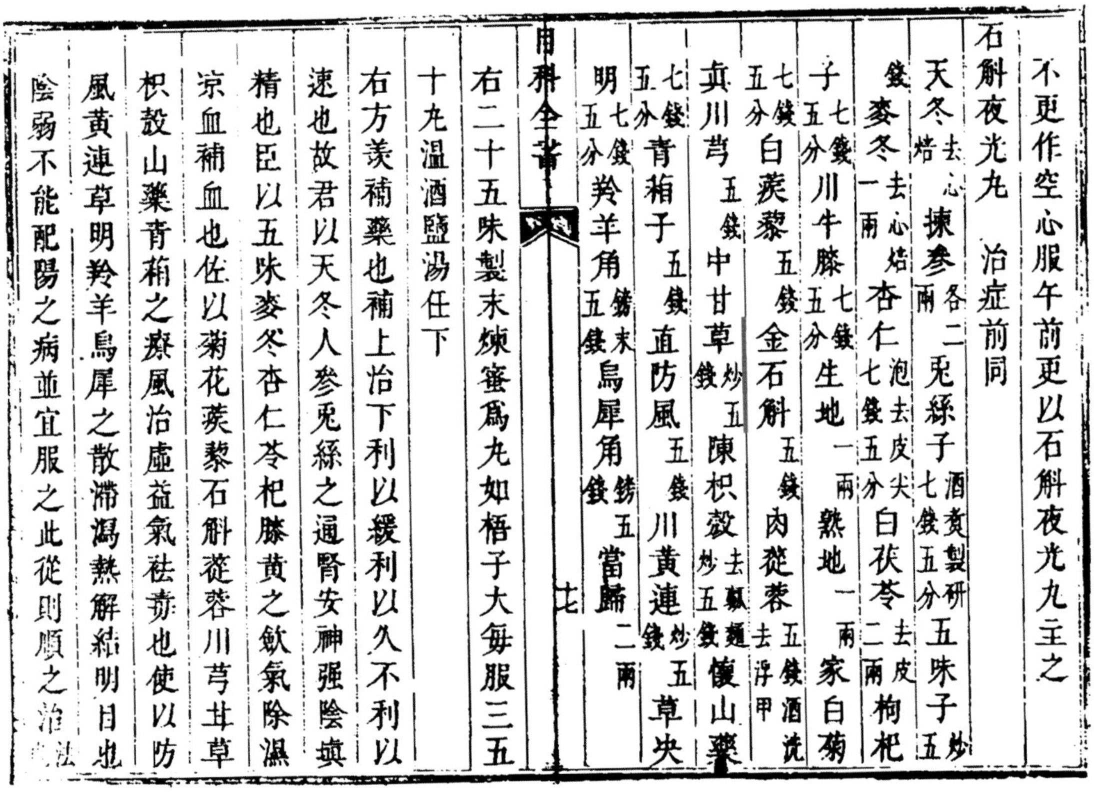

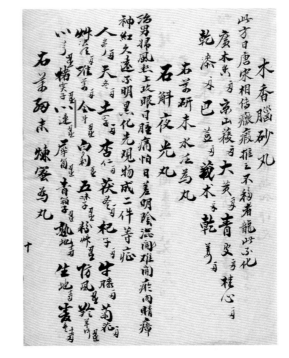

右二十五味製末煉蜜為丸如梧子大每服三五
十丸溫酒鹽湯任下

右方羌補藥也補上治下利以緩利以久不利以
速也故君以天冬人參兔絲之通腎安神強陰填
精也臣以五味麥冬杏仁苓枸杞膝黃之欽氣除濕
凉血補血也佐以菊花蒺藜石斛苁蓉川芎甘草
枳穀山藥青葙之療風治虛益氣祛赤使以防
風黃連草明羚羊烏犀之散滯瀉熱解結明目也
陰弱不能配陽之病並宜服之此從則順之治法

**石斛夜光丸** 治症前同

不更作空心服午前更以石斛夜光丸主之

天冬去心焙 揀参各二兩

菟絲子七錢酒蒸製研 五味子五炒

蔆冬去心焙一兩 杏仁七錢泡去皮尖 白茯苓二兩去皮

子七分川牛膝五錢酒蒸 生地一兩熟地一兩家白菊 枸杞

七分白蒺藜五錢 金石斛五錢肉苁蓉五錢懷山藥

五分 真川芎五錢中甘草錢炒五 陳枳殼炒五

七錢青葙子五錢直防風五 川黃連錢炒五 甘草央

五分 羚羊角錛末五錢 烏犀角錛五錢當歸二兩

图5-7 《一草亭目科全书》明 邓苑 ［清康熙五十一年（1712年）鹿氏刻本］

附：石斛夜光丸（清宫配方、民间成药方）见图5-8至图5-9。

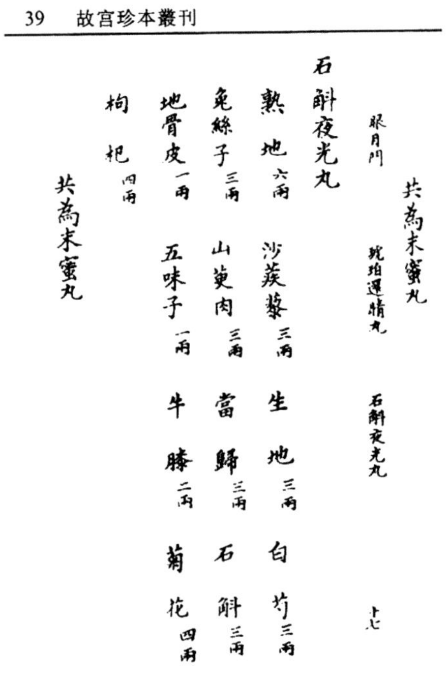

39 故宫珍本叢刊

眼月門

共為末蜜丸

琥珀還睛丸

石斛夜光丸

石斛夜光丸

熟地六兩 沙蒺藜三兩 生地三兩

兔絲子三兩 山萸肉三兩 白芍三兩

地骨皮一兩 當歸三兩 石斛三兩

五味子一兩 牛膝二兩 菊花四兩

枸杞四兩

共為末蜜丸

图5-8 石斛夜光丸（清宫配方）

图5-9 石斛夜光丸（民间成药方）

## 三、抽薪饮（《景岳全书》）

《景岳全书》六十四卷，为明代张景岳所著。张景岳，又名张介宾（1563—1640年），明末会稽（今浙江绍兴）人。明代杰出的医学家，为温补学派的代表人物，学术思想对后世影响很大。晚年结合个人丰富的临证经验和独到深湛的理论，撰成《景岳全书》。

### 1. 《景岳全书·本草正》金钗石斛

此药有二种……唯是扁大而松，形如钗股者，颇有苦味，用除脾胃之火，去嘈杂善饥，及营中蕴热。其性轻清和缓，有从容分解之妙，故能退火养阴除烦，清肺下气，亦止消渴热汗。

### 2. 张景岳总结药物用法之金钗石斛相关经验

（1）卷之十五性集·杂证谟【火证】

芍药、石斛清脾胃之火。

（2）卷之十七理集·杂证谟【饮食门】

善食而瘦者，多因有火，然当察火之微甚。微火者，微清之，如生地、芍药、丹皮、沙参、麦冬、石斛、竹叶……

（3）卷之十九明集·杂证谟【郁证】

凡诸郁滞，如气、血、食、痰、风、湿、寒、热，或表或里，或脏或腑，一有滞逆，皆为之郁，当各求其属，分微甚而开之，自无不愈……热郁者，宜黄连、黄柏、黄芩、栀子、石斛、连翘、天花粉……

（4）卷之四十谟集·小儿则（上）【论惊风证治（十三）】

所谓痰火者，痰凝则气闭，火盛则阴亏，此实邪之病本也……火之甚者，宜龙胆草、山栀子、黄连、黄柏、石膏、大黄之属；火之微者，宜黄芩、知母、玄参、石斛、地骨皮、木通、天麻之属。

（5）卷之四十五烈集·痘疹诠·痘疮（下）【目证（六十三）】

痘疮热毒伤目，凡必用之药，如生地、芍药、麦门冬、山栀、玄参、草决明、连翘、黄芩、黄连；肝热者龙胆草，阳明实热者石膏、石斛，肾火盛者黄柏、知母……

（6）新方八阵卷之五十德集·新方八阵【寒略】

寒方之制，为清火也，为除热也。据古方书，咸谓黄连清心，黄芩清肺，石斛、芍药清脾，龙胆清肝，黄柏清肾。今之用者，多守此法，是亦胶柱法也。大凡寒凉之物，皆能泻火，岂有凉此而不凉彼者，但当分其轻清重浊，性力微甚，用得其宜则善矣。夫轻清者，宜以清上。如黄芩、石斛、连翘、天花之属是也。重浊者，宜于清下。如栀子、黄柏、龙胆、滑石之属也。性力之浓者，能清大热。如石膏、黄连、芦荟、苦参、山豆根之属也。性力之缓者，能清微热。如地骨皮、玄参、贝母、石斛、童便之属也。

### 3. 抽薪饮

治诸凡火炽盛，而不宜补者。

【处方】黄芩、石斛、木通、栀子（炒）、黄柏各一二钱，枳壳钱半，泽泻钱半，细甘草三分。

【制法及用法】水一钟（盅）半，煎七分，食远温服，内热甚者，冷服更佳。

如热在经络肌肤者，加连翘、天花粉以解之；热在血分大小肠者，加槐蕊、黄连以清之；热在阳明头面，或躁烦便实者，加生石膏以降之；热在下焦，小水痛涩者，加草龙胆、车前以利之；热在阴分，津液不足者，加门冬、生地、芍药之类以滋；热在肠胃实结者，加大黄、芒硝以通之。（如图5-10）

## 四、安胃饮（《景岳全书》）

治胃火上冲，呃逆不止。（如图5-11）

【处方】陈皮、山楂、麦芽、木通、泽泻、黄芩、石斛。

【制法及用法】水一钟（盅）半，煎七分，食远服。如胃火热甚，脉滑实者，加石膏。

安胃饮（《医级》）

治胃火挟滞，冲逆发呃。（如图5-12）

【处方】钗斛、黄芩、木通、泽泻、山楂、麦芽。

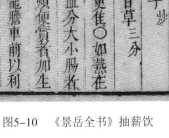

图5-10　《景岳全书》抽薪饮

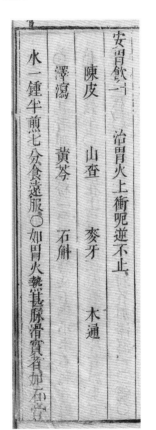

图5-11　《景岳全书》安胃饮

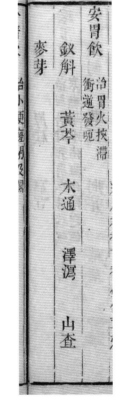

图5-12　《医级》安胃饮

## 五、太清饮（《景岳全书》）

治胃火烦热，狂班呕吐等证，可与白虎汤出入酌用。

【处方】知母、石斛、木通各一钱半，石膏五七钱（生用）。

【制法及用法】水一钟（盅）半，煎七分，温服或冷服，或加麦门冬。（如图5-13）

## 六、凉胎饮（《景岳全书》）

治胎气内热不安等证。

【处方】生地、芍药各二钱，黄芩、当归各一二钱，甘草七分（生），枳壳、石斛各一钱，茯苓钱半。

或坚滞不下者，加朴硝三五钱，即下。若气虚困剧者，加人参随宜。若阴虚者，必加熟地三五钱。（如图5-14）

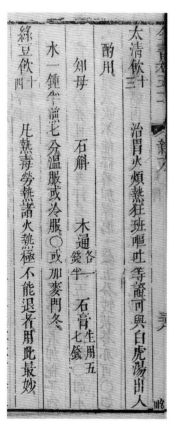

图5-13 《景岳全书》太清饮

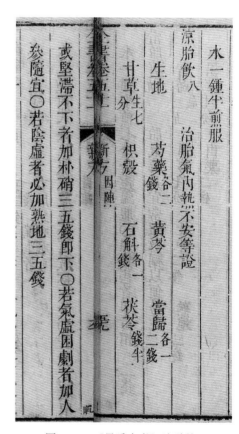

图5-14 《景岳全书》凉胎饮

## 七、服蛮煎（《景岳全书》）

此方性味极轻极清，善入心肝二脏，行滞气，开郁结，通神明，养正除邪，大有奇妙。

【处方】生地、麦门冬、芍药、石菖蒲、石斛、川丹皮（极香者）、茯神各二钱，陈皮一钱，木通、知母各一钱半。

【制法及用法】水一钟（盅）半，煎七分，食远服。如痰胜多郁者，加贝母二钱。痰盛兼火者，加胆星一钱五分。阳明火盛，内热狂叫者，加石膏二三钱。便结胀满多热者，加玄明粉二三钱，调服，或暂加大黄亦可。气虚神困者，加人参随宜。（如图5-15）

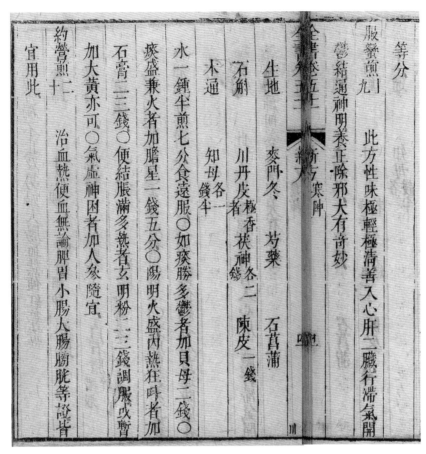

图5-15　《景岳全书》服蛮煎

## 八、清化饮（《景岳全书》）

治妇人产后，因火发热，及血热妄行，阴亏诸火不清等证。

【处方】芍药、麦冬各二钱，丹皮、茯苓、黄芩、生地各二三钱，石斛一钱。

【制法及用法】水一钟（盅）半，煎七分，食远温服。

如觉骨蒸多汗者，加地骨皮一钱半；热甚而渴，或头痛者，加石膏一二三钱，下热便涩者，加木通一二钱，或黄柏、栀子皆可随证用之；如兼外邪发热，加柴胡一二钱；愚按丹溪云，芍药酸寒，大伐发生之气，产后忌用之。此亦言之过也。夫芍药之寒，不过于生血药中稍觉其清耳，非若芩连辈之大苦大寒者也。使芍药犹忌如此，则他之更寒者，尤为不可用矣。余每见产家过慎者，或因太暖，或因年力方壮，而饮食药饵太补过度，以致产后动火者，病热极多。若尽以产后为虚，必须皆补，岂尽善哉？且芍药性清，微酸而收，最宜于阴气散失之证，岂不为产后之要药乎？不可不辨也。（如图5-16）

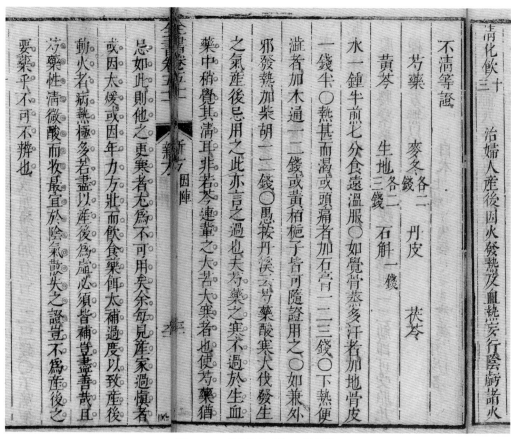

图5-16 《景岳全书》 清化饮

## 九、石斛清胃散（《张氏医通》）

张璐（1617—1700年），清初医学家，字路玉，晚号石顽老人，长洲（今江苏苏州）人。明亡后，弃儒业医，隐居太湖洞庭山中十余年，著书自娱，至老不倦，故著述甚富。最著名者为《张氏医通》十六卷，前后历时五十年，其中所佚痘疹、目科部分，分别由其子补辑，重成完璧。此书专记杂证，多取法朱丹溪、薛立斋、张景岳、王肯堂诸家，以之贯通本人的学术主张，理论、实践皆富。张璐是清初温补派医学大家，自张景岳之后，可谓首屈一指，与喻昌、吴谦并称"清初医学三大家"。

《张氏医通》，十六卷，刊于清康熙三十四年（1695年）；卷十三至十六为方剂。以病集方，方有方解，辨析配伍。本书内容丰富，刊行以后流传颇广，人称"诚医学正宗也"。

《张氏医通》卷十二麻疹不食：不食是胃中邪热炽盛，不可强予，虽数日不食，亦无妨害。在初发正出时，白虎汤加荆芥，麻透热清，自能食也。若疹没后不能食者宜，石斛清胃散，量加健运之味；元气委顿者，急需培补，防有虚赢之患。

《张氏医通》卷十五小儿下：石斛清胃散治麻后呕吐，胃虚不食，热滞。

【处方】石斛、茯苓、橘皮、枳壳、扁豆、藿香、丹皮、赤芍等分，甘草减半。

【制法及用法】为散，每服三四钱，加生姜一片，水煎服之。（如图5-17、图5-18）

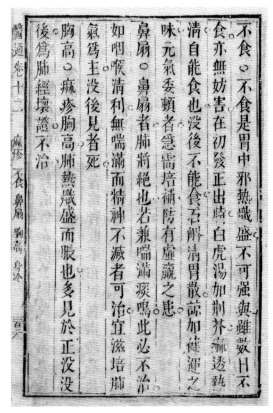
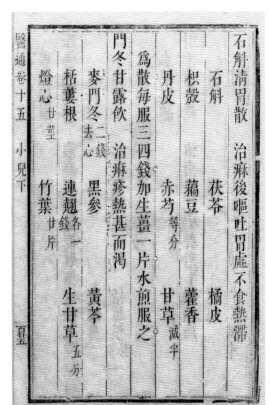

图5-17 《张氏医通》疹没后不能食　　　　图5-18 《张氏医通》石斛清胃散

《医书七种·张氏医通》［清康熙三十四年（1695年）刊本］。

## 十、驾轻汤、致和汤（《霍乱论》）

王孟英（1808—1868年），清代著名医家，温病四大家之一。名士雄，浙江海宁人。移居杭州，又迁上海。著《霍乱论》，详辨霍乱寒、热证的鉴别和治疗。又辑著《温热经纬》，对古代温病理论和各家论说整理注释，颇有阐发。自辑《医案》三编，记录其所治病例。

《霍乱论》，霍乱专著，2卷。王孟英撰于清道光十八年（1838年），为《潜斋医学丛书》之一。王孟英一生经历温病、霍乱、疫疠诸病的流行，而此类病证最易伤津劫液。王孟英继承叶天士、吴鞠通、喻嘉言诸家治温病的经验，临床善用凉润清解、甘寒养阴之剂。

### 1. 驾轻汤

治霍乱后余邪不清，身热口渴及热邪内伏，身冷脉沉，汤药不下，而发呃者。

【处方】鲜竹叶四钱，淡豆豉三钱，炒山栀一钱五分，冬桑叶二钱，**金石斛**三钱，生扁豆四钱，陈木瓜一钱，省头草一钱五分。

【用法】水煎服。（如图5-19）

### 2. 致和汤

治霍饥后津液不复，喉干舌燥，小水短赤。

【处方】北沙参四钱，枇杷叶三钱（去毛），鲜竹叶三钱，生甘草六分，生扁豆四钱，陈木瓜二钱，金石斛四钱，麦冬三钱，陈仓米四钱。（如图5-19）

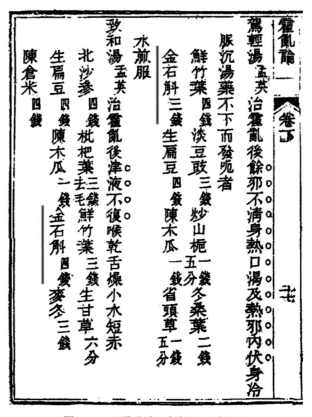

图5-19　《霍乱论》驾轻汤　致和汤

## 十一、清暑益气汤（《温热经纬》）

《温热经纬》五卷，清·王孟英撰于1852年。作者选辑《黄帝内经》《伤寒杂病论》有关温热病的论述，引录前人的注文以阐明一些温热病病原，证候及治法，并吸收了叶天士、薛雪、陈平伯、余师愚等研究温热病、湿热病、疫病的成果，辨证选方切于实用，书中有较多王孟英本人的见解，是一部较有影响力的温病学专著。

〔三十八〕湿热证，湿热伤气，四肢困倦，精神减少，身热气高，心烦溺黄，口渴自汗，脉虚者，东垣用清暑益气汤。

同一热渴自汗而脉虚神倦，便是中气受伤而非阳明郁热。清暑益气汤乃东垣所制，方中药味颇多，学者当于临证时斟酌去取可也。

【雄按】此脉此证，自宜清暑益气以为治，但东垣之方，虽有清暑之名，而无清暑之实。观江南仲治孙子华之案、程杏轩治汪木工之案可知，故临证时须斟酌去取也。

【汪按】清暑益气汤，洄溪认其用药杂乱，固当此云无清暑之实尤确。余每治此等证，辄用西洋参、石斛、麦冬、黄连、竹叶、荷杆（秆）、知母、甘草、粳米、西瓜翠衣等，以清暑热而益元气，无不应手取效也。

【汪按】此方较东垣之方为妥，然黄连尚宜酌用。（如图5-20）

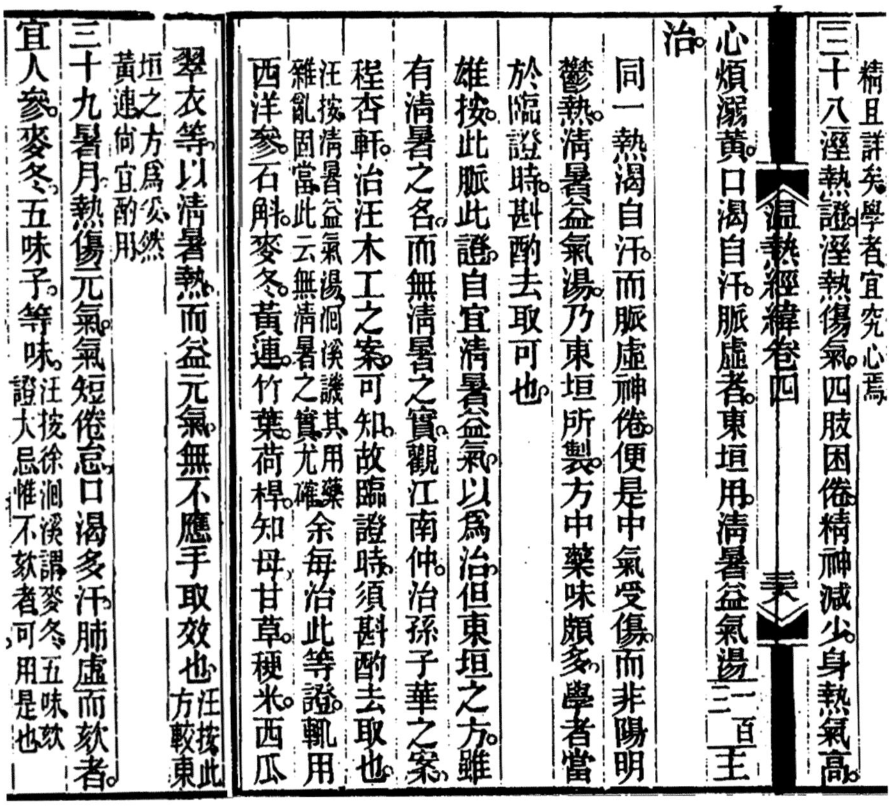
精且詳矣學者宜究心焉
三十八溼熱證溼熱傷氣四肢困倦精神減少身熱氣高心煩溺黃口渴自汗脈虛者東垣用清暑益氣湯主治
溫熱經緯卷四
同一熱渴自汗而脈虛神倦便是中氣受傷而非陽明鬱熱清暑益氣湯乃東垣所製方中藥味頗多學者當於臨證時斟酌去取可也
雄按此脈此證自宜清暑益氣以為治但東垣之方雖有清暑之名而無清暑之實觀江南仲治孫子華之案程杏軒治汪木工之案可知故臨證時須斟酌去取也汪按清暑益氣湯洄溪譏其用藥雜亂固當此云無清暑之實尤確余每治此等證輒用西洋參石斛麥冬黃連竹葉荷梗知母甘草粳米西瓜翠衣等以清暑熱而益元氣無不應手取效也汪按此方較東垣之方為妥然黃連尚宜酌用
三十九暑月熱傷元氣氣短倦怠口渴多汗肺虛而欬者宜人參麥冬五味子等味汪按徐洄溪謂麥冬五味欬證大忌惟不欬者可用是也

图5-20　《温热经纬》清暑益气汤

清暑益气汤

【处方】西洋参5克，石斛15克，麦冬9克，黄连3克，竹叶6克，荷梗15克，知母6克，甘草3克，粳米15克，西瓜翠衣30克（原书未著用量）。

【功用】消暑益气，养阴生津。

【主治】暑热气津两伤证。身热汗多，口渴心烦，小便短赤，体倦少气，精神不振，脉虚数。

【用法】水煎服。

## 十二、玉液煎、胜湿清火汤（《医醇剩义》）

“孟河”原为常州武进县的一条运河，自唐以来，孟河作为内河通向长江的水路咽喉，连接长江与京杭大运河，漕运由此分流至长江。孟河医派，是清末民初继吴门医派之后，江苏中医历史上出现的又一地域性医学流派。孟河医派在近300年的发展历程中，以常州的孟河镇为起点，以费、马、巢、丁四大医学家族为代表，通过费伯雄、马培之赴京为皇族治病而扩大影响，又因大量医家东行行医而散播医学思想，更因1916年起丁甘仁等人创办上海中医专门学校培养中医人才而为近现代中国传统医学的发展做出了卓越的贡献。

费伯雄（1800—1879年），字晋卿，号砚云子，为费家世医第七代，以其医术，著作深有影响而成为孟河医派的奠基人。学术思想以"醇正和缓"为宗旨，治病主张以平淡之法取神奇之效，著《医醇剩义》《医方论》等。

《医醇剩义》为费先生晚年所著，本书原名为《医醇》有二十四卷，初刻于1859年。未及印刷完成，毁于兵火战乱之中。作者晚年回忆战乱中所遭受的痛苦，尤其痛惜《医醇》一书未能付梓，加之老病日增，左足偏废，步履艰难，坐卧一室，乃凭记忆追忆原书《医醇》内容，但"不及十之二三"，遂改名为《医醇剩义》，该书于1863年辑成。

### 1. 玉液煎

胃火炽盛，烦渴引饮，牙龈腐烂，或牙宣出血，面赤发热。玉液煎主之。

【处方】石膏五钱，生地五钱，**石斛**三钱，麦冬二钱，玉竹四钱，葛根二钱，桔梗一钱，薄荷一钱，白茅根八钱，甘蔗汁半杯。

【用法】冲服。（如图5-21）

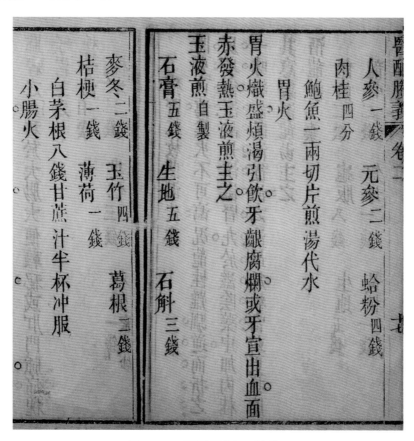

图5-21 《医醇剩义》玉液煎

### 2. 胜湿清火汤

重阴生阳，积湿化热，湿火相乘，渴饮舌白，胜湿清火汤主之。

【处方】茅术一钱五分，白术一钱五分，茯苓二钱，苡仁八钱，**石斛**三钱，石膏五钱，知母一钱，猪苓一钱，泽泻一钱五分，荷叶一角。（如图5-22）

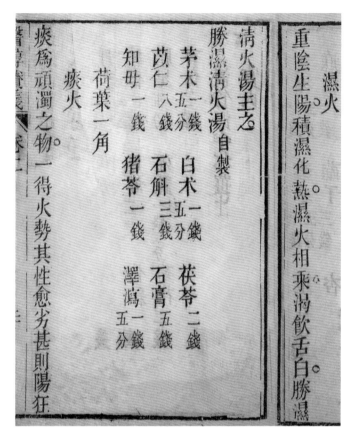

图5-22 《医醇剩义》胜湿清火汤

## 十三、加减葛花汤、茵陈玉露饮（《医醇剩义》）

### 1. 加减葛花汤

嗜饮太过，伤肺而咳者，加减葛花汤主之。

【处方】葛花二钱，鸡棋子三钱，花粉二钱，**石斛**三钱，沙参四钱，麦冬一钱五分，茯苓二钱，苡仁四钱，橘红一钱，贝母二钱，杏仁三钱，橄榄二枚（打碎陈者亦可用）。（如图5-23）

### 2. 茵陈玉露饮

酒瘅者，平日嗜饮，湿火熏蒸，面目发黄，黄甚则黑，心中嘈杂，虽食甘芳，如啖酸辣，小便赤涩，茵陈玉露饮主之。

【处方】茵陈三钱，玉竹三钱，**石斛**三钱，花粉二钱，葛根二钱，山栀一钱五分，广皮一钱，半夏一钱，茯苓二钱，萆薢二钱，苡仁一两。

【用法】煎汤代水。（如图5-24）

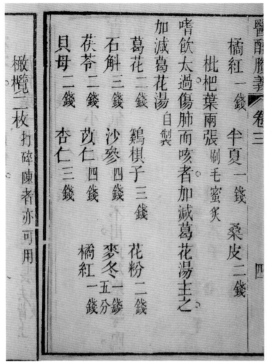

图5-23　《医醇剩义》加减葛花汤

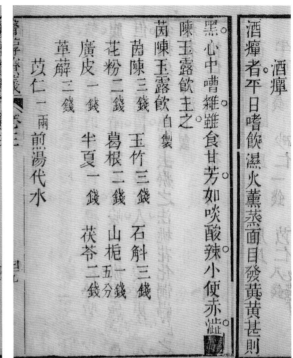

图5-24　《医醇剩义》茵陈玉露饮

## 十四、逢原饮、祛烦养胃汤、乌龙汤（《医醇剩义》）

【三消】上消者，肺病也。肺气焦满，水源已竭，咽燥烦渴，引饮不休，肺火炽盛，阴液消亡，当于大队清润中，佐以渗湿化痰之品。盖火盛则痰燥，其消烁之力，皆痰为之助虐也，逢原饮主之。

### 1. 逢原饮

【处方】天冬一钱五分，麦冬一钱五分，南沙参四钱，北沙参三钱，胡黄连五分，石斛三钱，玉竹三钱，蛤粉四钱，贝母二钱，茯苓三钱，广皮一钱，半夏一钱五分，梨汁半杯。

【用法】冲服。（如图5-25）

### 2. 祛烦养胃汤

中消者，胃病也。胃为谷海，又属燥土。痰入胃中，与火相乘，为力更猛，食入即腐，易于消烁。经所谓除中，言常虚而不能满也。宜清阳明之热，润燥化痰，祛烦养胃汤主之。

【处方】鲜石斛五钱，熟石膏四钱，天花粉三钱，南沙参四钱，麦冬二钱，玉竹四钱，山药三钱，茯苓三钱，广皮一钱，半夏一钱五分，甘蔗三两。

【用法】煎汤代水。（如图5-26）

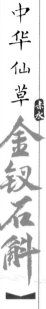

图5-25　《医醇剩义》逢原饮

下消者，肾病也。坎之为象，一阳居于二阴之中。肾阴久亏，孤阳无依，不安其宅，于是饮一溲一，或饮一溲二，夹有浊淋，腿股枯瘦，而病益深矣。急宜培养真阴，少参以清利，乌龙汤主之。

### 3. 乌龙汤

【处方】元武版八钱，生地六钱，天冬二钱，南沙参四钱，蛤粉四钱，女贞二钱，料豆三钱，山药三钱，茯苓二钱，泽泻一钱五分（盐水炒），车前二钱，藕三两。

【用法】煎汤代水。（如图5-26）

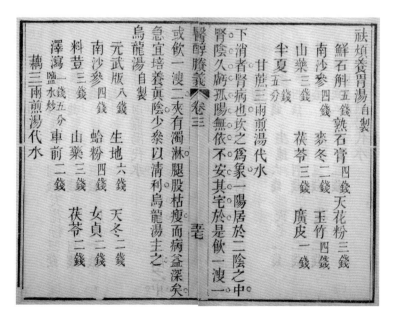

图5-26　《医醇剩义》祛烦养胃汤　乌龙汤

## 十五、金玉保和汤 （《医醇剩义》）

感燥下利，咽干作渴，腹痛，下利白滞，金玉保和汤主之。

【处方】金石斛四钱，玉竹三钱，蒌皮三钱，黄芩一钱（酒炒），当归一钱五分，茯苓二钱，山药三钱，广皮一钱，枳壳一钱，苡仁四钱，荷叶一角，陈粳米一撮。

【用法】煎汤代水。（如图5-27）

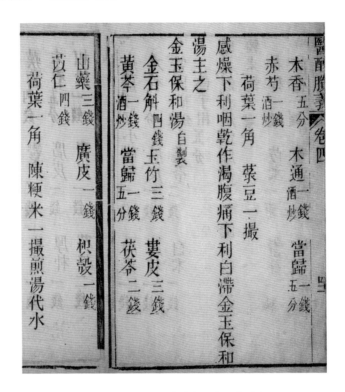

图5-27　《医醇剩义》金玉保和汤

## 十六、清热保津法（《时病论》）

雷丰（1833—1888年），号少逸，清末著名医家。雷丰幼承父训，推崇《黄帝内经》之学，历览诸家医书，结合长期实践，以一年中杂病少而时病多，且前人论时病之书甚少，遂加意精研时病，颇有心得。其曰："为时医必识时令，因时令而知时病，治时病而用时方，且防何时而变，决何时而解，随时斟酌。"因撰《时病论》一书八卷，书成于清光绪八年（1882年），以论四时温病为主，并兼及疟痢泄泻诸证，每病之后又附有个人验案，亦为温病学中重要而切于实用之著作。

### 清热保津法

治温热有汗，风热化火，热病伤津，温疮舌苔变黑。

【处方】连翘三钱（去心），天花粉二钱，鲜石斛三钱，鲜生地四钱，麦冬四钱（去心），参叶八分。

【用法】水煎服。

此治温热有汗之主方。汗多者，因于里热熏蒸，恐其伤津损液，故用连翘、花粉清其上中之热，鲜斛、鲜地保其中下之阴，麦冬退热除烦，参叶生津降火。（如图5-28）

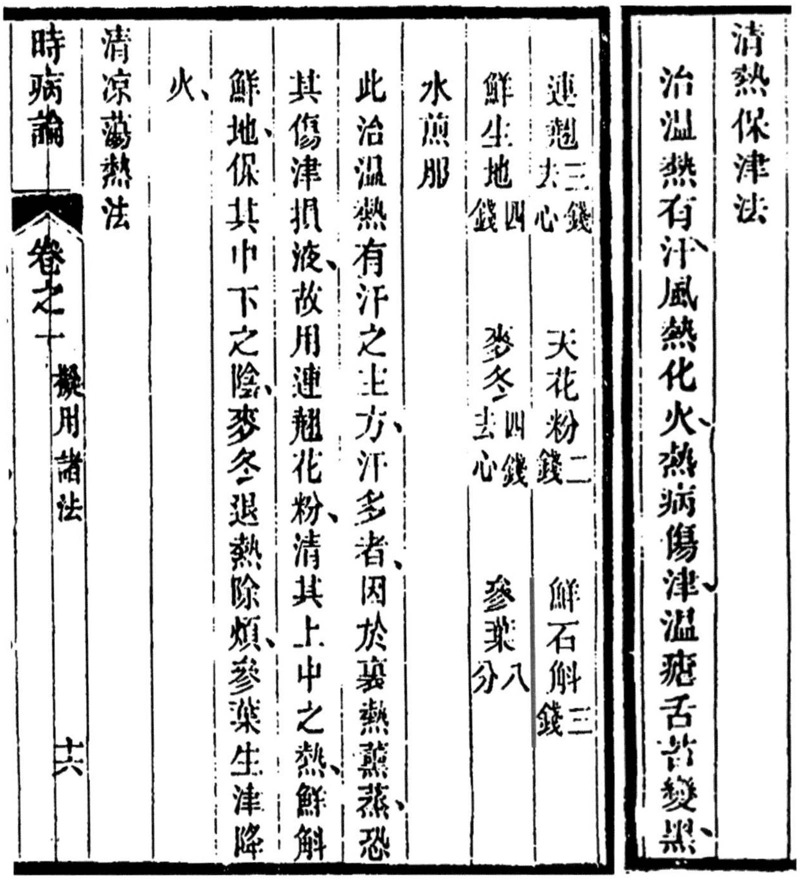

清熱保津法

治溫熱有汗風熱化火熱病傷津溫瘧舌苔變黑、

連翹去心三錢　天花粉二錢　鮮石斛三錢

鮮生地四錢　麥冬去心四錢　參葉八分

水煎服

此治溫熱有汗之主方、汗多者、因於裏熱熏蒸、恐其傷津損液、故用連翹花粉、清其上中之熱、鮮斛鮮地保其中下之陰、麥冬退熱除煩、參葉生津降火、

清涼蕩熱法

時病論　卷之一　擬用諸法　六

图5-28　《时病论》清热保津法

【中华仙草 赤水 金钗石斛】

第五章——金钗石斛经典名方

第六章

金石斛、川石斛、铁皮石斛、霍石斛名医用法比较

赤水

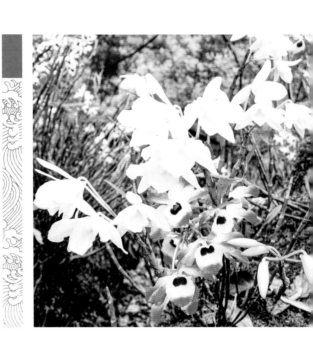

## 一、"金石斛"的溯源求真

从临证医案之范本叶天士的《临证医案指南》起，各名医医案中大量出现了"金石斛""金斛""川石斛""川斛"等石斛处方名称，后世医家医案处方中还时有出现"铁皮石斛""霍石斛""鲜石斛""元扁斛"等，见图6-1，石斛在方剂中的处方用名。其中，尤其需要对"金石斛""川石斛"溯源求真，这对开展金钗石斛的临床应用意义重大。

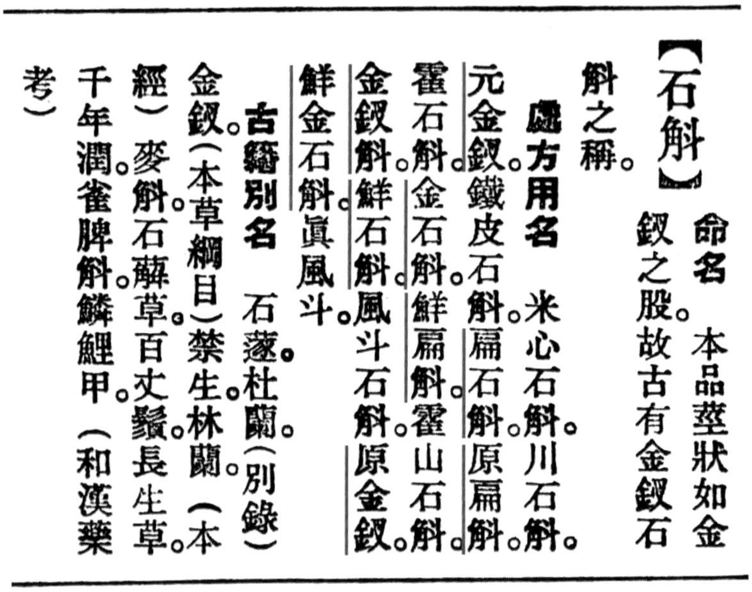

【石斛】

命名　本品莖狀如金釵之股。故古有金釵石斛之稱。

處方用名　米心石斛。川石斛。元金釵鐵皮石斛。扁石斛。原扁斛。霍石斛。金石斛。鮮石斛。霍山石斛。金釵斛鮮石斛風斗石斛原金釵。鮮金石斛真風斗。

古籍別名　石蓫杜蘭（別錄）。金釵（本草綱目）禁生林蘭。（本經）麥斛石蘚草百丈鬚長生草。千年潤雀脾斛鱗鯉甲。（和漢藥考）

图6-1　《中国药学大辞典》石斛处方用名（1935年）

1935年，陈存仁主编的《中国药学大辞典》出版，同时还出版了一本配套书《中国药物标本图影》，见图6-2。由图可见，鲜金石斛明显就是指鲜金钗石斛，同时也提示鲜石斛常用的品种主要有金钗石斛与铁皮石斛两种，这与当时名医医案中的使用情况也相吻合。

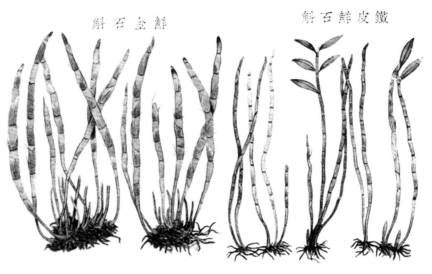

斛石金鮮　　　　　　鮮皮鐵石斛

图6-2　《中国药物标本图影》鲜金石斛、铁皮鲜石斛（1935年）

从众多名医医案中的用法来看，"金石斛"一般就是指"金钗石斛"，还有"金钗斛""原金斛""扁金斛""金斗""扁斗"等称谓。其鲜品可称为"鲜金石斛""鲜金钗石斛""鲜金斛""鲜金钗""鲜金斗"等。

1920年商务印书馆出版的《植物名汇拾遗》明确收载，金石斛、扁石斛（药肆统称），其拉丁学名为：*Dendrobium nobile* Lindl.，见图6-3。

Dendrobium Caraia, Lindl. (Orchidaceæ)
**川石斛（藥肆通稱）**
Dendrobium nobile, Lindl.
**金石斛.扁石斛（藥肆通稱）**
Dichroa febrifuga, Lour. (Saxifragaceæ)
**常山（本草綱目）**

图6-3　张宗绪《植物名汇拾遗》金石斛、扁石斛（1920年）

## 二、"川石斛"的溯源求真

杨道修在1946年《健康医报》创刊号中《石斛来路谈》一文中谈道："石斛"品种至众，产自我国西部，及西南诸省，《纲目》仅称"甘、平"。今一般中医师处方却有"川石斛""金钗石斛"之分。"川石斛"者，当指四川石斛而言，据历代传说以四川嘉定产者为优，故商业上有"嘉定黄草"之称；又有一种产广西靖西（旧名归顺），故有"归黄草"之称。综上二品，细嚼黏质极浓，且味甘淡，颇符《纲目》，所称甘平性质，药界佥（注：全、都）认为正路出产。故为杭州中上级国药号所采用，但其来源稀少，价值较昂，致未能普遍应用为感！于是另有"木斗石斛"及马鞭草石斛之销行，几遍各地，尚有充黄草（即木斗石斛，经削选修饰黄亮酷似川黄草），更次。见图6-4。

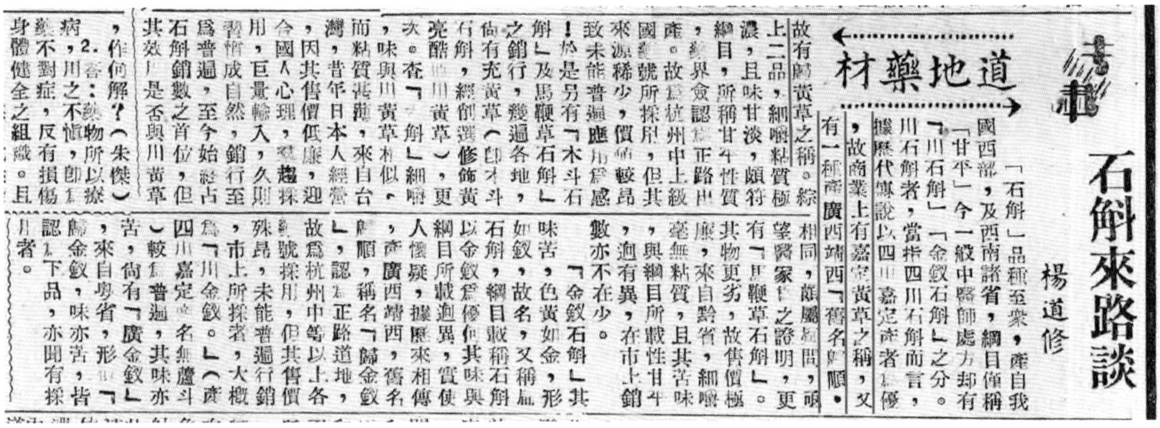

图6-4　《健康医报》创刊号《石斛来路谈》杨道修（1946年）

由上述杨道修的记载可知，"川石斛"最早的主流品种应该就是四川嘉定州出产的"嘉定黄草"，另有广西靖西的"归黄草"，两者味甘淡，符合《本草纲目》石斛性味的记载。从外形来看，张山雷《本草正义》说"川斛则细小干枯"，刘文英《药物学备考》言"细条为川石斛"。汇集上海老药工经验编写而成的《药材资料汇编》（1959年）一书中同样有记载：川石斛，圆形细长。归川斗，产广西靖西，品质最好；嘉定黄草通称川黄草，产峨眉山乐山一带，质柔韧而结，色黄亮，野生树上，气味清香。

上海一直是石斛的主要销售地，由于上海名医在临床上大量使用各类石斛，上海的老药工们积累了丰富的石斛辨识与炮制经验。不仅品种分类清晰：枫斗（霍山石斛、白毛枫斗、西枫斗、霍斗），金石斛（金斗、金钗石斛、原金斛），鲜金石斛（鲜金钗、鲜金斗），鲜石斛（铁皮石斛），川石斛（干石斛、黄草、细石斛），见图6-5，1959年上海市卫生局编的《上海市饮片炮制规范》中的石斛分类；由于分类与炮制方法规范，确保了石斛临床使用疗效准确。

58. 枫斗

〔处方名称〕枫斗

〔通用名称〕霍山石斛 白毛枫斗 西枫斗 霍斗

〔贮藏〕放在铁箱内。

60. 金石斛

〔处方名称〕金石斛

〔通用名称〕金斗 金钗石斛 原金斛

〔切片方法〕用原药放在清水中春冬天浸2小时，洗净捞起，放在篓内润3天，夏秋天润2天，每天淋水1次，润透切片，晒干。

〔切片规格〕顶头切，片厚市制3分，公制1厘米。

〔贮藏〕放在篓或木箱内。

61. 鲜金石斛

〔处方名称〕鲜金石斛

〔通用名称〕鲜金钗 鲜金斗

〔切片方法〕将原药切去根蒂，洗去泥屑外衣，拭干切片。

〔切片规格〕直切，片长市制1寸，公制3 1/3 厘米。

〔贮藏〕放在阴凉通风处，如少量可种在黄砂瓦盆中，随用随切。

62. 鲜石斛

〔处方名称〕鲜石斛

〔通用名称〕铁皮石斛

〔切片方法〕将原药切去根蒂，洗去泥屑外衣拭干切片。

〔切片规格〕直切，片长市制1寸，公制3 1/3 厘米。

〔贮藏〕放在阴凉通风处，如少量可种在瓦盆中，随用随切。

63. 川石斛

〔处方名称〕川石斛

〔通用名称〕干石斛 黄草 细石斛

〔切片方法〕将原药放在清水中春冬天浸2小时，洗净捞起，放在篓内润3天，夏秋天润2天，每天淋水1次，润透切片，晒干。

〔切片规格〕顶头切，片长市制1 1/2 分，公制1/2厘米。

〔贮藏〕放在铅皮箱、木箱或篓内。

〔处方应付〕单写石斛付川石斛。

64. 生地黄

〔处方名称〕生地黄

〔通用名称〕干地黄 大生地 生地

〔切片方法〕将原药放在清水中浸3小时，用脚踏过，（踏时须穿新草鞋）再换清水洗净捞起，晒到八成干切片，晒干。

〔切片规格〕顶头切，片厚市制2分，公制2/3厘米。

图6-5 上海市卫生局编《上海市饮片炮制规范》石斛分类（1959年）

## 三、名医医案中金石斛、川石斛、铁皮石斛、霍石斛的用法比较

在基本清晰名医医案中的金石斛、川石斛、铁皮石斛、霍石斛的来源后，进一步对名医们在医案中各种石斛的不同用法进行比较，搞清楚各种石斛在临床中的使用规律，有利于各类石斛及其现代产品、经典名方、配方颗粒在今后临床中的规范使用，确保临床疗效。

### 1. 叶天士“金石斛”与“川石斛”的不同用法

《临证指南医案》卷三脾胃，见图6-6，“胃阴虚不饥不纳”中的两个案例：①针对“体质阴亏偏热，近日不饥口苦，此胃阴有伤，邪热内炽”案例，使用了“金石斛”，符合其“退火养阴”的特点；②针对“病后胃气不苏，不饥少纳，姑与清养”案例，使用了“川斛”，展示了“川石斛”适宜于病后“清养”的特点，且此用法后来得到更多名医的借鉴，疗效不错。

臨證指南醫案 卷三 脾胃

某 二四 病後胃氣不甦。不飢少納。姑與清養。
鮮省頭草 三錢 白大麥仁 五錢 新會皮 一錢 陳半夏麴 一錢
川斛 三錢 烏梅 五分

某 三四 脉濇。體質陰虧偏熱。近日不飢口苦。此胃陰有傷。邪熱內熾。古稱邪火不殺穀是也。
金石斛 陳半夏麴 生穀芽 廣皮白
陳香豉 塊茯苓

肺胃陰虛
某 理肺養胃。進以甘寒。
甜杏仁 玉竹 花粉 枇杷葉
川貝 甜水梨汁

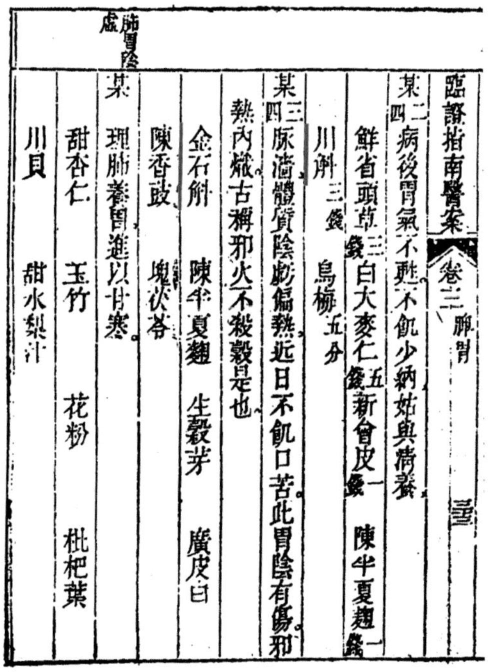

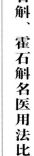

图6-6 《临证指南医案》卷三 脾胃 金石斛 川斛

### 2. 丁甘仁“金石斛”与“铁石斛”的不同用法

丁甘仁（1865—1926年），字泽周，江苏武进孟河镇人，马培之弟子。费伯雄、马培之、巢崇山、丁甘仁更被称为孟河四大家。清末民初上海一代名医，沪上十大名医之首。近代著名中医教育家，创办上海中医专门学校，桃李满园，如陈存仁、程门雪、秦伯未、章次公等名医俱出其门。著有《喉痧症治概要》《思补山房医案》《孟河丁氏医案》《药性辑要》等。

《孟河丁氏医案》中的两个案例：①卷一湿温案，见图6-7，针对“湿热郁久不化，耗气伤阴所致症势非轻，急宜存阴清宣”，使用了“金石斛”作为主药，符合其“理湿化热养阴”的特点；②卷六衄血案，见图6-8，针对“舌干涸无液，肺金化源告竭，龙雷之火飞越升腾，颇虑喘脱之险，急拟生脉汤救化源，犀角地黄汤清血热”，使用了“鲜铁石斛”，展示了名医们在遇到津液枯竭，凶险急症，往往采用“铁皮石斛”救难于危急之时的用药特点。

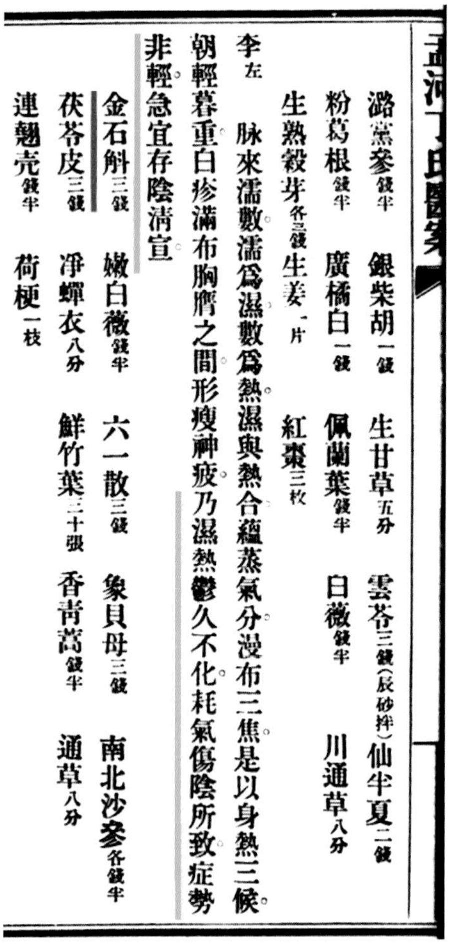

图6-7 《孟河丁氏医案》卷一 湿温案 金石斛　图6-8 《孟河丁氏医案》卷六 衄血案 鲜铁石斛

张山雷在《本草正义》（1920年）中针对铁皮石斛的用法也如此描述：若肺胃火炽，津液已耗，舌质深赤干燥，或焦黑嗜饮者，必须鲜斛，清热生津，力量尤伟。必以皮色深绿、质地坚实、生嚼之脂膏黏舌、味厚微甘者为上品，名铁皮鲜斛，价亦较贵。其贱者皮作淡黄色，嚼之无脂，味亦淡薄，已不适用。

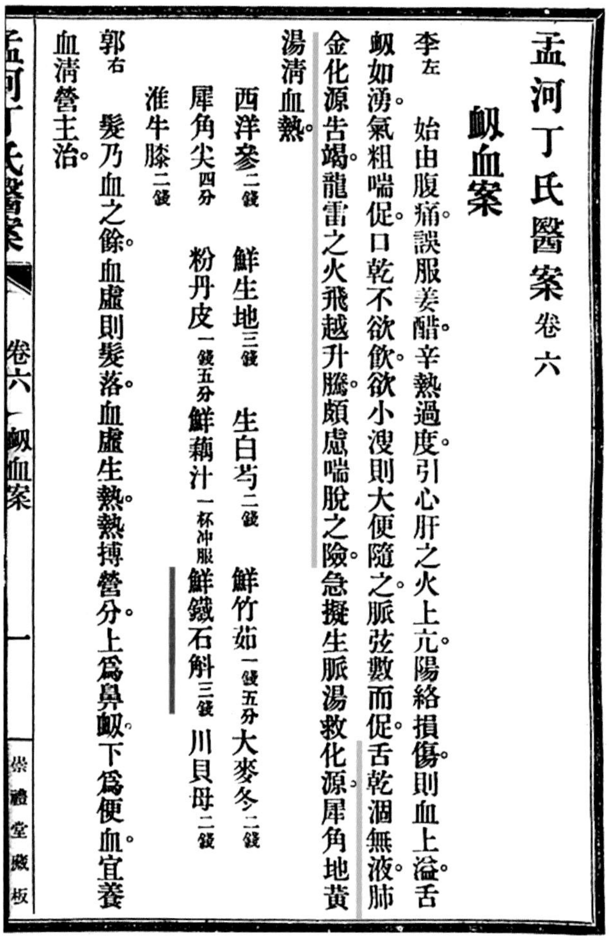

3. 御医陈莲舫"金石斛"与"霍石斛"的不同用法

陈莲舫（1840—1914年），名秉钧，清末青浦名医。出身中医世家，至莲舫时已是第十九世。陈氏医名颇盛，1898—1907年9年间五次应召入宫为光绪帝、慈禧太后治病。晚年寓上海，悬壶自适，并致力于中医教育事业。其医案经门人整理，有《陈莲舫医案》《陈莲舫先生医案秘钞》等。

《珠溪征君陈莲舫医案》中两则光绪治案（图6-9、图6-10）：①一日"肝木侮中，郁滞不消，酝酿成湿……恭拟养胃以清邪，和脾以运滞"，使用了"金石斛"，符合其"理湿痹，泄肝安胃"的特点；②一日"脉六部细软……神倦口渴，种种见症，谨拟煎丸分调。丸以补下，煎以清热，宣窍调之"，使用了"霍石斛"，符合其"益精，生津除热"的特点。

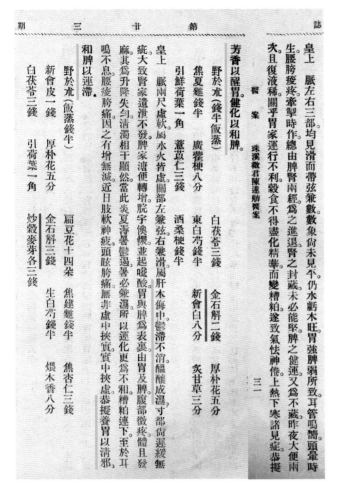

图6-9　《珠溪征君陈莲舫医案》金石斛　　　　　　图6-10　《珠溪征君陈莲舫医案》霍石斛

## 四、近代名医使用金钗、川石斛、铁皮石斛、霍山石斛的经验总结

### 1. 丁甘仁用石斛

由丁一谔先生审校、赵章忠等注释的《诊方辑要详释·丁甘仁方药特色荟萃》一书中提到：丁甘仁在《诊方辑要》和《丁甘仁医案》中，凡感冒、温病等发热病中及湿温、湿热郁久耗气伤阴皆用金石斛，若风温、暑温等热盛阴伤者即用鲜石斛，而中风、不寐、肝阳亢盛、月经不调等杂病中内有虚热而阴津伤者则均用川石斛，亦悉可为临证范本。

### 2. 陈良夫用石斛

陈良夫（1868—1920年），名士楷，号静庵。浙江嘉善魏塘镇人。行医三十年，精于时症。发挥《黄帝内经》"阴精所奉其人寿"及丹溪"阳常有余，阴常不足"说，治疗温病重视养阴保津。遗有《颍川医案》十二册，系门人随诊记录，部分收录于《清代名医医案精华》及《陈良夫专辑》中。

由浙江省中医研究所、浙江省嘉善县卫生局合编的《陈良夫专辑》中记载，在生津养胃阴药中，值得一提的是陈氏对石斛的应用较为广泛和普遍。在他的医案中，温病的早期已见使用，其用意已如上述。在湿温病中，虽有湿邪相夹，只要不是湿重于热的，亦可使用。考石斛味甘淡，性微寒，有益胃生津，养阴清热之功效。其鲜者清热作用较强，其干者生津作用较著，而尤以枫斗石斛养阴之力最佳。陈氏在温热病热盛为主时每用鲜石斛，津伤为主时每用干石斛，后期养胃阴则以枫斗石斛为主。见图6-11。陈氏善用石斛，有独到经验。但热病早期，特别是湿热方盛之际，用之过早，总有滞湿恋邪之嫌，学者宜斟酌之。

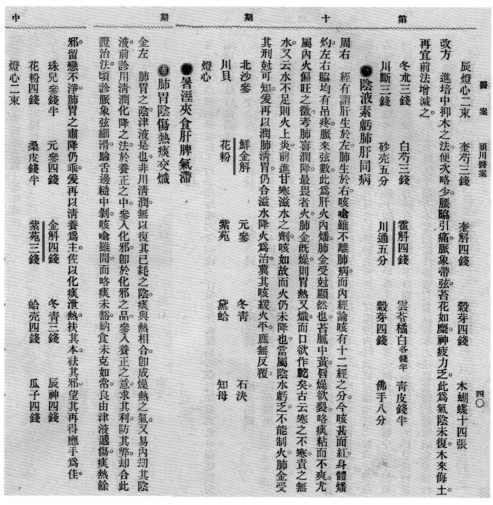

图6-11　陈良夫《颖川医案》鲜金斛、金斛、霍斛

### 3. 杨舒荣谈"湿温与石斛"

杨舒荣（1898—1967年），湖州千金人，师事德清潘清泉、千金沈愚如。早年即寓居吴江盛泽，设诊所于姚家坝，精医理。曾任盛泽区中医协会监委，吴江中医公会常委。

1932年杨舒荣在上海的《长寿报》发表"湿温与石斛"一文，见图6-12，其中总结到"拙意金斛味苦，苦能燥湿，湿少热多者宜之。鲜者较润，宜于湿将尽而热盛剧之际；川斛力味皆较逊于金斛；铁斛纯属甘凉，鲜者味较厚，如湿已净而热极阴伤，津液两耗，以之生津救液，殊有奇功"。

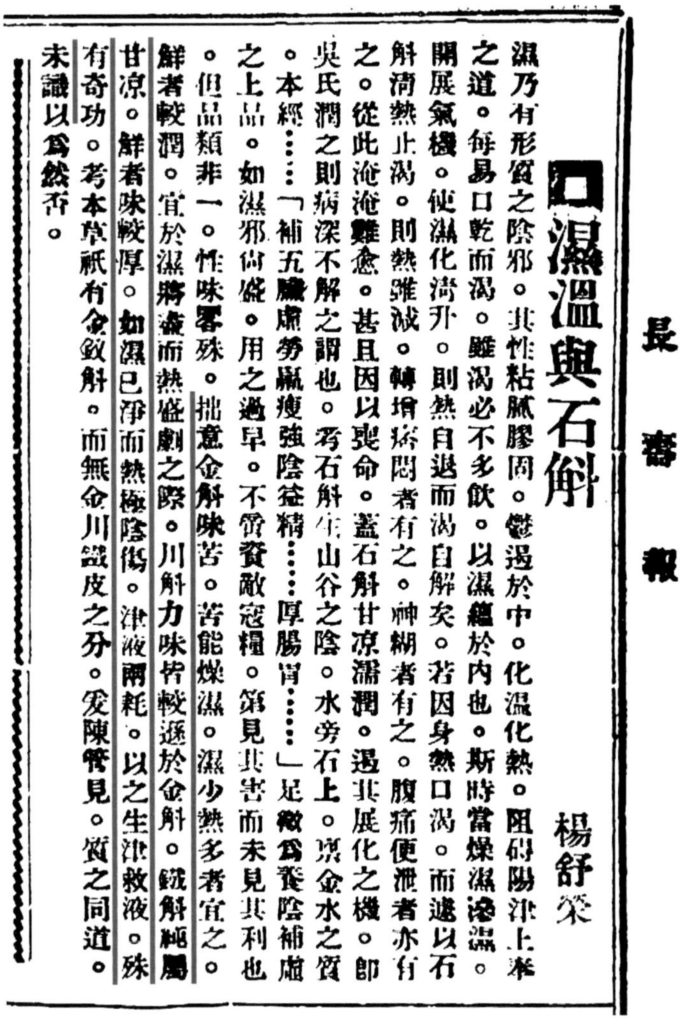

口濕溫與石斛　楊舒榮　長壽報

濕乃有形質之陰邪。其性粘膩膠固。鬱遏於中。化溫化熱。阻碍陽津上承之道。每易口乾而渴。雖渴必不多飲。以濕蘊於内也。斯時當燥濕滲濕。開展氣機。使濕化濕升。則熱自退而渴自解矣。若因身熱口渴。而遽以石斛清熱止渴。則熱雖滅。轉增痞悶者有之。甚且因以斃命。神糊者有之。腹痛便泄者亦有之。從此淹淹難愈。蓋石斛甘凉濡潤。遏其展化之機。即濟金水之質。吴氏潤之則病深不解之謂也。考石斛生山谷之陰。水旁石上。禀金水之質。爲養陰補虚之上品。本經……「補五臟勞羸瘦強陰益精……厚腸胃……」足徵爲養陰補虚之上品。用之過早。不啻資敵寇糧。第見其害而未見其利也。本品類非一。性味畧殊。抛意金斛味苦。苦能燥濕。濕少熱多者宜之。鮮者較潤。宜於濕將盡而熱盛劇之際。川斛力味皆較遜於金斛。以之生津救液。殊有奇功。鮮者味較厚。如濕已净而熱極陰傷。甘凉。津液兩耗。以之生津救液。殊有奇功。考本草紙有金釵斛。而無金川鐵皮之分。發陳管見。質之同道。未識以爲然否。

图6-12　杨舒荣　湿温与石斛《长寿报》上海（1932年）

### 4. 叶熙春用石斛

叶熙春（1881—1968年），祖籍慈溪，迁居钱塘。业医六十余载，誉满遐迩，名震浙沪。由李学铭主编的中国百年百名中医临床家丛书《叶熙春》中记载，叶老对于石斛之应用十分讲究，湿热俱盛而津伤，或滞下血痢者用鲜扁石斛；热盛津伤或虽夹湿而邪轻故大便不溏者用鲜石斛；邪盛正虚致津气两伤者用霍山石斛；病后调养用于胃阴不足者用川石斛。以上诸斛常与天花粉同用，生胃津，濡胃燥。

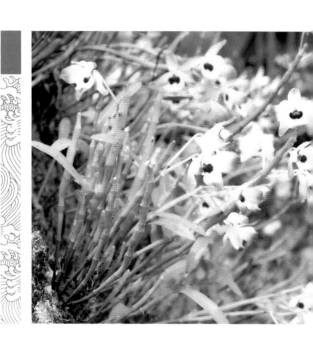

第七章

金钗石斛
鲜用为妙

赤水

## 一、《本草害利》——鲜石斛

凌奂（1822—1893年），晚清名医，字晓五，浙江归安（吴兴）人。《本草害利》，成书于1862年，据凌奂在自序中说，其幼年从同郡吴古年夫子游，夫子写《本草分队》一书，取用药如用兵之意。而先生之书，尚未刊行于世。凌氏又集各家本草，补入药之害于病者，删繁就简，撰述成书，更名曰《本草害利》。书中各药，均先陈其害，次叙其利，这种体裁在历代本草书中是独具一格的。

在本草书中，《本草害利》较早地展现了鲜石斛的特点："鲜石斛性加寒，尤退虚热；虚症（证）宜干，实症（证）宜鲜"，见图7-1。

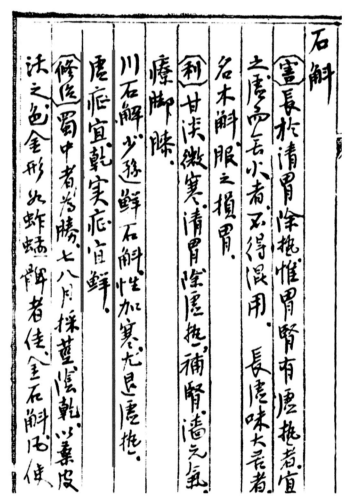

图7-1 《本草害利》鲜石斛

## 二、《本草便读》——鲜者治病除邪，每相宜于时证

章次公（1903—1959年），上海著名医家，深受丁甘仁、曹颖甫、章太炎等名家影响，善于结合临床实践，不断创新，灵活使用经方、时方。1934年《大众医学月刊》第2卷第1-2期合刊收录其《石斛之研究》一文。其中引用了《本草便读》对石斛的介绍，见图7-2。

《本草便读》，清·张秉成撰，刊于1887年。"金钗干霍，方所宜投力难齐。鲜者治病除邪，每相宜于时证。川者气轻味薄，究功用之平常"，显然，对于时证，由于经常实邪偏盛，用干金钗或霍山，以及川石斛，力难齐，效用不够，需先用鲜石斛以治病除邪。

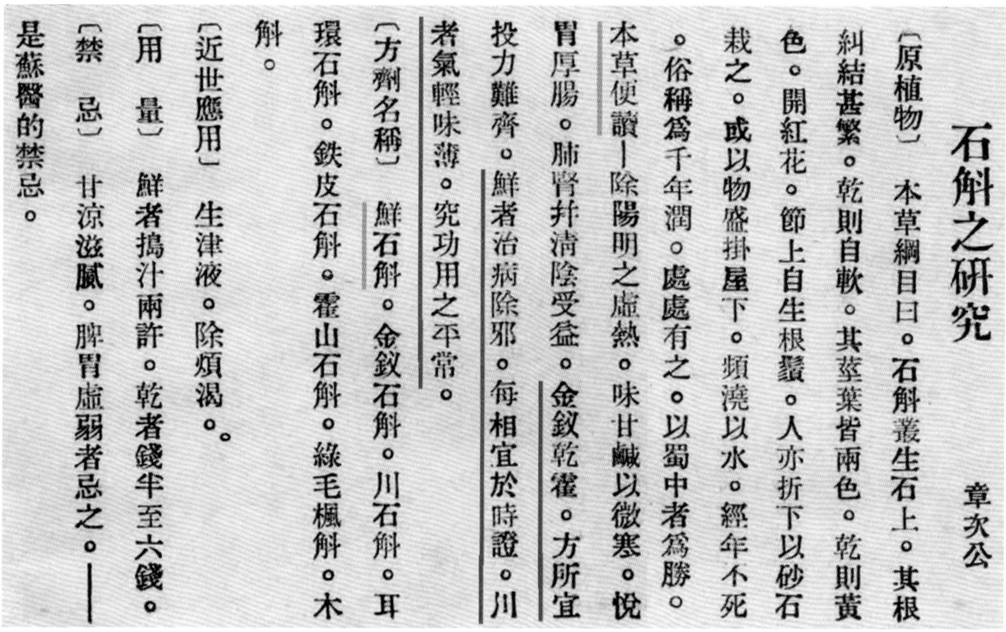

石斛之研究　　章次公

〔原植物〕本草綱目曰。石斛叢生石上。其根糾結甚繁。乾則自軟。其莖葉皆兩色。乾則黄色。開紅花。節上自生根鬚。人亦折下以砂石栽之。或以物盛掛屋下。頻澆以水。經年不死。俗稱爲千年潤。處處有之。以蜀中者爲勝。味甘鹹以微寒。悦胃厚腸。肺腎並清陰受益。

本草便讀－除陽明之虚熱。投力難齊。鮮者治病除邪。每相宜於時證。川者氣輕味薄。究功用之平常。

〔方劑名稱〕鮮石斛。金釵石斛。川石斛。耳環石斛。鉄皮石斛。霍山石斛。綠毛楓斛。木斛。金釵乾霍。方所宜川斛。

〔近世應用〕生津液。除煩渴。

〔用量〕鮮者搗汁兩許。乾者錢半至六錢。

〔禁忌〕甘涼滋膩。脾胃虚弱者忌之。是蘇醫的禁忌。

图7-2　《本草便读》鲜者治病除邪，每相宜于时证

### 三、金石斛一律用原金斛，不尚形式美观

1913年11月8日的上海《申报》刊登了中华医药联合会于农历十月初八晚开会的情形……上海名医夏应堂、丁甘仁等有参会商议；"次研究药品改良……又金石斛一味一律用原金斛，不尚形式美观"，可见当时上海的名医们在临床经验中也发现金钗石斛用"原金斛"效果更好，见图7-3。

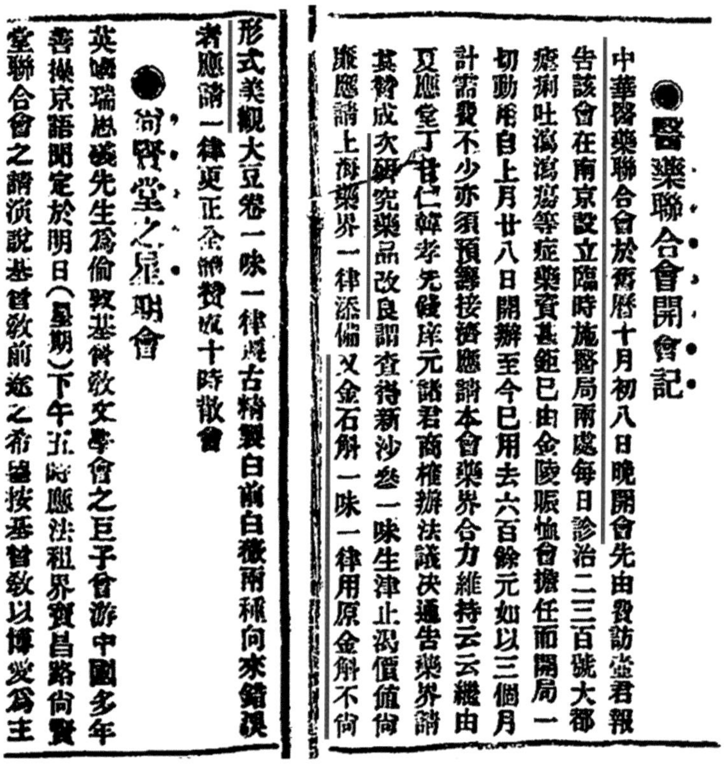

图7-3　金石斛一律用原金斛《申报》（1913年11月8日）

## 四、上海、江浙一带鲜石斛主要品种

### 1.《中国医学大辞典》鲜石斛

1921年，上海商务印书馆出版了谢观主编的《中国医学大辞典》，其中鲜石斛条目如下：“石斛茎之鲜者，如金钗石斛、铁皮石斛之类，取其茎之鲜者用之，治胃中大热、津竭证最良。”见图7–4；1935年上海世界书局出版了陈存仁主编的《中国药学大辞典》，同时还配套出版了《中国药物标本图影》，见图6–2。其中鲜石斛仅展现了鲜金石斛、铁皮鲜石斛两种。

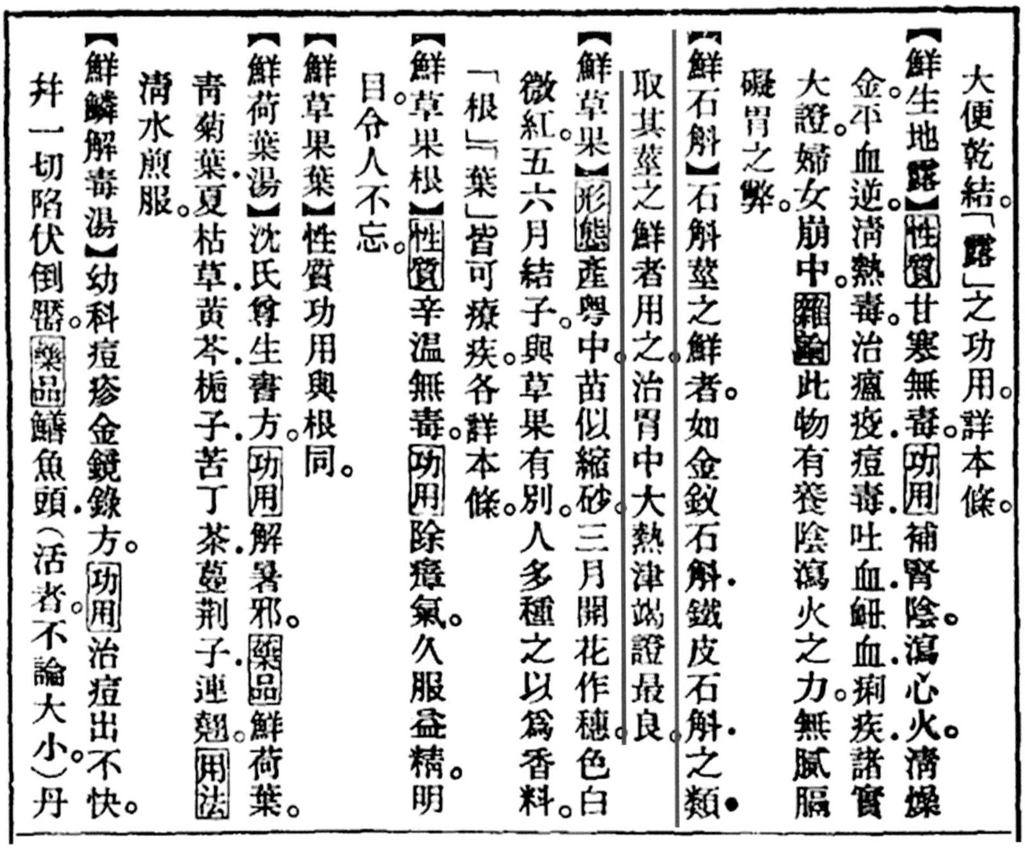
中國醫學大辭典　十七畫　鮮

大便乾結。「露」之功用。詳本條。

【鮮生地露】性質 甘寒無毒。功用 補腎陰。瀉心火。清燥金。平血逆。清熱毒。治瘟疫．痘毒．吐血．衄血．痢疾．諸實大證。婦女崩中。雜論 此物有養陰瀉火之力。無膩膈礙胃之弊。

【鮮石斛】石斛莖之鮮者。如金釵石斛．鐵皮石斛．之類●取其莖之鮮者用之。治胃中大熱津竭證最良。

【鮮草果】形態 產粵中。苗似縮砂。三月開花作穗。色白微紅。五六月結子。與草果有別。人多種之以爲香料。「根」「葉」皆可療疾。各詳本條。

【鮮草果根】性質 辛溫無毒。功用 除瘴氣。久服益精。明目。令人不忘。

【鮮草果葉】性質功用與根同。

【鮮荷葉湯】沈氏尊生書方。功用 解暑邪。藥品 鮮荷葉．青菊葉．夏枯草．黄芩．梔子．苦丁茶．蔓荊子．連翹。用法 清水煎服。

【鮮鱗解毒湯】幼科痘疹金鏡錄方。功用 治痘出不快。并一切陷伏倒靨。藥品 鱔魚頭．（活者。不論大小。）丹

图7–4　《中国医学大辞典》鲜石斛（1921年）

### 2. 赵橘黄先生浙江《采药旅行记》

近代著名本草学家赵橘黄先生于1934年春（3月）参与浙江建设厅主办之东南交通周览会举行的第一线之旅行，自杭州而南止于雁荡。浙江素为中药产生之区。赵橘黄先生参与该会籍得采药之机，旅行凡三星期。于《科学画报》1934年第二卷发表了《采药旅行记》。其中有关石斛的记载如下：

赵橘黄先生游丽水城中街市，过文昌阁大街，向生生堂祥记药铺购本地药材。肆主导观栽于盆中之石斛，计两种：①金钗石斛，外皮金黄而肥大，每两价三角。②鲜石斛（铜皮石斛、铜兰），外皮铁黑色而坚实，较独峰产者长大，每两五角。见图7–5之左图。

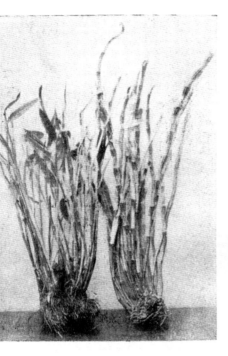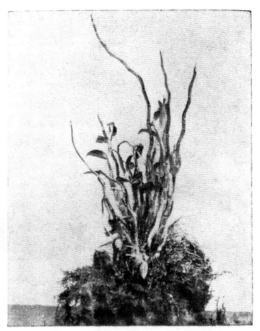

图7-5 赵橘黄1934年拍摄于浙江 鲜金钗、铜皮石斛，鲜铁皮石斛

赵橘黄先生还写道：旧传鼎湖峰产石斛，然因生长于危岗绝顶，撷采不易。查石斛种类颇多，习见者铁兰，即铁皮石斛，皮做铁色，花开似兰，产量少而生长难，最贵。二者铜兰，即铜皮石斛，皮作铜色，最廉。据近山农民云：独峰所产铁兰已采尽，仅余铜兰亦。即在农家购得铁兰十数根而归……偶记于此，以备留心医药者之参证。见图7-5之右图。

根据赵橘黄先生以上实地考察记录可知，当时浙江应用鲜金钗石斛、细茎石斛（铜兰）为多，铁皮石斛已经因采摘过度而稀缺了。

### 3. 上海鲜石斛的历史规格

上海中药界前辈王惠清在2004年出版的《中药材产销》中记载了鲜石斛历史规格：除鲜金钗外，过去商品称鲜石斛者主要还包括鲜铁皮、鲜铜皮、鲜爪兰等圆形石斛。但这些品种数量很少，其功效生津为主。数量大者为金钗石斛，商品称鲜金石斛或鲜金斗。其味苦，功效清热为主。因其形扁如钗，干后色金黄，故名金钗石斛或扁草。来源于栽培，而且带根者居多，可以种植保鲜，所以过去大型药店备有鲜货。据说用于退热，养阴，其效甚验，鲜品优于干品。据说抗日战争期间，因战乱运输不便，上海药市断档，患伤寒证者重病急用，曾出一两（31.25克）黄金购买500克鲜金钗石斛，留下传奇的故事。

## 五、北京鲜石斛主要品种

国医大师金世元在其2010年出版的《金世元中药材传统鉴别经验》中特别标注：鲜石斛，在中华人民共和国成立前，北京地区的四大名医孔伯华、施今墨、汪逢春、肖龙友经常使用。本品多由丰台区花乡卢廷喜（鲜药栽培专业户）经营。鲜石斛主要品种为金钗石斛，其他黄草石斛、铁皮石斛很少；环草石斛、马鞭石斛鲜品从未有过。近年来各种鲜石斛已绝迹。

## 六、鲜石斛的历史命运

上海中药界前辈王惠清在《中药材产销》中还特别讲道：鲜石斛在20世纪50年代以前比较常用，许多药店备有鲜货。当时仅上海一地年销量至少1万公斤。1957年全国鲜货曾收20万公斤。60年代以后，产量一度减少，同时经营鲜货的措施又没有跟上，货源时断时续，久而久之，医生改用干货，鲜货用量逐渐减少。至70年代后，许多药店不备鲜货，医生处方也就不开鲜货，后来慢慢被淡忘。因为鲜货无销路，产地少种植，这个品种成了名存实亡的品种。

20世纪90年代后，除了个别山区仍有少量栽培或野生，如贵州赤水，四川过去著名的产区合江、泸县、汉源。大城市里除了特色药店，如上海群力草药店，仍有备货之外，其他一律不经营。古医书记载，"鲜斛清热生津，力量尤伟"，是一味名药。可是现在知者不多，用者更少，此乃50年后中药退化的典型事例。历史名药，弃之不用，实在可惜。

笔者想，鲜石斛清热生津的功效这么好，应该大力加以恢复。

## 七、凌晓五用鲜扁斛

晚清名医凌晓五（凌奂）在《本草害利》中特别展现了鲜石斛的特点："鲜石斛性加寒，尤退虚热；虚证宜干，实证宜鲜"，但到底鲜金钗具体如何应用，这一点可在《凌晓五医案》中进一步得以窥探（图7-6）。

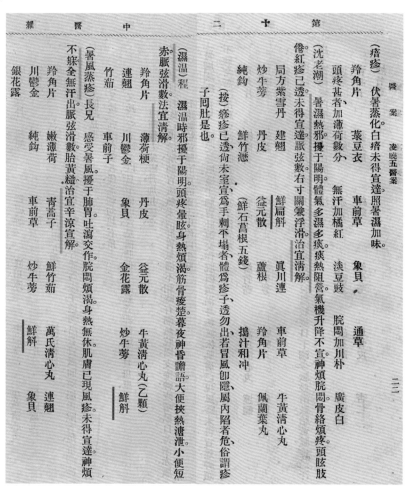

图7-6 《凌晓五医案》鲜扁斛 鲜斛

106

1924年，上海《中医杂志》第12期刊登了沈仲圭录的《凌晓五医案》。沈仲圭（1901—1986年），浙江杭州人，上海近代名医，1955年受聘到北京中国中医研究院工作。1918年2月，年仅17岁的沈仲圭拜杭州名医王香岩为师学习中医。王香岩，浙江镇海人，是湖州名医凌晓五的入室弟子，擅长治疗温热病。

在图7-6的三个医案中，方中药味用到了鲜扁斛、鲜斛，分别针对：①暑湿热邪，扰于阳明，体气多湿多痰，痰热阻营等；②湿温，湿温时邪扰于阳明，身热烦渴等；③暑风蒸疹，感受暑风，肌肤已现风疹，未得宣达等实证，治宜清解、辛凉宣解，诸药合用，以期共同发挥作用。

## 八、陈良夫妙用鲜金斛

陈良夫（1868—1920年），名盛当时，直至今日仍有很高的学术地位。前章已述，由浙江省中医研究所、浙江省嘉善县卫生局合编的《陈良夫专辑》记载，陈氏在温热病热盛为主时每用鲜石斛，津伤为主时每用干石斛，后期养胃阴则以枫斗石斛为主。原书作者写到此处，还特意强调：陈氏善用石斛，有独到经验。但热病早期，特别是湿热方盛之际，用之过早，总有滞湿恋邪之嫌，学者宜斟酌之。笔者猜想，原书作者似担心湿盛之时，倘若还用"味甘淡的石斛"，这样就会助湿而加重病情，但如果是用苦泄祛湿化痰的鲜金钗石斛，反而恰到好处。幸运的是，当笔者后来终于找到《颖川医案》的原版，陈良夫先生在风温挟痰肺胃津耗、痰热胶结久疟形瘦、温邪内发传为疹点三个医案中，针对温病实热，挟痰津耗，痰热胶结，甚至温邪内发之际，均用鲜金斛，剂量还不小，见图7-7、图7-8，可多参详。应该说陈良夫先生应用鲜金斛巧妙得当，疗效可期。

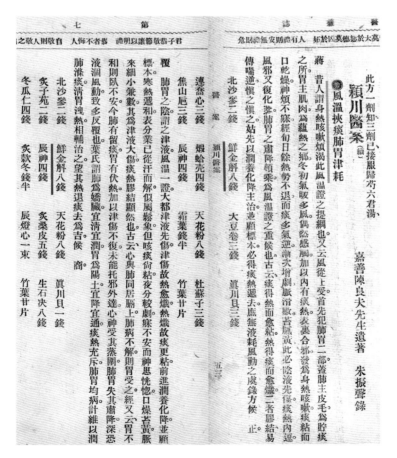

图7-7 《颖川医案》风温挟痰肺胃津耗案 鲜金斛

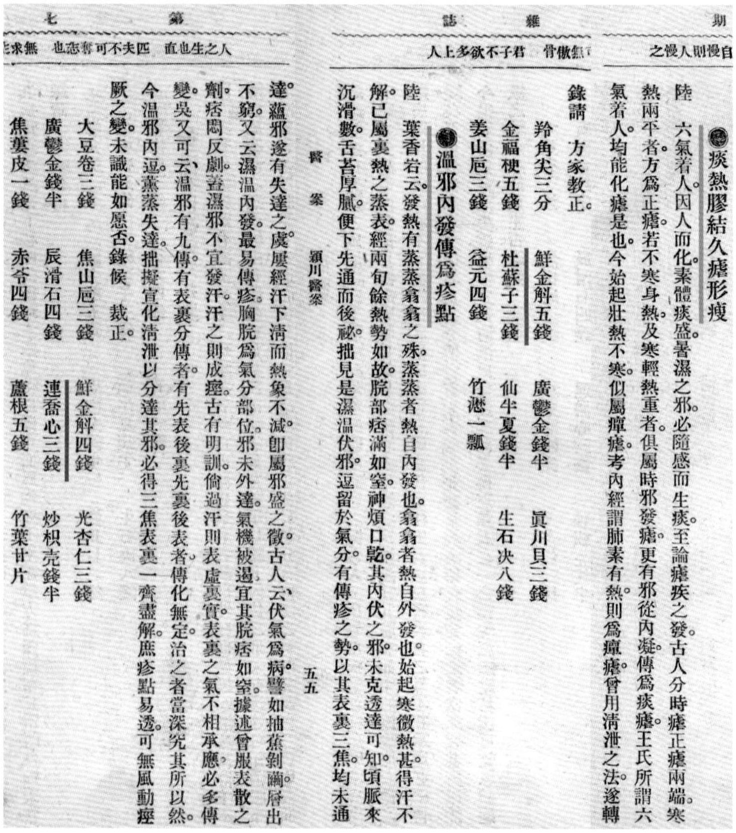

期　雜誌　第七

自慢則人慢之　傲骨　君子不欲多上人　人之生也直　匹夫不可奪志也　無求

痰熱膠結久瘧形瘦

陸

六氣着人。因人而化。素體痰盛。暑濕之邪。必隨感而生痰。至論瘧疾之發。古人分時瘧正瘧兩端。寒熱兩平者。方爲正瘧。若不寒身熱。及寒輕熱重者。俱屬時邪發瘧。更有邪從內凝。傳爲痰瘧。王氏所謂六氣着人。均能化瘧是也。今始起壯熱不寒。似屬癉瘧。考內經謂肺素有熱。則爲癉瘧。曾用清泄之法。遂轉

錄請　方家教正。

羚角尖三分　鮮金斛五錢　廣鬱金錢半　眞川貝三錢

金桔梗五錢　杜蘇子三錢　仙半夏錢半　生石决八錢

姜山巵三錢　益元四錢　竹瀝一瓢

溫邪內發傳爲疹點

陸

葉香岩云。發熱有蒸蒸翕翕之殊。蒸蒸者熱自內發也。翕翕者熱自外發也。始起寒微熱甚。得汗不解。已屬裏熱之蒸。表經兩旬餘。熱勢如故。脘部痞滿如窒。神煩口乾。其內伏之邪。未克透達可知。頃脈來沉滑數。舌苔厚膩。便下先通而後祕。揣見是濕溫伏邪。逗留於氣分。有傳疹之勢。以其表裏三焦均未通達。蘊邪遂有失達之處。屢經汗下淸而熱象不減。卽屬邪盛之徵。古人云、伏氣爲病。譬如抽蕉剝繭。層出不窮。又云濕溫內發。最易傳疹。胸脘爲氣分部位。邪未外達。氣機被遏。宜其脘痞如窒。據述曾服表散之劑。痞悶反劇。蓋濕邪不宜發汗。汗之則成痙。古有明訓。倘過汗則表虛裏實。表裏之氣不相承應。必多傳變。吳又可云、溫邪有九傳。有表裏分傳者。有先表後裏。先裏後表者。傳化無定。治之者當深究其所以然。今溫邪內逗。薰蒸失達。揣擬宣化清泄以分達其邪。必得三焦表裏一齊盡解。庶疹點易透。可無風動痙厥之變。未識能如願否。錄候　裁正。

大豆卷三錢　焦山巵三錢　鮮金斛四錢　光杏仁三錢

廣鬱金錢半　辰滑石四錢　連喬心三錢　炒枳殼錢半

焦蔞皮一錢　赤苓四錢　蘆根五錢　竹葉廿片

醫案　潁川醫案　五五

图7-8　《颖川医案》痰热胶结久疟形瘦案 温邪内发传为疹点案　鲜金斛

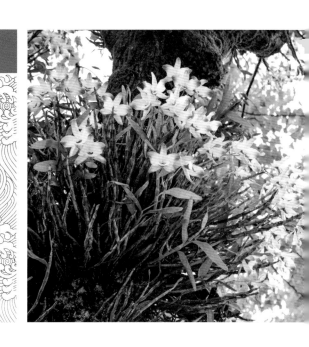

第八章

金钗石斛在时疫中的应用

赤水

在清朝末年和民国初期，上海是我国疫病流行最猖獗的地区之一，受到伤寒、霍乱、鼠疫、猩红热、天花、白喉等传染病的频繁侵袭，当时出现了一批擅长治疗疫病的上海名医，如祝味菊、徐相任、吴瑞甫、丁甘仁等，他们上承江南温病学余绪，旁纳西方医学新知，在临床治疫上各展所长，取得了近代中医疫病学理论与实践的丰硕成果。

加强石斛在疫病中的应用历史梳理，有利于回归金钗石斛在防疫中的正确使用。

## 一、丁甘仁《喉痧症治概要》验方

据黄瑛编撰的《医林闻趣》记载，1896年，上海流行喉痧症（猩红热），此病传染性极强，治疗不及时必有生命危险，当时上海有数万人罹患此病，尤其在生活环境差的贫穷者中间流行迅速，其中许多人因治疗不及时而死亡。那时候上海各大医院诊所都是来求治的喉痧症病人，但大多因治不得法、药不对路而无功而返。唯丁甘仁诊所疗效甚佳，每起沉疴。他为喉痧症治疗拟定了内服方剂、吹药方、外贴药等，救治了不少危重病人。几年时间治愈了喉痧症近万例，被世人称为"活菩萨"。

《喉痧症治概要》（图8-1）成书于1927年。本书总结了丁甘仁对喉痧症的论治、诊治方

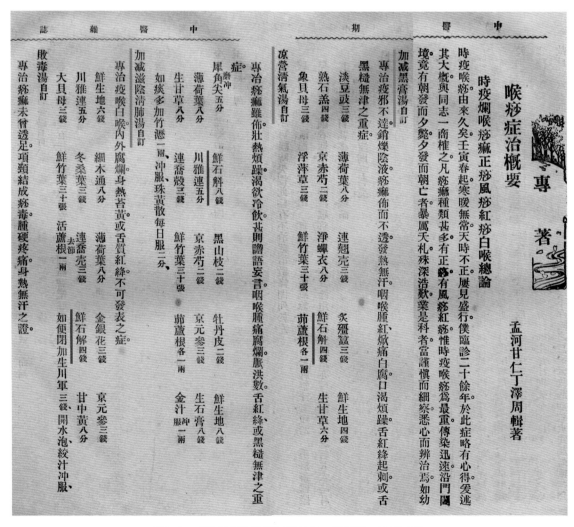

图8-1 《喉痧症治概要》丁甘仁 鲜石斛（1927年）

药、验案和前人喉痧症论治经验，为治疗喉痧症提供了有效的方案，也为现代急性呼吸道传染病的诊治提供了新的思路。书中对时疫烂喉、正痧、白喉等进行了总论，自订了8个喉痧症常用经验方，其中3个验方中用到了鲜石斛，根据本文前引述丁氏"在温病等发热病中及湿温、湿热郁久耗气伤阴皆用金钗石斛"的记载，以及病机药性，笔者推测这里的鲜石斛采用鲜金钗石斛的概率比较大，尤其在"凉营清气汤""加减滋阴清肺汤"中。

## 二、《全国名医验案类编》叶鉴清治疫喉痧案

《全国名医验案类编》，何廉臣编，1929年上海大东书局铅印本。本书刊行后，在海内外引起极大反响，成为治疗急性热病的重要参考著作。叶鉴清，上海名医，其在疫喉痧案的诊治中对金钗石斛的应用出神入化，列于表8-1，详可参见图8-2至图8-5。

表8-1　叶鉴清治疫喉痧案处方中的石斛用法

| 诊疗过程 | 治法 | 石斛品种 | 石斛用量 | 方中地位 |
|---|---|---|---|---|
| 初诊 | 宜以大剂清解、生津败毒 | 鲜石斛 | 一两先煎 | 主药 |
| 次诊 | 拟生津凉胃、清解热毒 | 鲜石斛 | 一两 | 主药 |
| 三诊 | 仍议清胃生津、通利大便 | 鲜石斛 | 一两 | 主药 |
| 四诊 | 再清胃生津、解毒 | 鲜石斛 | 八钱 | 主药 |
| 五诊 | 阳明邪热有余，津液不足，慎防生变，治守原意 | 鲜石斛 | 七钱 | 主药 |
| 六诊 | 仍议生津清化 | 鲜石斛 | 七钱 | 主药 |
| 七诊 | 化险为夷，治再清养 | 鲜石斛 | 四钱 | 佐药 |
| 八诊 | 治守原法，参以润肠 | 鲜石斛 | 四钱 | 佐药 |
| 九诊 | 静养调理，自可复原 | 元金斛 | 三钱 | 佐药 |
| 十诊 | 病后调理，贵乎平淡 | 元金斛 | 三钱 | 佐药 |
| 十一诊 | 平淡调理 | 川石斛 | 三钱 | |

由表8-1可见：①疫喉痧案，疫病急毒凶险，在整个处方的药味中，鲜金钗石斛起到了重要的作用；②初诊到三诊，治以生津败毒、清解热毒、清胃生津，鲜金钗作为主药，用量大至一两，起到了关键作用；③四诊到六诊，毒势稍减，但仍需清胃生津、解毒、清化，鲜金钗用量也稍减，用到七到八钱；④七诊到八诊，病势已化险为夷，治再清养，鲜金钗继续减量，只用四

钱；⑤九诊到十诊，静养调理，自可复原，金钗由鲜品换成元金斛，用量仅三钱，病后调理，贵乎平淡；⑥十一诊，诸恙皆和，平淡调理，金钗斛最后换成川石斛，日常调养即可。叶鉴清医生在此案中的石斛用法让人叹为观止。

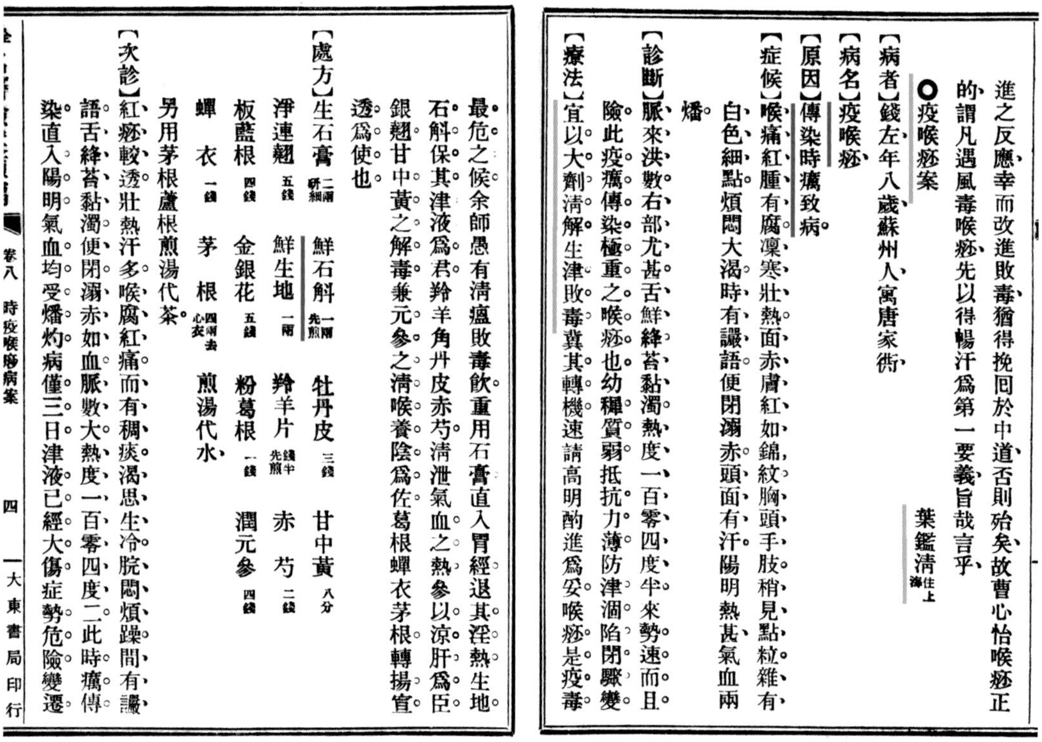

○疫喉痧案

進之反應幸而改進敗毒猶得挽囘於中道否則殆矣故曹心怡喉痧正的謂凡遇風毒喉痧先以得暢汗爲第一要義旨哉言乎

葉鑑清　佳上海

【病者】錢左年八歲蘇州人寓唐家衖

【病名】疫喉痧

【原因】傳染時癘致病

【症候】喉痛紅腫有腐凜寒壯熱面赤膚紅如錦紋胸頭手肢梢見點粒雜有白色細點煩悶大渴時有讝語便閉溺赤頭面有汗陽明熱甚氣血兩燔

【診斷】脈來洪數右部尤甚舌絳苔黏濁熱度一百零四度半來勢速而且險此疫痧傳染極重之喉痧也幼穉質弱抵抗力薄防津涸陷閉驟變

【療法】宜以大劑清解生津敗毒冀其轉機速請高明酌進爲妥

【處方】
生石膏 二兩研細
鮮石斛 先煎
牡丹皮 三錢
甘中黃 八分
淨連翹 五錢
鮮生地 一兩
羚羊片 先煎中
赤芍 二錢
板藍根 四錢
金銀花 五錢
粉葛根 一錢
潤元參 四錢
蟬衣 一錢 心衣去
茅根 煎湯代水

最危之候余師愚有清瘟敗毒飲重用石膏直入胃經退其淫熱生地石斛保其津液爲君羚羊角丹皮赤芍清泄氣血之熱參以涼肝爲臣銀翹甘中黃之解毒兼元參之清喉養陰爲佐葛根蟬衣茅根轉揚宜透爲使也

【次診】紅痧較透壯熱汗多喉腐紅痛而有稠痰渴思生冷脘悶煩躁間有讝語舌絳苔黏濁便溺赤如血脈數大熱度一百零四度二此時痧傳染直入陽明氣血均受燔灼病僅三日津液已經大傷症勢危險變遷

另用茅根蘆根煎湯代茶

卷八　時疫喉痧病案　四　大東書局印行

图8-2　《全国名医验案类编》叶鉴清　疫喉痧案之一

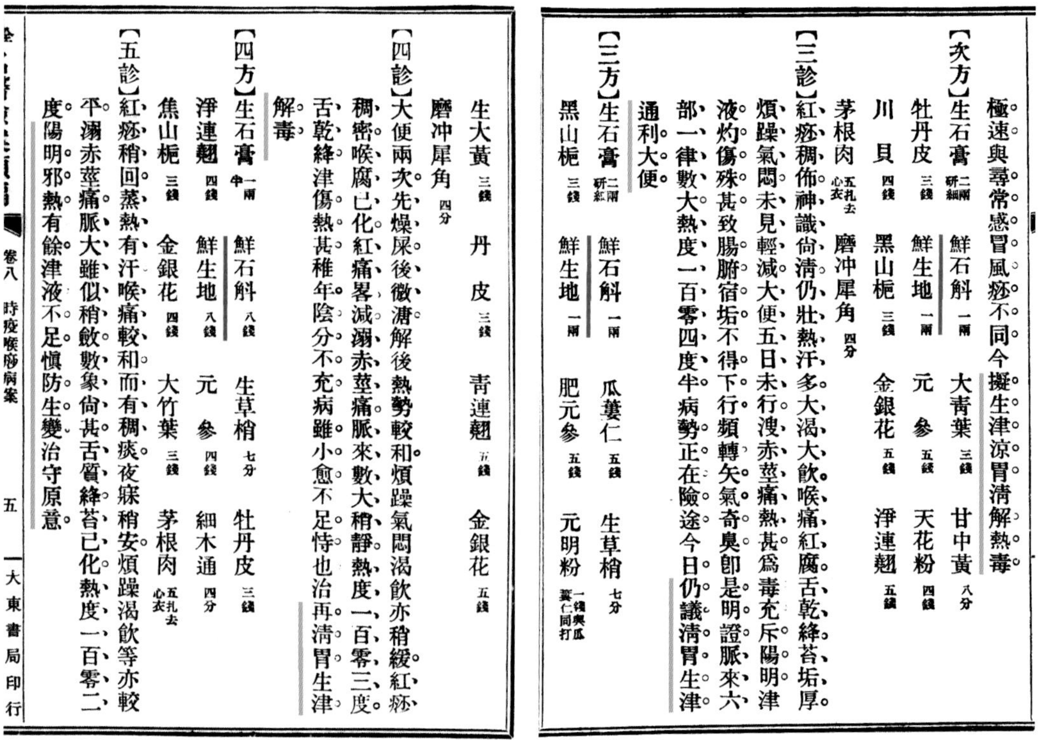

【次方】
生石膏 二兩研細
鮮石斛 一兩
大青葉 三錢
甘中黃 八分
牡丹皮 三錢
鮮生地 一兩
元參 五錢
天花粉 四錢
川貝 四錢
黑山梔 三錢
金銀花 五錢
淨連翹 五錢
茅根肉 心衣去
磨冲犀角 四分

極速與尋常感冒風痧不同今擬生津涼胃清解熱毒

【三診】紅痧稠佈神識尚清仍壯熱汗多大渴大飲喉痛紅腐舌乾絳苔垢厚煩躁氣悶未見輕減大便五日未行溲赤莖痛熱甚爲毒充斥陽明津液灼傷殊甚致腸腑宿垢不得下行頻轉矢氣奇臭即是明證脈來六部一律數大熱度一百零四度半病勢正在險途今日仍議清胃生津通利大便

【三方】
生石膏 二兩研紅
黑山梔 三錢
鮮石斛 一兩
瓜蔞仁 五錢
鮮生地 一兩
肥元參 五錢
元明粉 一錢與瓜蔞仁同打
生草梢 七分

【四診】大便兩次先燥尿後微溏解後熱勢較和煩躁氣悶渴飲亦稍緩紅痧稠密喉腐已化紅痛累減赤莖痛較和而有稠痰夜寐稍安煩躁渴飲等亦較舌乾絳津傷熱甚稚年陰分不充病雖小愈不足恃也治再清胃生津解毒

【四方】
生石膏 中一兩
磨冲犀角 四分
生大黃 三錢
丹皮 三錢
淨連翹 四錢
鮮生地 八錢
青連翹 五錢
鮮石斛 八錢
生草梢 七分
金銀花 五錢
元參 四錢
牡丹皮 三錢
焦山梔 三錢
細木通 四分 心衣去
金銀花 四錢
大竹葉 三錢
茅根肉 心衣去

【五診】紅痧稍稍囘蒸熱有汗喉痛較和而有稠痰脈大雖似稍斂數象尚甚舌暗絳苔已化熱度一百零二度平溺赤莖痛大渴似稍平陽明邪熱有餘津液不足慎防生變治守原意

淨連翹 四錢
金銀花 四錢

卷八　時疫喉痧病案　五　大東書局印行

图8-3　《全国名医验案类编》叶鉴清　疫喉痧案之二

【六診】熱勢大衰紅痧循序而回諸恙悉見和平脈來右弦數左尚和平舌紅潤根薄熱度一百零零一邪勢日退津液日回胃約亦展種種逢凶轉

【五方】生石膏 一兩 研細　鮮石斛 七錢　天花粉 四錢　淨連翹 四錢
竹葉心 三十　鮮生地 八錢　川貝母 三錢 去心　元 參
金銀花 四錢　燈 心 三扎　生草梢 七分　塘西甘蔗皮 五錢

【六診】紅痧漸回身癢表熱較淡內熱煩悶渴飲等亦較和種種邪退之象邪既退化津液即可保全舌絳稍淡而潤喉痛已和溺赤莖利脈來弦數熱度一百零一度半邪癰雖退蘊熱尚盛童年陰未充足須加意謹慎勿變方安今日仍議生津清化

【六方】生石膏 七錢 研細　元 參 三錢　生草梢 五分　淨連翹 四錢
竹葉心 三十　鮮石斛 七錢　天花粉 四錢　菉豆衣 五錢
金銀花 四錢　燈 心 三扎　嫩蘆根 去一兩 節　塘西甘蔗皮 五錢

【七診】熱勢大衰紅痧循序而回諸恙見和平脈來右弦數左尚和平舌紅潤根薄熱度一百零零一邪勢日退津液日回胃約亦展種種逢凶

【七方】西洋參 一錢　元 參 三錢　淨連翹 三錢
燈 心 三扎　鮮石斛 四錢　大竹葉 三十
菉豆衣 四錢　甘蔗皮 四錢嘛西　嫩蘆根 去八錢 節　金銀花 三錢

【八診】痧回熱減惟寐醒後嗌燥口乾苦須飲湯水方能言語喉痧乃疫毒之病極傷津液大便欲行而不解腸燥有留熱也脈來右尚弦數熱度一百度治守原法參以潤腸

【八方】西洋參 一錢　元 參 三錢　淨連翹 三錢　瓜蔞仁 四錢
大竹葉 三十　鮮石斛 四錢　大麻仁 研 四錢　金銀花 三錢
松子仁 三錢　嫩蘆根 去八錢 節

【九診】大便仍欲解不行後用洋蜜錠納穀道中逾時始得下行尚暢即古人蜜導煎法最穩安效速暮分佈形肌熱口乾津液不復餘熱未清所幸

吉化險爲夷治再清養。

图8-4　《全国名医验案类编》叶鉴清　疫喉痧案之三

粥飲漸加夜寐頓安熱度一百度靜養調理自可復元。

【九方】西洋參 一錢　元 參 三錢　淨連翹 三錢　菉豆衣 四錢
原金斛 三錢　東白薇 錢半　金銀花 三錢　嫩蘆根 去八錢 節
塘西甘蔗皮 四錢

【十診】表熱已解大便又行溺黃邪熱已退津液來復脈至數象已和病後調理貴乎平淡。

【十方】西洋參 一錢　元 參 三錢　菉豆衣 三錢　淡竹葉 錢半
甘蔗皮 四錢　原金斛 三錢　生穀芽 三錢　嫩蘆根 四錢
燈 心 三扎　原金斛 三錢　生穀芽 三錢

【十一診】諸恙皆和脈來和軟有神安穀甜睡再以平淡調理。

【十一方】西洋參 一錢　川石斛 三錢　稻豆衣 三錢　淡竹葉 錢半
橘 白 一錢　南沙參 三錢　生穀芽 三錢　菉豆衣 三錢

图8-5　《全国名医验案类编》叶鉴清　疫喉痧案之四

### 三、清代黔南·圣德清热饮用鲜石斛

1984年，黔南布依族苗族自治州的李俊泉医生偶然的机会，在其首府都匀市发现一手抄本医书。手抄本有两个内容，一部分涉及中医外科，另一部分涉及中医妇产科。其中外科部分名为《扁鹊仙师外科真传》，托名为罗怀忠氏（1679—1747年）所传。因手抄本为清代早中期著作，又在贵州都匀发现，故整理者（吴元黔等）将之定名为《清代黔南中医手抄本》。整理者还发现手抄本中的用药不仅符合理论，而且能够因地制宜，很多采用贵州本地可以就地取材的鲜品，颇有地方民族特色。故该手抄本不仅有不可多得的史料价值，而且其药物、处方等也具有临床实用价值和潜在的开发利用价值。

圣德清热饮《扁鹊仙师外科真传注评》（《贵州黔南清代中医手抄本注评集萃》）

【组成】鲜竹叶、鲜柏叶、鲜榴枝、鲜石斛。

诸药泡水服，专治杨梅疮，各毒初起，心似火焚，口渴、眼红诸症。

【方歌】清热饮中竹柏叶，榴枝石斛均用鲜。

杨梅诸毒病初起，口渴眼红心似煎。

诸药将来泡水服，自然热退得安全。

【注评】（原书整理者）

（1）鲜竹叶：禾本科植物淡竹的叶。性寒，味甘淡，有清热除烦，利尿通淋，息风定惊之功效。

（2）鲜柏叶：指柏科常绿乔木植物侧柏的嫩枝及叶。性微寒，味苦涩，有凉血止血，祛痰止咳之功效，为治各种内外出血之要药。

（3）鲜榴枝：即石榴的嫩枝，有杀虫止痢作用。性味等与石榴皮类似。

（4）鲜石斛：兰科多年生草本植物，学名为 *Dendrobium nobile* Lindl.，功效清热解毒，滋阴生津。

（5）杨梅疮：即梅毒。梅毒患者，由于湿热病毒侵入卫分、气分后，耗气伤阴，津亏火旺，热如于营分，虚热上扰心神，故有口渴、咽干等津亏之象，及心似火焚、眼红等虚火上炎之表现。本方四味，均为鲜品，竹叶清虚热而又能生津液，柏叶凉血止血，鲜石斛乃清热解毒，滋阴生津之要药，三味均性微寒，作用柔和，加上榴枝能杀虫解毒，能切中病机。对梅毒初起有一定疗效，可泡水代茶常饮。但还应结合其他有效抗菌药物治疗方可。原方未标剂量，不需限制。

### 四、广西名医陈务斋治伤风时疫证案

陈务斋，住梧州四方井街，早年接受家传医术，后又到上海中医函授学校学习，对中医理论理解颇深。民国时期，陈务斋是治疗时疫成效最为突出者之一，在近现代广西传染病防治方面有较突出的贡献。1917—1918年，容县霍乱流行，陈务斋前往救治，病人多痊愈。

【病名】伤风时疫证。

【病者】陈某某，年29岁，广西容县，住乡，体壮，业农。

【原因】素因过食生冷果实，以致脾难运化，蓄湿生热。诱因风疫流行，菌毒由口鼻吸入，直接传染。

【证候】初起恶寒发热，头目俱痛，腰脊硬疼，四肢痛倦，咳嗽气喘，咽干口燥，痰涎胶黏，咳则困难，间或咯血。继则全体大热，昼夜大休，烦躁已极，痰涎上壅，咳更困难，声破而嗄，不能语言，神识乍醒乍昏，面色紧黑，目白现赤血丝，唇赤黑肿，便结数日不行，溺短赤涩。

【处方】羚犀杏石解毒汤。

羚羊角三钱（先煎），犀角尖二钱（磨冲），北杏仁五钱，生石膏二两（研细），肥知母六钱，鲜钗斛四钱，金银花四钱，生桑皮五钱，人中白四钱，天花粉五钱，西红花二钱。

先用活水芦笋四两、鲜茅根三两，煎汤代水，煎成，加竹沥一杯，冲服。

【次方】大承气汤加减方。

生大黄五钱，小枳实四钱，生石膏一两（研细），川黄柏五钱，芒硝三钱，天花粉六钱，西红花二钱，莲子心四钱，原桃仁三钱煎服。

【三方】百合固金汤加减方。

野百合二钱，大玄参五钱，川贝母三钱（去心），大生地四钱，津桔梗一钱，破麦冬三钱，生白芍四钱，生石膏四钱（研细），肥知母三钱，粉甘草一钱，西洋参钱半，鲜钗斛三钱，白归身钱半，熟地露十两，枇杷露六两（二味代水煎药）。

【四方】补肺阿胶汤加生脉散。

贡阿胶三钱（烊，冲），炒牛蒡钱半，北杏仁四钱，粉甘草一钱，东、西洋参各钱半，破麦冬三钱，北五味三分，陈糯米三钱煎服。

【效果】五日热退体和，谵语已除，人事亦醒。直至三十日，咳嗽始减，声清不破，食量略进。四十日，咳嗽全除，食量大进，元气恢复而痊。

说明：是年戊午（1918年）秋末冬初，气候温燥，乡村市镇，时疫大为流行，各家长幼，互相传染者十之八九。几至路无行人，医药无效，死亡甚众，惨不可忍。余是役诊治数千人，其症大略相同，药方俱照案内，按症之轻重，用药之加减，倘年老及幼孩，或标本不同，用量须加详察，胎前产后尤当酌量调治，经余手者，十愈七八，特录数证，就正有道。

【廉按】疫必有毒，毒必有菌，菌毒吸自口鼻，由气管达于血管，将血气凝结，壅塞津门，津郁为痰，阻滞气机，故见种种肺病，内陷心包……此案初方，使疫毒由血分转出气分，妙在犀羚合西藏红花，透解血毒，行散血瘀（鲜钗斛清肺解毒化痰），膏、知、桑皮，合芦、茅二根，清宣气热，使其速转出气分而解。第二方，使疫毒瘀积，由胃肠排泄而出。三方、四方，辛凉合甘寒法，清滋互用，为风燥热疫善后之正法。非素有经验，能负重任者不办。

## 五、细生地、鲜石斛煎汤代茶预防丹疹

1929年春，上海疫势颇为猛烈，猩红热、天花、脑膜炎流行，所伤孩童及成年者颇多。猩红热，为某种链球菌引起的急性传染病，中医称之为丹疹、喉痧、丹痧、疫痧、疫喉痧、痧喉等。1929年4月6日的上海《申报》刊登了中医名家陈存仁发表的预防实用小方：如略感不舒，宜以细生地五钱、鲜石斛一钱，煎汤代茶预防。见图8-6。此处用法，鲜金钗石斛应可发挥其良好的解毒清热，生津润喉等作用。

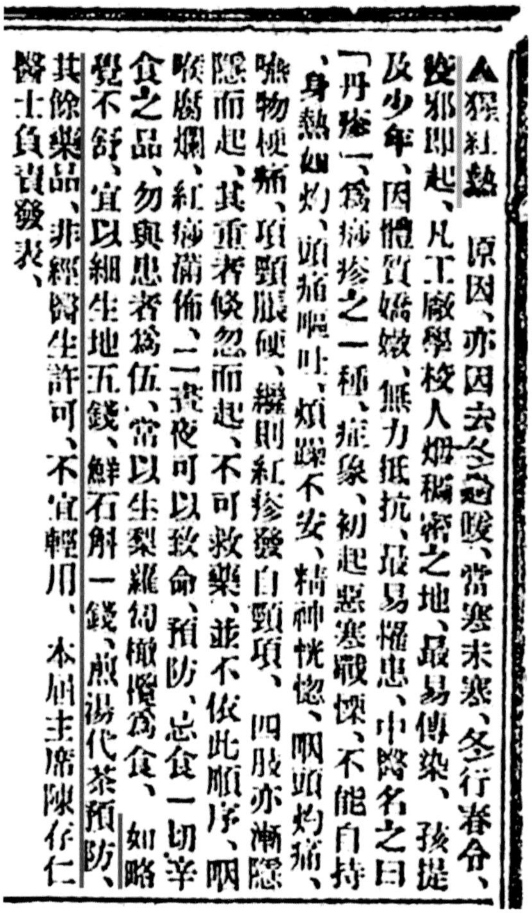

【猩紅熱】

原因、亦因去冬過暖、常塞未塞、各行春令、疫邪即起、凡工廠學校人烟稠密之地、最易傳染、孩提及少年、因體質嬌嫩、無力抵抗、故易罹患、中醫名之曰「丹痧」爲痧疹之一種、痧象、初起惡寒戰慄、不能自持、身熱灼灼、頭痛嘔吐、煩躁不安、精神恍惚、咽頭灼痛、喉物梗梗、項頸脹硬、繼則紅疹發自頸項、四肢亦漸隱隱而起、其重者倏忽而起、不可救藥、並不依此順序、咽喉腐爛、紅痧滿佈、二者夜可以致命、預防、忌食一切辛食之品、勿與患者爲伍、常以生梨蘿蔔橄欖爲食、如略覺不舒、宜以細生地五錢、鮮石斛一錢、煎湯代茶預防、其餘藥品、非經醫生許可、不宜輕用、本屆主席陳存仁醫士負責發表。

图8-6　《申报》　细生地、鲜石斛煎汤代茶预防　（1929年4月6日）

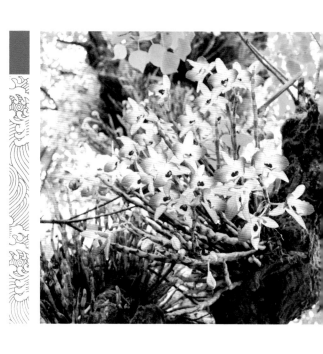

金钗石斛名

医治病实录

第九章

赤水

## 施今墨治糖尿病案

施今墨（1881—1969年），祖籍浙江省杭州市萧山区。中国近代中医临床家、教育家，京城四大名医之一。施今墨先生早年曾追随孙中山先生参加了推翻清朝的辛亥革命，是中国民主革命的先驱者，后弃政从医。在60年从医生涯中，以高超的医术，活人无数。他始终倡导中西医结合，并通过创办华北国医学院，为社会培养了一大批德才兼备的中医人才。

### 阴虚血热（糖尿病）案

毕男，26岁，患糖尿病2年，形体渐瘦，小便频多，口渴思饮，消谷善饥，牙龈时肿出血，甚至化脓，自觉手足心及周身烦热不适。舌瘦无苔、舌质暗红，脉象沉微。拟清热滋阴，活血化瘀法，舍脉从症治之。

鲜石斛10克，金石斛10克，生石膏18克（打碎先煎），怀山药60克，炒丹参及丹参皮各10克，生黄芪30克，生熟地各12克（酒炒），葛根10克，瓜蒌子及根各12克（同打），五味子10克，白蒺藜10克，沙蒺藜10克，绿豆衣12克。

【二诊】前方连服4剂，诸证均有所减，但不能劳累。牙龈未再出血，烦热亦未现，唯大便稍燥，拟用前法，略改药味常服。

鲜石斛6克，金石斛6克，晚蚕沙、炒皂角子各10克（同布包），生黄芪30克，怀山药30克，生石膏18克（打碎先煎），野党参12克，瓜蒌子及根各10克（同打），白蒺藜6克，沙蒺藜6克，生熟地各10克，五味子5克。

【按】本案为阴虚血热瘀阻证之糖尿病。以丹参、丹皮、生地为主力，辅以滋阴清热之品，用生石膏者，既折其妄炎之势，又能保阴止渴。血热既除，当补中气，常服方中加野党参、生黄芪，使其气血调和，疗效便可巩固。金石斛益胃生津为主，鲜石斛养阴清热为要，二药（鲜品、干品）参合，肺肾合治，金水相生，益胃生津，养阴清热，治疗糖尿病之肺肾之力益彰。

### 气阴两伤（糖尿病）案

王男，69岁，体态素丰，精力充沛，近两月来，消瘦甚速，疲乏无力，烦渴多饮，半夜干渴致醒，饮后才能再睡，尿量极多，稍一行动即觉出汗，纳少无食欲。苔白而糙，脉象虚数。辨证立法：饮一溲二是属下消，脾阳虚则易汗，津伤则恣饮。胃主卫，卫气不固，胃弱不食，以致日渐消瘦，体倦无力，脉象虚数，证属气阴两伤，法当补中，生津，兼助消化法。年近古稀，行动不便，本方可作常服。

生黄芪30克，鸡内金10克（焙），谷麦芽各10克，天花粉12克，黑元参10克，野於术6克，生石膏18克，西党参10克，佩兰叶10克，绿豆衣12克，金石斛6克，鲜石斛6克，生白果12枚（连皮打）。

【按】本案为气阴两伤之糖尿病，卫气不固，易汗少食，胃主卫，脾主营，脾胃和则营卫调，气固津回，诸症均除。

## 萧龙友治失眠、咽痛案

萧龙友（1870—1960年），近代著名国学家、中医学家，民国时"北平四大名医"之首。祖籍四川省三台县，光绪丁酉年（1897年）拔贡。1928年后弃官行医，号为"息翁"，悬壶济世数十载，享誉京城。中华人民共和国成立后，他精神焕发，改别号"息翁"为"不息翁"。历任第一、第二届全国人民代表大会代表，在第一届全国人民代表大会第一次会议上首次提案设立中医学院，后被人民政府采纳。曾任中国科学院生物地学部委员（院士），原卫生部中医研究院（现中医科学院）学术委员、名誉院长，并任中华医学会副会长等职。著有《现代医案选》《整理中国医药学意见书》《息园医隐记》《天病论》等。

### 萧龙友治失眠案

**罗女**，59岁，1952年5月24日。

【初诊】据述偏左后背骨缝作痛，牵及胁肋肩臂均作痛，已半月有余，头脑不时震动，入夜尤甚，因而睡眠不安。肝旺脾虚，当从本治。

灵磁石五钱（先煎），空沙参四钱，当归须四钱，小川芎三钱，真郁金三钱，桑寄生四钱，金狗脊三钱（去毛），杭白芍四钱，制乳没各三钱，首乌藤八钱，细生地三钱，朱茯神三钱，生甘草二钱，生藕节五枚。

【二诊】6月4日。

据述药后头及身痛均减轻，唯精神不振，肢体疲乏，夜眠不安。内热尚甚，肝胃不和，故时做呃逆，仍依前法加减。

台党参三钱，全当归四钱，首乌藤一两，真郁金三钱，抱木茯神四钱，桑寄生五钱，炒栀子三钱，粉丹皮三钱，酒黄芩二钱，制乳没各三钱，白蔻仁二钱，赤白芍各三钱，生茅根五钱，生藕节五枚。

【三诊】10月25日。

肝胃有热，心肾不交，故夜眠不安，仅能睡一小时左右，醒后即不能再睡，仍当从本治。

灵磁石五钱（先煎），首乌藤三两，真郁金三钱，朱茯神五钱，苦杏仁三钱（去皮尖，捣），炒栀子三钱，粉丹皮三钱，生杭芍八钱，柏子仁四钱，干生地五钱，肥知母三钱，川贝母三钱，合欢花四钱，酒黄芩三钱，生茅根一两，带心莲子十五粒。

【四诊】10月31日。

夜眠不安，胃纳不甘，头顶作痛，口中发苦。肝热太甚，心肾不交，当依法再进。

鲜石斛五钱（先煎），空沙参五钱，嫩藁本三钱，酒黄芩柏各二钱，真郁金三钱，天麦冬各三钱，肥知母三钱，川贝母三钱，朱枣仁四钱，北五味一钱（打），合欢花四钱，大生地六钱，盐砂仁三钱，生甘草二钱，带心莲子十五粒。

【五诊】12月19日。

内热甚重，夜眠易醒，醒则不能再睡，致鼻干有血，口苦，晨起尤甚，不时咳痰，仍当治本。

鲜石斛四钱（先煎），南沙参四钱，首乌藤一两，天麦冬各三钱，全当归三钱，干生地五钱，肥知母三钱，川贝母三钱，天花粉三钱，小川芎三钱，炒栀子三钱，粉丹皮三钱，夜合花三钱，生甘草三钱，生藕节五枚。

【六诊】1953年3月30日。

据述近日周身乏力，夜眠易醒，鼻孔发干，口尚作苦。肝肾之热太重，故晨起略作咳痰，仍当从本治。

霍石斛、灵磁石各四钱（同先煎），北沙参四钱，朱茯神四钱，桑寄生五钱，炒栀子三钱，粉丹皮三钱，大生地四钱，大麦冬三钱，酒黄芩柏各三钱，首乌藤八钱，天花粉四钱，生甘草二钱，生梨皮一具。

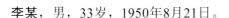

## 萧龙友治咽痛案

**李某**，男，33岁，1950年8月21日。

脉弦而微数，舌苔黄白相间，喉际糜烂后肿，口腔偏左连至口角腐烂大片，据述六年前，出外劳动，行路口干，无水为济，而成此候，迄今屡治不愈，以致饮食不顺，但食流质。咽喉为肺胃之关，一为气管，一为食管，因干渴太甚，两管受伤，病经数年，治颇费手，姑拟一方酌服，得效再议。

生石膏一两（先煎），空沙参四钱，盐元参四钱，知贝母各三钱，天麦冬各三钱，鲜石斛一两，细生地五钱，制乳没各三钱，杜牛膝四钱，天花粉四钱，酒芩柏各三钱，胖大海三枚，生草梢三钱，生梨藕汁各一大勺，合匀冲服。

【二诊】8月23日。

服药二帖，病无出入，口中糜烂依然，重感风邪化热，发为咳嗽痰多，劳伤之证，内热极重，宜加意保护，勿受外邪，冀其有效。

生石膏五钱（先煎），台党参四钱，盐元参四钱，薄荷叶二钱，淡竹叶三钱，天花粉四钱，知贝母各三钱，天冬、麦冬各三钱，嫩白前三钱，苦杏仁三钱去皮尖，杜牛膝三钱，炒栀子三钱，粉丹皮三钱，鲜石斛一两，制乳没各三钱，盐杜仲三钱，枸杞子三钱，甘菊花三钱，鲜生地五钱，甘草梢三钱，生梨藕汁一大勺，合匀冲服。

【三诊】8月26日。

药后口腔糜烂稍轻，腰部酸痛，呛咳痰胶不易吐，内热极重，宜静摄休养勿再过劳。

生石膏一两（先煎），盐元参四钱，鲜生地一两，鲜石斛一两，淡竹叶四钱，天花粉五钱，甘枸杞四钱，酒芩柏各三钱，知贝母各三钱，制乳没各三钱，杜牛膝三钱，生栀子三钱，粉丹皮三钱，天水散冲四钱，甘菊花三钱，生梨汁一大勺，生荷梗一尺。

【四诊】9月2日。

药后病无出入，口糜左侧见轻，右侧又发，咳嗽亦轻，痰仍不易吐，肝热尚重，脾胃不调，劳火太重，当从本治。

生石膏四钱（先煎），空沙参四钱，淡竹茹三钱，知贝母各三钱，天麦冬各三钱，生栀子三钱，粉丹皮三钱，酒芩柏各三钱，鲜生地八钱，元参心五钱，霍石斛八钱，莲子心二钱，杜牛膝三钱，制乳没各三钱，真郁金三钱，朱灯心三十寸，甘草梢三钱。

【五诊】9月16日。

服药多帖，口糜已愈，唯津液不生，午夜醒来，口干特甚，因而不能再眠，阴虚生内热，仍从本治，以节劳为要。

生石膏一两（先煎），南沙参四钱，盐元参四钱，首乌藤一两，大生地八钱，天麦冬各三钱，淡竹茹三钱，知贝母各三钱，杜牛膝三钱，生栀子三钱，粉丹皮三钱，甘草梢三钱，生梨皮一具，生藕节五枚。

服汤剂二三帖后，可用丸药调理，早服知柏地黄丸，晚服杞菊地黄丸，每次二钱，淡盐水送下。

## 孔伯华治郁病（神志病）案

孔伯华（1884—1955年），山东曲阜人，孔子第74代后裔，是我国近代一位具民族气节的中医学家和中医教育家，京城四大名医之一。从早年任职外城官医院医官，到与萧龙友先生一起创办北平国医学院，再到中华人民共和国成立后上书毛泽东主席倡议建立中医学院，他为我国中医事业的发展做出了杰出贡献。孔伯华在临床及学术方面都有很深的造诣，擅长治疗温病。中华人民共和国成立后历任中国人民政治协商会议第二届全国委员会委员，原卫生部顾问，中华医学会中西医学术交流委员会副主任委员，北京中医学会顾问等职。

### 郁病（神志病）

滕男，11月17日。

惊邪入心，治之未当，肝家抑郁，神志不清，舌干津短，脉左弦伏而右数大，拟滋镇解郁，通灵以消息之。

鲜石斛八钱（劈先煎），旋覆花三钱，代赭石三钱，胆南星二钱，川黄连钱半，石决明一两，生枳实二钱，川黄柏三钱，莲子心三钱，青竹茹一两，知母三钱，陈皮二钱，十香返魂丹一粒（分化）。

何妇，3月27日。

湿痰肝热，气机郁阻，疑思横生，尚能镇定。证属初起，有木来乘土之势，纳物遂差，舌苔白腻，治当滋抑、豁痰、解郁为法。

鲜石斛四钱（劈先煎），旋覆花二钱（布包），代赭石二钱，陈皮二钱，黛蛤粉一两，炒枳壳钱半，川郁金二钱（生白矾水浸），竹茹五钱，炒稻芽五钱，朱莲心钱半，胆南星钱半，首乌藤一两，厚朴七分，十香返魂丹一粒（分四角，每服一角）。

马男，8月11日。

肝家抑郁，痰入心包络，由来已久，神志失常，呆滞不欲言，舌苔白腻，足部浮肿，时或烦躁，脉大而滑实，治以涤痰芳通，解郁为先。

鲜石斛六钱（劈先煎），旋覆花钱半（布包），黛蛤粉一两（布包），川郁金三钱（生白矾水浸），川黄连二钱，竹茹五钱，白蒺藜四钱（去刺），代赭石二钱，栀子炭三钱，鲜茅根一两，朱莲心二钱，陈皮二钱，竹沥三钱（分冲），知母三钱，橘核三钱，紫雪丹四分（分冲）。

## 汪逢春治吐血案

汪逢春（1884—1949年），江苏苏州人，为京城四大名医之一，毕生热心于中医教育事业。1938年曾任国医职业公会会长，并积极筹办《北京医药月刊》，于1939年1月创刊。1942年在北京创办国药会馆讲习班，为培养中医人才做出了贡献。学术上擅长时令病及胃肠病，对于湿温病亦多有阐发。因诊务繁忙，无暇著述，仅有《泊庐医案》，系门人整理而成。

### 汪逢春治疗吐血案之一

孙太太，5月17日，东斜街。

自乳三年，忽然吐血盈口，痰中带红，形寒，左脉细弦滑数，右部濡细，舌苔白，胸膺刺痛，禀质虚弱，烦劳伤及络分，亟以顺势利导，佐以调气之味，宜乎休养静摄为要。

鲜金斛一两（家苏子钱五，同打），鲜枇杷叶三钱（布包），玫瑰花七分（去蒂），怀牛膝三钱，川贝母二钱（去心），鲜茅根一两（去心节），紫苏叶一钱，橘子络钱五，生紫菀一钱，鲜荷叶三钱，藕节炭三钱，丝瓜络三钱，茜草炭三钱，真郁金三钱，四制香附三钱（杵），大红枣七枚。

【二诊】5月18日。

昨宵未曾见血，胸膺刺痛不止，阵阵形寒，两脉细弦而弱。再以顺势利导，千万小心休养。

鲜金斛一两（家苏子钱五，同打），鲜枇杷叶三钱（布包），橘子络钱五，茜草炭三钱，川贝母三钱（去心，秋石五分拌炒），鲜茅根一两（去心节），紫苏叶一钱，藕节炭三钱，生紫菀一钱，鲜荷叶三钱，四制香附三钱（杵），大红枣七枚，真郁金三钱，丝瓜络三钱，怀牛膝三钱，枳壳片一钱，鲜梨一个（连皮去核，切片）。

【三诊】5月20日。

胸膺刺痛已止，咳甚则痰中尚有鲜血，形寒已解，两脉细数而弦。病虽向愈，尚须静摄，拟再以顺势利导。

鲜金斛一两（家苏子钱五，同打），牛蒡子七分，鲜荷叶三钱，茜草炭三钱，川贝母三钱（去心，秋石五分拌炒），鲜枇杷叶三钱（布包），橘子络钱五，藕节炭三钱（去节），生紫菀一钱，鲜茅根一两（去心节），四制香附三钱（杵），大红枣十枚，紫苏叶一钱，怀牛膝三钱，鲜梨一个（连皮去核，切片）。

【四诊】5月23日。

痰血已止，咳嗽不已，舌苔中厚，两脉细弱且涩，气分短促。大吐血之后，宜乎休养静摄，拟再以清润安络。

鲜金斛一两（家苏子钱五，同打），牛蒡子一钱，生海石五钱（先煎），鲜荷叶三钱，川贝母三钱（去心，秋石五分拌炒），鲜茅根一两（去节），四制香附三钱（杵），橘子络钱五，生紫菀一钱，鲜枇杷叶三钱（布包），铁梗甘草一钱，大红枣十枚，鲜梨一个（连皮去核，切片）。

【五诊】5月25日。

吐血止而咳嗽亦减，舌苔糙黄而厚，左脉弦滑右细濡。拟以清润安络，调和中焦，千万休养静摄。

鲜金斛一两（家苏子钱五，同打），牛蒡子一钱，鲜荷叶三钱，铁梗甘草一钱，川贝母三钱（去心），鲜枇杷叶三钱（布包），生海石五钱（先煎），生熟谷麦芽各五钱，生紫菀一钱，鲜茅根一两（去节），四制香附三钱（杵），大红枣十枚，橘子络钱五，鲜梨一个（连皮去核，切片）。

【六诊】5月29日。

吐血已止，咳嗽尚未痊愈，食后中脘嘈杂，左脉弦滑右部细濡，肺虚胃弱，再以太阴阳明同治，千万休养静摄。

生紫菀一钱，牛蒡子一钱，鲜荷叶三钱，四制香附三钱（杵），鲜金斛一两（家苏子钱五，同打），仙露半夏三钱（粉草一钱，同炒），生海石五钱（先煎），大红枣十枚，川贝母三钱（去心），橘子络钱五，朱茯神四钱，肥知母钱五（盐水炒），生熟谷麦芽各五钱，鲜梨一个（连皮去核，切片）。

【七诊】5月30日。

咳嗽减而不止，食后中脘嘈杂，气分短促，左脉细弦滑数，右部细濡。肺部之伤尚未痊愈，再以轻化上焦，安和中营。

生紫菀一钱，牛蒡子一钱，生海石五钱（先煎），大红枣十枚，鲜金斛一两（家苏子钱五，同打），仙露半夏三钱（粉草一钱，同炒），鲜荷叶三钱，生熟谷麦芽各五钱，川贝母三钱（去心），南沙参三钱（米炒），朱茯神四钱，四制香附三钱（杵），鲜梨一个（连皮去核，切片）。

【八诊】6月3日。

咳嗽已止，中脘嘈杂亦除，两弦细弦而滑，按之无力。失血之后肺已重伤，再以清润甘和。

生紫菀一钱，川贝母三钱（去心），朱茯神四钱，肥知母钱五（盐水炒），南沙参三钱（米炒），仙露半夏三钱（粉草一钱，同炒），大红枣十枚，鸡内金三钱（水炙），鲜金斛一两（家苏子钱五，同打），生海石五钱（先煎），四制香附三钱（杵），生熟谷麦芽各五钱，鲜梨一个（连皮去核，切片）。

【丸方】

生紫菀七钱（炙），仙露半夏一两（粉草三钱，同炒），苦杏仁一两（去皮尖），小枳壳五钱（麸炒），鸡内金一两（水炙），南沙参一两（米炒），川贝母七钱（去心），生香附一两（七制），怀牛膝一两（盐水炒），焦麦芽一两（谷芽一两，同炒），细枝川斛一两（研细），牛蒡子七钱（研），橘子络五钱（水炙），藕节炭一两（研），香稻芽二两（炒），家苏子五钱（炒研），枇杷叶一两（去净毛），肥知母七钱（盐水炒），生海石一两（研），建泻片五钱（盐水炒）。

上药选配道地，如法炮制，共研细末，以鲜荷叶四大张（去蒂），丝瓜络二两，嫩桑枝四两，鲜橘子皮五枚（去净白），大红枣五十枚，煎浓汤，加秋梨膏十两，制丸如小梧桐子大，每日空心、临睡各服三钱，白开水送下。如遇感冒暂停。

庚辰端阳节前拟定。

## 汪逢春治疗吐血案之二

王先生，5月17日。

二十余年之吐血忽然复发，盈口兼有痰血，咳嗽，胸膺时痛，舌苔白，左脉细沿右部弦滑，亟以顺势利导，宜乎休养静摄。

鲜金斛五钱，家苏子钱五（同打），鲜枇杷叶三钱（布包），大红枣七枚，藕节炭三钱，生紫菀一钱，鲜茅根一两（去节），茜荷叶三钱，茜草炭三钱，川贝母二钱（去心），怀牛膝三钱，橘子络钱五，丝瓜络三钱。

【二诊】5月25日。

吐血渐少，左脉细濡右弦滑，舌苔黄厚而腻，胸膺痞闷，年逾知命，阴气自半，拟再以顺势利导兼顾其阴。

鲜金斛一两，家苏子钱五（同打），川贝母二钱（去心），鲜枇杷叶三钱（布包），鲜荷叶三钱，大红枣七枚，藕节炭三钱，生紫菀一钱，怀牛膝三钱，生海石五钱（先煎），茜草炭三钱，鲜茅根一两（去节），丝瓜络三钱，牛蒡子一钱，橘子络钱五。

## 蒲辅周治小儿温邪入营、湿热案

蒲辅周（1888—1975年），出生于四川省梓潼县长溪乡的中医世家。15岁继承家学，20多岁即闻名川北。1943年悬壶于成都，1955年奉中央之命，由原卫生部调到北京中医研究院工作。1965年任中医研究院副院长，之后当选全国政协第三、四届委员，第四届全国人大代表、中央领导保健医生等职。1971年，周总理指示："蒲老是有真才实学的医生，要很好总结他的医学经验，这是一笔宝贵的财富"，在周总理亲自关怀下整理出版了《蒲辅周医案》《蒲辅周医疗经验》，两本书均获全国科技大会奖。周总理曾称赞蒲老为"高明医生，又懂辩证法"。蒲老学识渊博，医德高尚，精于内妇儿科，尤擅治湿热病。

### 蒲辅周治小儿温邪入营案

蒲辅周治小儿温邪入营（腺病毒肺炎）案，见图9-1。

### 温 邪 入 营
#### （腺病毒肺炎）

唐××，男，2岁，因发热而喘已十天，于1959年3月25日住某医院。

住院检查摘要：咽培养，大肠杆菌，血化验：白细胞7,000/立方毫米，中性75%，淋巴25%，体温39.4℃，肺部叩诊浊音及听诊有水泡音，临床诊断：腺病毒肺炎。

病程与治疗：发病已十天，曾用青、链霉素，会诊时，发热无汗，时而烦躁，嗜睡，微咳，呼吸微，腹不满，下利清绿色，四肢厥冷，齿干舌绛，苔老黄，中心黑，脉沉，此温邪内陷入营，正气已虚，已现厥逆，急防发痉，治宜甘凉养阴、辛凉泄热，虚实兼顾，以冀透营转气。处方：

玉竹三钱　麦冬一钱五分　银花二钱　竹叶三钱　郁金一钱五分　石菖蒲一钱　生玳瑁（先煎）三钱　天竺黄二钱　香豉三钱

服二剂，微汗热退，已不烦躁，仍嗜睡，四肢厥回，舌由绛转红，黑苔已退，舌根苔黄，脉略缓，继宜养阴清热利痰。处方：

玉竹三钱　麦冬一钱五分　石斛三钱　蛤壳二钱　天竺黄二钱　石菖蒲一钱　川郁金一钱五分　化橘红一钱　谷麦芽各二钱　再服二剂，肺部实化阴影吸收，叩诊听诊无异常，诸证皆平，原方去天竺黄，续进一剂而愈。

图9-1　蒲辅周治小儿温邪入营

【按】舌绛、苔老黄，齿干，思睡，是温邪入营之候，四肢厥冷烦躁，是欲有风动作痉之征，故用玉竹、麦冬甘凉以扶正养阴，金钗石斛苦寒养阴，清热利痰，银花、竹叶辛凉以透邪清热，菖蒲、郁金开窍辟恶，玳瑁、竺黄解毒涤痰，妙在豆豉具挥发郁热之能，作透营转气之枢。

### 蒲辅周治湿热案

蒲辅周治湿热案，见图9-2。

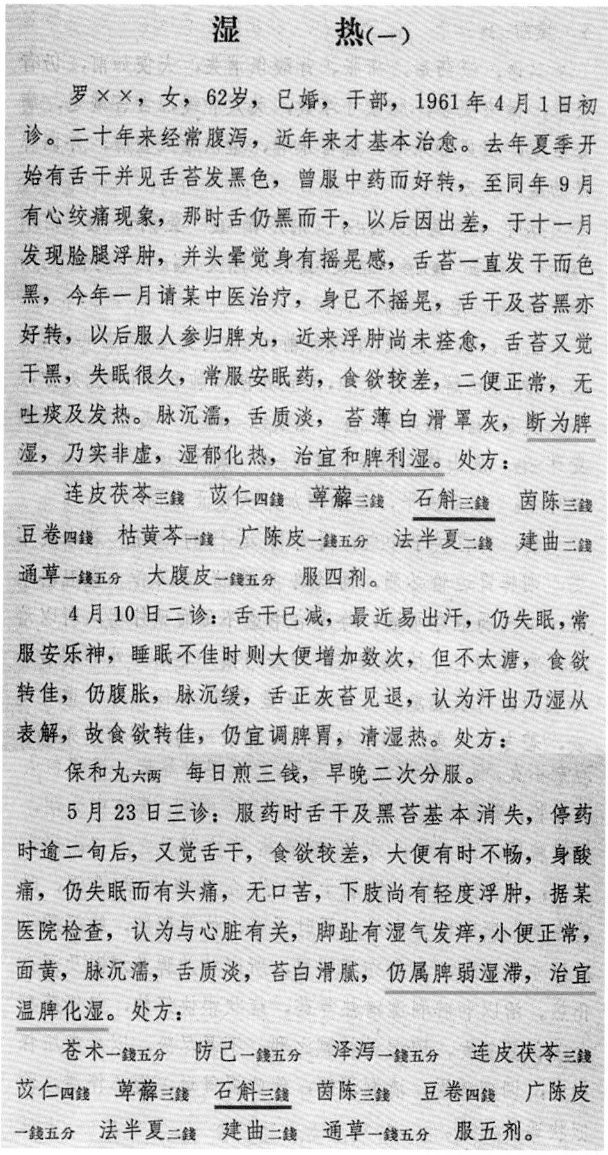

**湿　热（一）**

罗××，女，62岁，已婚，干部，1961年4月1日初诊。二十年来经常腹泻，近年来才基本治愈。去年夏季开始有舌干并见舌苔发黑色，曾服中药而好转，至同年9月有心绞痛现象，那时舌仍黑而干，以后因出差，于十一月发现脸腿浮肿，并头晕觉身有摇晃感，舌苔一直发干而色黑，今年一月请某中医治疗，身已不摇晃，舌干及苔黑亦好转，以后服人参归脾丸，近来浮肿尚未痊愈，舌苔又觉干黑，失眠很久，常服安眠药，食欲较差，二便正常，无吐痰及发热。脉沉濡，舌质淡，苔薄白滑罩灰，断为脾湿，乃实非虚，湿郁化热，治宜和脾利湿。处方：

连皮茯苓三钱　苡仁四钱　萆薢三钱　石斛三钱　茵陈三钱
豆卷四钱　枯黄芩一钱　广陈皮一钱五分　法半夏二钱　建曲二钱
通草一钱五分　大腹皮一钱五分　服四剂。

4月10日二诊：舌干已减，最近易出汗，仍失眠，常服安乐神，睡眠不佳时则大便增加数次，但不太溏，食欲转佳，仍腹胀，脉沉缓，舌正灰苔见退，认为汗出乃湿从表解，故食欲转佳，仍宜调脾胃，清湿热。处方：

保和丸六两　每日煎三钱，早晚二次分服。

5月23日三诊：服药时舌干及黑苔基本消失，停药时逾二旬后，又觉舌干，食欲较差，大便有时不畅，身酸痛，仍失眠而有头痛，无口苦，下肢尚有轻度浮肿，据某医院检查，认为与心脏有关，脚趾有湿气发痒，小便正常，面黄，脉沉濡，舌质淡，苔白滑腻，仍属脾弱湿滞，治宜温脾化湿。处方：

苍术一钱五分　防己一钱五分　泽泻一钱五分　连皮茯苓三钱
苡仁四钱　萆薢三钱　石斛三钱　茵陈三钱　豆卷四钱　广陈皮
一钱五分　法半夏二钱　建曲二钱　通草一钱五分　服五剂。

图9-2　蒲辅周治湿热案

【四诊】6月9日。

服药后症好转，近来因工作忙而停药十多天，又觉口渴舌干，夜间较甚，食欲不佳，大便不畅，每天1~3次，量少而干，矢气多，夜间腹鸣，失眠仍常服安眠药，脉右沉微滑，左沉濡，舌质淡，苔薄白腻，后根秽，仍属湿郁中焦而化热，治宜清宣，微苦微辛淡渗法。

厚朴二钱，大腹皮一钱五分，广陈皮一钱五分，茵陈二钱，白蔻仁八分（打），苡仁四钱，豆卷三钱，滑石块三钱（布包），藿香梗二钱，建曲二钱，枯黄芩八分，通草一钱，四剂，服完后续服保和丸，仍每日水煎三钱，早晚二次分服，在较长期服保和丸之后，症状基本消失，未见复发。

【按】患者素体脾弱湿重，经二十年左右之慢性腹泻，治愈不久，而又表现为舌干苔黑，脸腿浮肿等症。根据前人的经验，黑苔而燥，属热结阳明，黑苔而润，属寒中太阴，湿困脾胃，或中暑，或湿痰郁热等亦可见之。《黄帝内经》所谓："诸湿肿满，皆属于脾。"今患者久病于湿，时值春季，所以既非中暑，平时无痰，体不肥胖，脉沉濡不滑而亦非痰郁，寒象亦不明显，所以认为脾为湿困及湿大化热。治以和脾利湿清热等药，症状很快好转，但停药稍久，仍易复发，因湿为黏腻之邪，不易尽除，以后常服保和丸，调理脾胃，清利湿热，俾脾胃健运，湿不停滞，而症状逐步消失。

## 蔡小香治妊娠感受时邪案

蔡小香（1863—1912年），名钟骏，号轶侯，上海江湾蔡氏妇科五世传人，清光绪甲申黄科廪生，幼承庭训，克循医理，深研岐黄之术，造诣精湛，又得祖传流派要旨。蔡小香热心教育和医学事业的发展，他邀请医界名流组织医务总会（后更名为中国医学会），担任会长，支持创办了近代中国第一份医学期刊《医学报》以及《上海医学杂志》，斥资创办了中国第一所中医医院并担任院长。其诊所门庭若市，妇孺皆知。蔡氏妇科，于斯尤盛。蔡小香集各家之长，为当时上海四大名医之一。著有《通治验方》《临证随录》《蔡小香医案》。

### 妊娠感受时邪案例

**陆某，**妊娠将3月，平昔嗜生冷好纳凉，值此酷热数天，又感以暑，阻以湿，致脘腹并疼，难忍不堪，溲热微寒，形神瘦弱。脉细小涩，舌根黄腻。以梳理一法投之，庶寒热不致增剧，须忌生冷数天。

霍石斛4.5克，白苓皮15克，藿梗6克，制川朴2.5克，川郁金4.5克，老苏梗9克，仙露夏4.5克，广陈皮4.5克（盐水炒），青蒿梗6克，淡豆豉4.5克，加鲜葱白3个，佛手白9克。

【二诊】服一剂而痛不作，诸恙渐松，起身床褥，步履如常，唯纳不觉爽，精神疲软，大便带溏，想由暑湿下注未清耳。按脉细而紧，幸不见数，舌根尚黄。再照前法加减，凉水煎一帖。

制川朴4.5克，青蒿梗4.5克，老苏梗4.5克，淡金斛9克，仙露夏4.5克，川郁金4.5克，淡豆豉4.5克，藿梗4.5克，橘白4.5克，带皮苓12克，片方通3克，加鲜荷蒂3个，佛手白9克。

【三诊】得疏理法二剂，症对，谈笑如常，唯纳后仍未畅，形神虽顿瘦，而胎动如前。脉细滑软，舌绛根黄。此暑湿内恋，正气已伤。宜和脾土，佐以清理法投之，而荤腥不可早食，至嘱。井水煎一帖。

炒芪皮4.5克，白苓皮15克，焦姜皮4.5克，陈皮4.5克（盐水炒），鲜金斛12克（打），仙露夏4.5克，藿梗4.5克，青蒿梗4.5克，扁豆衣9克（炒），川郁金4.5克，厚朴花2.5克，鲜荷梗15克，南瓜蒂1个。

【四诊】诸恙松矣，真元未复。脉尚细滑软而少神，舌绛少液。怯弱之体，又胎怀3月，数天抱恙，未免隐损胎元，所幸攻动依然，不致堕落，爰以滋养营阴，参入清理法试之，庶可收全效焉，但饮食起居诸宜自慎，而不可忽，嘱甚。

炙鳖甲12克，白茯苓12克，香青蒿4.5克，藿梗4.5克，西洋参3克（元米炒），川贝母4.5克，仙露夏4.5克，橘白4.5克（盐水炒），鲜金斛12克，加鲜荷梗15克，佛手白9克，阴阳水煎二帖。

【五诊】脉尚细滑软，秉体怯弱，何以令胎元之日长，况舌绛少液，营阴已被暑热伤可知矣。宜再滋养安胎，和入清理法，间日而服，十剂则妥矣，幸勿中止，致生后患。阴阳水煎。

炒归身4.5克，焦白芍4.5克，白茯苓12克，炙鳖甲15克，青蒿梗4.5克，橘白4.5克（盐水炒），西洋参4.5克，藿梗4.5克，笕麦冬6克，炒芪皮9克，加鲜荷梗15克，南瓜蒂2枚。

【按】此方可加入土炒於术4.5克，如其胃呆加藿斛、仙夏各4.5克，以芪皮减轻之。如再要复诊，须以此方分开酌用，不可用完。

《药性备查目录》，本书收录了蔡氏妇科常用女科药物的用药经验，分为气部、血部、阳部、阴部、温暖部、泻火清热部等共26个部分。其中，石斛分属于泻火清热部，性味功效为：石斛，甘淡、微咸微寒，清胃除热，安神定惊。见图9-3。

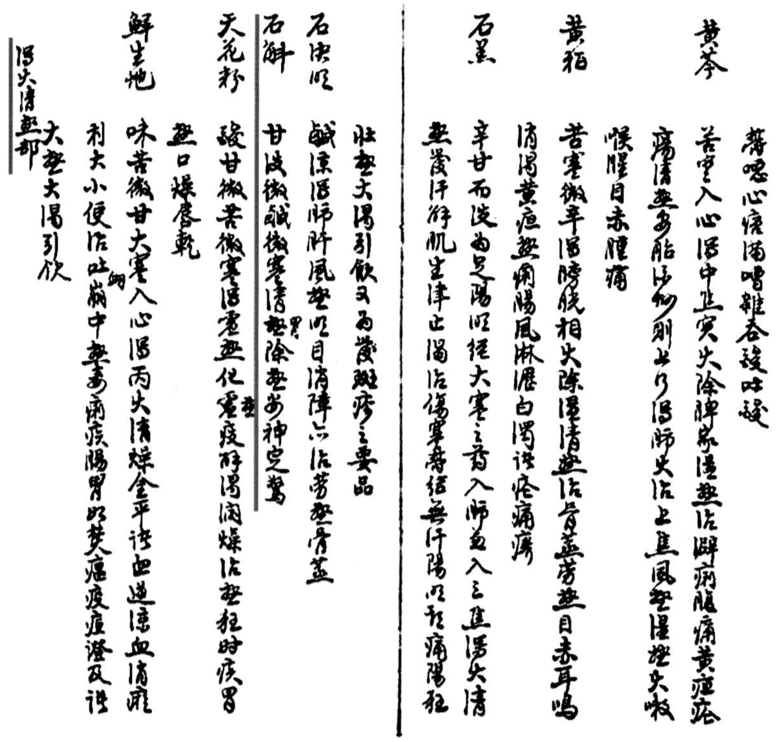

图9-3 《药性备查目录》泻火清热部 石斛

## 陈道隆治胸痹（冠心病）案

陈道隆（1903—1973年），浙江杭州人，沪上名医，中医学家。1924年杭州瘟疫流行，面对凶险的疫情，陈道隆凭借中医药的特色和优势，提出了一套切合实情且行之有效的治疗法则，救治了众多患者，于是在杭州城中家喻户晓。1937年，来沪避难。起初不公开挂牌，消息却也不胫而走，在社会上名声日隆，求诊者众多，然而他却十分体恤贫病患者，每日规定义诊一二十号，分文不取，专为贫苦民众服务。陈道隆对进步文化人士格外仰慕，如与鲁迅、郑振铎等情谊深厚，互有书信往来，也为他们治病给药。陈道隆治病不拘一格，他既用时方，又善用古方，早年以善治伤寒温病著称，移居上海后，以治理内伤杂病为主。现仅存《陈道隆医案》《内科临证录》两本著作和少量笔记。

### 胸痹（冠状动脉粥样硬化性心脏病）

**施某，** 男，55岁，干部。

【初诊】1972年9月10日。

主诉阵发性胸闷、胸痛四个月。患者于1972年5月开始发生阵发性胸闷，7月开始发生阵发性心前区刺痛，一般在夜间发作，白天疲劳或饱食时也易发作，每发数秒至5分钟，放射至胸背部，含硝酸甘油片能缓解。过去有高血压史。某医院诊断为冠状动脉粥样硬化性心脏病。给连续服潘生丁（双嘧达莫）等，效果不显，胸痛发作日益增剧，每天半夜均发心前区剧痛，日间心悸气急，头昏心烦，脉搏持续在100次／分以上。1972年9月10日起服中药一剂后，当晚胸痛发作即明显减轻，三剂后胸痛发作基本消失，连续数诊后，病情已趋稳定。1975年3月随访：二年多来，曾因过度疲劳或气候变化而偶有小发，再按前法施治，每能迅速获效。

六部俱是弦细而数，舌边尖红绛，苔薄。向体阴亏肝亢，心气不足，气聚血滞，络道失和。胸脘痞闷，疼痛彻背，头昏心烦，子心灼热，面带浮火之象。理气疏瘀切忌过分香燥，柔肝滋阴力避腻滞室塞。当以既须柔养，又当和络为要。

鲜金斛一两（撕开先煎），北沙参五钱，甘草一钱（炙黑），杭白芍三钱，五灵脂三钱，乳香一钱，丝瓜络三钱（拌炒），桃仁一钱五分，甘松一钱，白蒺藜三钱，淮牛膝四钱（盐水炒），玫瑰花曲三钱，沉香曲三钱（包），三帖。

【二诊】9月12日。

脉弦不若前之绷急，数势较缓，舌边尖红绛已淡。阴亏之体，肝肾不足，心气内竭未复，气聚血滞未疏，络道尚未浚和。胸痛虽瘥，脘闷尚作，间或头昏，手心灼热已减，戴阳之象渐平。续宜柔肝滋阴、和畅络隧为主治。

鲜金斛一两（撕开先煎），北沙参六钱，甘草一钱（炙黑），杭白芍三钱，羚羊粉一分（另吞），双钩藤四钱（后下），五灵脂三钱，乳香一钱，丝瓜络三钱（拌炒），桃仁一钱五分，甘

**【中华仙草 赤水 金钗石斛】**

**第九章　金钗石斛名医治病实录**

松一钱，玫瑰花曲三钱，沉香曲三钱（包），淮牛膝四钱（盐水炒），荷叶边四钱，四帖。

【三诊】9月15日。

脉弦已缓，数势已平，舌尖微红。肝肾两亏，阴分失于涵养，心气尚未充复。气血凝滞较为疏通，胸痛已畅，而脘闷尚作，头昏已减，戴阳之象已瘥。再当柔养和畅为治。

鲜金斛一两（撕开先煎），北沙参六钱，麦冬四钱（破），甘草一钱（炙黑），杭白芍三钱，珍珠母一两（先煎），琥珀粉六分（分吞），双钩藤四钱（后下），五灵脂三钱，乳香一钱，丝瓜络三钱（拌炒），桃仁一钱五分，柏子仁三钱，甘松一钱，沉香曲三钱（包），四帖。

【四诊】9月20日。

秋分即届，地气上升，燥令外刑，体虚者未能适应。心气难以舒展，胸脘痞闷，未见痛象。头时昏眩，寐不兴酣。脉来濡缓而细数，论脉，阳有下潜之象。舌尖红亦淡。今当以柔和舒畅为主治。

鲜金斛一两（撕开先煎），北沙参八钱，甘草一钱（炙黑），杭白芍三钱，远志二钱（泡），菖蒲八分（饭蒸），片姜黄三钱，五灵脂三钱，乳香一钱，丝瓜络三钱（拌炒），桃仁一钱五分，降香屑一钱，沉香曲三钱（包），朱灯心五分，五帖。

【五诊】10月10日。

脉两手数势已平，重按冲和。舌尖红刺已淡，并较津润。诸恙次第屏退。再当柔肝畅气、养心疏瘀为治。

鲜金斛一两（撕开先煎），北沙参八钱，甘草一钱五分（炙黑），杭白芍三钱，羚羊粉二分（吞），双钩藤四钱（后下），广郁金二钱（生打），片姜黄三钱，远志二钱（泡），干菖蒲一钱，紫丹参四钱，降香屑一钱，乳香一钱，丝瓜络三钱（拌炒），桃仁三钱，黄花菜六钱，七帖。

【六诊】10月23日。

脉来两手已渐平和，趋于坦途，气血已有协调之机。胃阴已复，心阴得育，虚火自潜，则面庞浮红之状见退。舌尖红绛已淡，中沟抽心亦能起复。所以治冠心病非仅于温煦心阳已足盛事，而固心阴亦是一法。心痛固瘥，胸次亦旷若离空。脉证两参，是臻调理之途。再当养心阴、摄心阳、疏气和血斯可耳。

鲜金斛一两（撕开先煎），北沙参八钱，麦冬三钱（米炒），五味子十四粒，清炙草一钱五分，杭白芍三钱，紫丹参三钱，降香屑一钱，浮小麦六钱，八月扎三钱，广郁金二钱（生打），合欢皮六钱，玫瑰花五朵，七帖。

【七诊】11月4日。

浮阳已敛，心营已能涵养。气机和煦，血无仄滞，诸恙已能从险峻化为夷途，脉两手反现软弱，是病去正衰之兆，亦脉症相符之候。今拟养心阴、摄心阳，进一步治之，聊为九仞之助。

霍山石斛一钱（另煎冲服），北沙参八钱，麦冬四钱（米炒），五味子八分，清炙草一钱五分，杭白芍三钱，紫丹参三钱，远志二钱（泡），柏子仁三钱，炒枣仁四钱（研），浮小麦六钱，合欢皮六钱，玫瑰花五朵，十帖。

【八诊】12月3日。

六部脉已平稳，有力而有神。心营已渐涵养，心气亦渐煦复。离照当空，阴霾自消。津充液濡，洒陈脏腑。舌质滋润，诸恙获退。冬令封藏，正可进补。

潞党参三钱，砂仁一钱（拌捣），大熟地六钱，破麦冬四钱，川石斛六钱，清炙草一钱五分，杭白芍三钱，紫丹参三钱，远志二钱（泡），朱茯苓四钱，柏子仁四钱，浮小麦六钱，甘枸杞三钱，淮山药四钱，陈广皮二钱，七帖。

【按】本例冠心病的治疗，始终运用养心阴、摄心阳为主，疏气和血为辅的治疗法则，取得了较好的效果。患者来诊前，曾连续注射过丹参针剂，但胸痛仍日益增剧。丹参具有活血祛瘀的作用，是治疗冠心病的一种有效药物，但施用于本例患者，又为何不能取得疗效？我们认为，关键就在于本例的胸痛发作，不仅由于瘀血阻滞，而更主要的是由于阴虚阳亢、气机阻遏而引起的，故治疗也只有从整体观点出发，调整脏腑功能的阴阳失调，和舒展气机的郁闭，才能加强祛瘀药物的作用，达到活血祛瘀、解除胸痛的目的。本例整个治疗过程的处方用药，既非瓜蒌薤白或旋覆代赭汤等方，亦非苏合香丸或血府逐瘀之类，而是辨证地选用了鲜金斛、北沙参、麦冬、白芍、炙甘草等既能涵养阴液、又不腻滞窒塞，和五灵脂，乳香、丝瓜络、片姜黄、甘松、玫瑰花曲、沉香曲等既能疏气和血，又不助火耗液等药物。这样，根据疾病矛盾的特殊性和药物的特殊性，组成方药的特殊配伍，并在疾病的不同阶段，有所侧重地使用柔、疏、和、养等治法，妥善地处理好局部与整体的关系，故能使疾病化险为夷。本例所用养心阴、摄心阳为主，疏气和血为辅的治疗法则，有助于探索冠心病的治疗规律。

## 秦伯未膏方治遗精案

秦伯未（1901—1970年），号谦斋，上海市人。我国著名的中医学家、中医教育家。出生于中医世家，1919年入上海中医专门学校，在名医丁甘仁门下攻读中医，1923年毕业后，先悬壶沪上，后曾在上海中国医学院和新中国医学院执教，精研内、难、仲景学说，致力于中医教研工作。秦氏在临床上强调抓主症以明病机，再立法遣方用药，理法方药贯通，辨证精细，治法多变，处方稳重，用药轻巧，疗效卓著，在国内外享有盛誉。秦氏勤于著述，医文并茂，较有影响的有《清代名医医案精华》《内经类证》《中医入门》《谦斋医学讲稿》《秦伯未膏方集》等著作。

秦伯未对膏方多有论述，如1932年在《卫生杂志》第3期、1935年在《中医世界》第6期发表了对"膏方""膏滋药"的介绍，如图9-4、图9-5。

### 膏方治遗精案

吴某，向有遗精，有时气从上冲，则心悸惊怖，不由自主，甚则头晕，满面作麻，牵及四肢。叠投壮水潜阳，甚合病机，足见阴精内亏，坎中之阳不藏。少阳内寄相火，冲阳上逆，则胆木撼动，阳得化风上旋。宜以柔养镇静之品。俾水中之火不致飞越，阴精自臻同摄耳。膏方如图9-6。

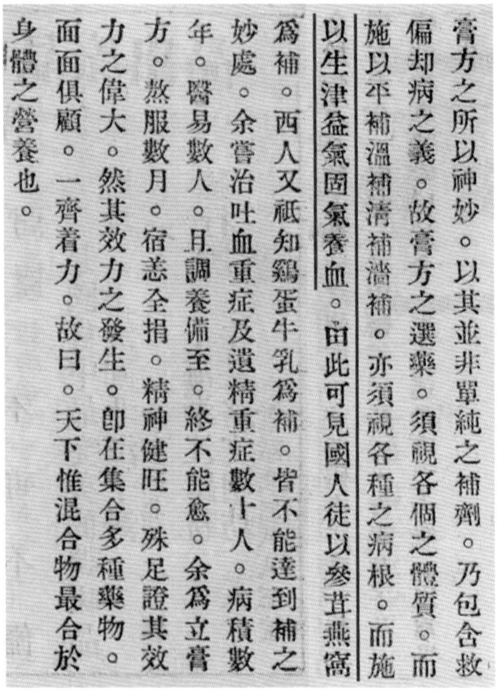

膏方之所以神妙。以其並非單純之補劑。乃包含救偏却病之義。故膏方之選藥。須視各個之體質。而施以平補溫補清補濇補。亦須視各種之病根。而施以生津益氣固氣養血。由此可見國人徒以參茸燕窩為補。西人又祇知鷄蛋牛乳為補。皆不能達到補之妙處。余嘗治吐血重症及遺精重症數十人。病積數年。醫易數人。且調養備至。終不能愈。余為立膏方。熬服數月。宿恙全捐。精神健旺。殊足證其效力之偉大。然其效力之發生。即在集合多種藥物。一齊着力。故曰。天下惟混合物最合於身體之營養也。

图9-4 《卫生杂志》1932年 第3期 膏方

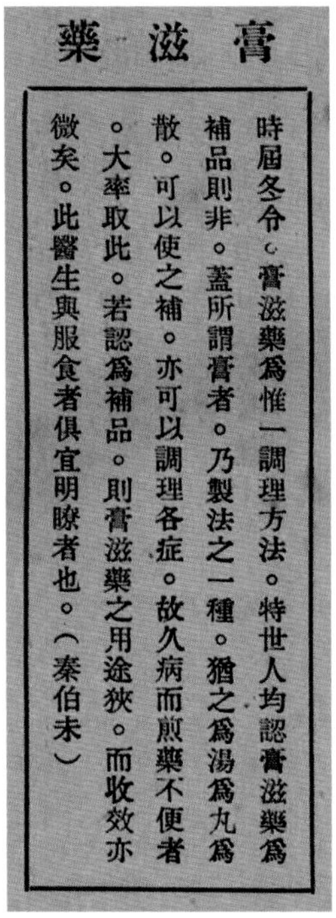

膏滋藥

時屆冬令。膏滋藥為一調理方法。特世人均認膏滋藥為補品則非。蓋所謂膏者。乃製法之一種。猶之為湯為散。可以使之補。亦可以調理各症。若認為補品。則膏滋藥之用途狹。故久病而煎藥不便者。微矣。此醫生與服食者俱宜明瞭者也。（秦伯未）

图9-5 《中医世界》1935年第6期 膏滋药

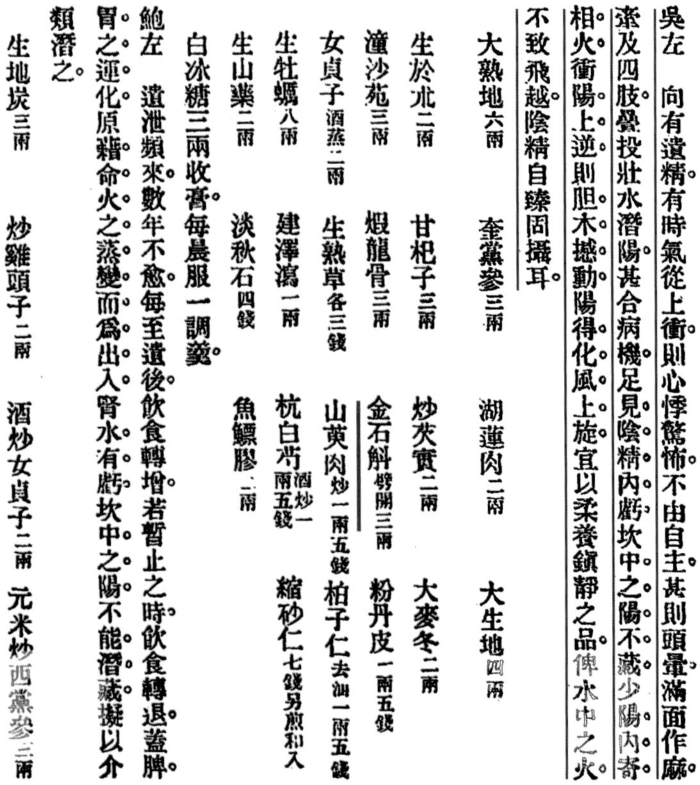

吴左 向有遺精有時氣從上衝則心悸驚怖不由自主甚則頭暈滿面作麻。竄及四肢攣投壯水潛陽甚合病機足見陰精內虧坎中之陽不藏少陽內寄。相火衝陽上逆則胆木撼動陽得化風上施宜以柔養鎮靜之品俾水中之火不致飛越陰精自臻固攝耳

大熟地六兩　奎薰參三兩　湖蓮肉二兩　大生地四兩

生於北二兩　甘杞子三兩　炒芡實二兩　大麥冬二兩

潼沙苑三兩　煨龍骨三兩　金石斛劈開三兩　粉丹皮一兩五錢

女貞子酒蒸三兩　生熟草各三錢　山萸肉炒一兩五錢　柏子仁去油一兩五錢

生牡蠣八兩　建澤瀉一兩　杭白朮酒炒一兩五錢　縮砂仁七錢另煎和入

生山藥三兩　淡秋石四錢　魚鰾膠三兩

白冰糖三兩收膏每晨服一調羹

鮑左 遺泄頻來數年不愈每至遺後飲食轉增若暫止之時飲食轉退蓋脾胃之運化原精命火之蒸變而為出入腎水有虧坎中之陽不能潛藏擬以介類潛之

生地炭三兩　炒雞頭子二兩　酒炒女貞子二兩　元米炒西黨參三兩

膏方大全 下編

一五

图9-6 秦伯未《膏方大全》上海中医书局（1929年）

## 何任膏方治疗胃脘痛案

何任（1921—2012年），浙江杭州人。浙江中医药大学终身教授、主任医师、博士生导师。出身中医世家，1941年毕业于上海新中国医学院，曾师从近代大医徐小圃、秦伯未、章次公等。先后担任浙江中医学院（现浙江中医药大学）院长，浙江省中医药学会会长，浙江省中医研究院名誉院长，浙江省中医院首席学术（现浙江中医药大学）顾问，是全国首届国医大师、首届国务院特殊津贴获得者。何任教授是全国著名的中医教育家，对仲景学说研究有很深的造诣。主要学术著作有《金匮要略通俗讲话》《金匮要略新解》《何任临床经验辑要》等21部。

### 胃脘痛

历某，男，初诊：1962年12月7日。

患十二指肠溃疡近十二载，四年前曾有大出血，失眠多梦，已达十五寒暑，均以安眠药处理，至今时有。大便不正常已久，坚实者居多，日一二行，或二三日一行，良苦。腰酸近三载，有关节炎史。胸闷腹胀，间或作痛，以午后为甚。且有近十年之偏头痛，目前以右侧为剧，时作悸怔软乏，溲频而沥不尽，苔时厚，尤见于根部，口臭，似感泛酸，睡眠中有呼吸不利感。平时嗜进厚味，脉细劲而弦，进镇痛西药颇久。按症情，胃征显于脾征。脾阳不亏，胃有燥火，则肺胃津伤，痞胀不寐，便坚溲沥，诸症蜂集。古谓九窍不和，皆属胃病，当以降胃为法，不宜苦降下夺，而宜甘凉濡润，使津液回复，通而不痛。拟将胃府以通为补，立膏方如下：

太子参60克，麦冬90克，沙参90克，金石斛90克，杏仁90克，白芍60克，火麻仁60克，玉竹60克，茯神120克，生甘草30克，元参90克，扁豆60克，生地120克，建曲60克，知母60克，大红枣90克，泽泻60克，秫米120克。

上药除太子参另浓煎，于收膏前倾入外，均浓煎去渣，加阿胶60克，龟板胶60克，川贝粉15克，用白蜜250克，冰糖250克收膏。

【按】本例从溃疡病开始，曾经大便出血，失眠多梦，已达十五寒暑。大便坚实，胸闷腹胀作痛，舌苔厚腻，口臭泛酸，并有关节炎、偏头痛，一身而兼数病，症状至为复杂。通过证候分析，得出胃征显于脾征，脾阳不亏，胃有燥火，肺胃津伤，痞胀不寐，溲沥便坚。从复杂症状中抓住主要矛盾，明确诊断，再根据"九窍不和皆属胃病""胃以通为补"之理，采用甘凉濡润、养胃生津的治法，甚为恰当。案中提示，苦降下夺虽能取到通便作用，反易耗伤津液，津愈伤则便愈坚，痞胀不寐，更难缓解，故甘凉养胃生津之法符合辨证求因、审因论治的原则。

【中华仙草 赤水 金钗石斛】

第九章 | 金钗石斛名医治病实录

## 四川名医沈绍九喜用鲜石斛

沈绍九（1865—1936年），浙江绍兴人，光绪年间，随祖父入川，遂定居成都，为20世纪30年代成都四大名医之冠。1903、1932年，瘟疫大行于蓉，其均以精湛医术，使诸多患者病愈。1905年，约同仁建医馆，定时赴馆义诊，达30年之久。一生建树颇丰，以辨证精微、善识怪症著称，以方药配伍巧妙，精于脉学闻名。为倡医道，择收门人，严加指教，桃李遍锦城。弟子整理有《沈绍九医话》《沈绍九医案医话类编》等。在以上医案中发现沈绍九也常用鲜石斛，试列举一二如下：

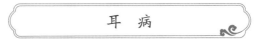

### 失 音

阴虚肺燥，干咳声嘶，舌赤无苔，脉象沉数而细，议进甘寒益阴法。

沙参五钱，杏仁二钱，川贝一钱五分（分三次冲服），百合三钱，炙款冬花三钱，鲜石斛五钱，麦冬三钱，玉竹三钱，生地三钱，龟板四钱，甘草一钱，淮山药三钱。

【伯渊按】金实无音，金损亦无音，故治失音须分虚实。

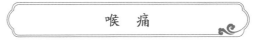

### 耳 病

壮热谵语，耳聋口渴，舌赤苔黄，脉象细数，水亏火炽，法当壮水之主以制阳光。

沙参三钱，天冬三钱，麦冬三钱，炒玉竹三钱，鲜石斛三钱，玄参三钱，生地三钱，牡丹皮二钱，茯苓三钱，炒泽泻二钱，地骨皮二钱，莲子心一钱，龟板四钱，生甘草一钱。

### 喉 痛

干咳咽痛，口渴，舌赤苔白，脉象浮数而细。下虚上燥，用甘寒益阴法。

薄荷一钱，甜杏仁二钱，川贝一钱五分，桔梗二钱，杭白菊三钱，桑叶二钱，炒玉竹三钱，鲜石斛五钱，麦冬三钱，玄参四钱，甘草二钱，雪梨四两，甘蔗汁一杯，鲜藕四两。

【伯渊按】本方为桑菊饮、玄麦甘橘汤合五汁饮加减，大剂甘寒之品，为壮水制火法。

## 贵州名医石玉书妙方用金石斛

石玉书（1893—1973年），贵州近代影响很大的中医耆宿。贵州省金沙县人，15岁受业于其父挚友清末进士贺敬轩。18岁诊治乡里，头角初露。时值疫疠流行，石氏拟方以大锅汤分发，轻重俱效，一时名噪遐迩。1956年，贵阳市中医医院成立，石氏任首任院长，为求中医事业振兴发达，颇操心力。虽院务冗杂，仍不离临床，每日应诊多至百余人。自1954年起，石氏曾先后被选为贵阳市人民代表，贵州省政协委员。石氏业医60余年，经验丰富，疗效卓著，竭力为人愈疾，黔中老幼鲜有不知其盛名者，时为贵州四大名医之一。

## 导引气血方治疗原发性高血压

【处方】熟大黄15克，牛膝30克，生石决明30克，金石斛18克。

【用法】水煎服，每天1剂，分3次服。

此方为贵州名医石玉书先生所撰，石氏将其作为治疗原发性高血压之基本处方。

考原发性高血压成人发病率超过10%，因其转归多危及心、脑、肾等重要脏器，故防治原发性高血压之意义甚重。其临床常见证候，头目疼痛眩晕而胀，面色如醉，头重脚轻，心烦易怒，口苦耳鸣，失眠，便秘，甚或因眩晕加重而颠仆昏沉，半身肢体渐觉不利，脉弦长有力，舌质红而苔腻。

方中熟大黄性苦而寒，不仅可降中焦土家壅滞，且可引导气血下移，归于平和，并消导瘀血与痰涎。大多数病者服此方后仅大便次数有所增加，此因酒制之熟大黄，又与他药同煎，且有病则病当之，故泻下作用大减而降气血与消导瘀血与痰涎之作用未减。少数有腹泻者宜减少剂量，6~9克为宜；牛膝补肝肾，凡上部风火实热痰瘀诸证，皆可引之下行；石决明，能降逆潜阳，镇肝息风，其咸寒之性可以化痰结邪火。

金石斛外似清淡无味，而经言其"主伤中，除痹，下气，补五脏虚劳羸瘦，强阴"。"主伤中"一语，石氏认为非指脾胃不足，实指心脏血脉之有伤损，玉书先生曾言石斛可以利心脉，通心气，并气血之痹阻，能养肝肾心经之真阴而活血化瘀，乃治疗心脑血管病变之一味重要药物。对原发性高血压有重要治疗意义。唯金石斛已采集殆尽，难寻真品。

此方类镇肝息风汤而寓意略深，具镇潜清降之力，又注重化痰与瘀血，兼能补益肝肾心脑，更利于原发性高血压之虚阳上亢之本质。

痰多，加云茯苓、石菖蒲、炙远志、郁金；阴虚者不能适应春夏日阳气之升发，体质瘦而舌干少津，咽干思饮，脉细弦数，加生地黄、白芍、玄参、枸杞子，增石斛为30克。复有气虚疲乏明显者，可加泡参，减熟大黄量。若年高者寸脉不足，加当归、阿胶、熟地黄、山茱萸滋补肝肾而养血。腰膝疼痛加杜仲、续断以补肝肾利腰膝。头胀痛眩晕明显者，加钩藤、杭菊花、蔓荆子，加强平肝之力度。

导引气血法治疗高血压医案

**王某**，男，52岁。初诊日期：1968年3月28日。

练习气功及外家拳术数十年，身体十分肥胖壮实，身形矮，脖子粗短，身高1.65米上下，体重接近100公斤，嗜食肥甘厚味，又自行浸泡多种跌打损伤强腰壮肾药酒，常年自饮。其面色发红，皮肤粗糙，泛油光似污垢，孔武有力，声音洪亮，精神十分饱满，大小便正常，半年来曾有2次轻微中风病情，均为右侧肢体活动不便，麻木不仁，也未就医诊断治疗，在家休息1周左右又自行恢复。因偶然感冒发热头痛剧烈，到医院测得血压为220/120毫米汞柱*，检查大脑、心脏皆有损害，当时即下病危，患者始觉恐惧。感冒愈后来诊，血压仍为220/120毫米汞柱，仔细询问，知其近年来也常目胀耳鸣，脑部热痛，心中偶然烦躁悸动，睡着鼾声震动室外，半夜醒来口渴，必然饮凉水一大茶缸心中始觉安宁，否则无法入睡。舌质红而有瘀，苔干黄腻，脉洪滑长大有力。此肝阳肝火痰热逆乱之证，当用平肝导引气血法。

【处方】熟大黄20克，怀牛膝30克，黄芩12克，生石决明45克，金石斛24克。水煎，日分3服。

【二诊】服药5剂，小便量增多较前混浊，大便量稍增但每日仍仅解1次，颜色偏黑，并无稀溏，自觉身体轻松，脑部清爽，测血压为190/110毫米汞柱，舌脉无明显变化，原方再服10余剂。

【三诊】药后血压降至160/90毫米汞柱，一般情况较好，皮肤略变细滑，油光污垢基本消失，心中安宁不烦，耳鸣及脑部热痛已消失。嘱以滚痰丸每日服用，少吃肥甘油腻食品，不吃公鸡、羊肉、狗肉，不饮一切温热补益药酒。观察半年，血压稳定在160/90毫米汞柱，再无半侧肢体麻木不仁、活动不便等发生。

回阳救逆法治疗戴阳欲脱

**章某**，男，79岁。初诊日期：1964年10月7日。

年事已高，素有慢性支气管炎、高血压、慢性心衰等病史，1个月前又因咯稠痰夹鲜血诊为支气管扩张住院治疗，经用抗生素控制肺部感染，临床治愈出院，在家休养。向来畏寒怕冷，夏日也需穿厚毛衣闭门窗以防风吹着凉。近几年来记忆力严重减退呈老年痴呆（阿尔茨海默病）状。今日上午家人发现其精神突然爽利，情绪兴奋，说话颇多，因感异常，邀玉书公视之。见其面色口唇鲜红如桃花有光泽，两目有光亮透出又觉有难收之势，述口渴想吃青菜稀饭，煮好送上又不愿吃，觉全身热又不欲去相拥之衣被，心情兴奋似有喜悦事又述心中悸动不安，舌淡紫无生气，脉浮大躁动而少根。玉书公谓此乃五脏真气外脱，属不治危症。家属求告，拟方回阳救逆。

*： 1 毫米汞柱＝0.133千帕。

【处方】熟附子15克，高丽人参18克，金石斛18克，炙甘草24克。

治疗经过：急煎频服，至下午6时，1剂药尽，面上口唇红色、两目异常光亮略有收敛，心中略略稳定，脉稍平和，阳气已稍回纳，因药有效，再服1剂。

翌日上午家属来告，凌晨至天明熟睡得3小时，今日光景全如过去，畏寒少语，拥厚被而卧，索热饮，谓昨日所服药后心中甚感平稳。往视之脉气已平，有微汗，阳气已经收纳，以小剂四逆加人参汤调理。

【按】年衰久病之人，若见面色如枯骨无生气，耳郭干焦发黑而萎，口唇青紫而呼吸困难，大汗心痛泄泻不止等症，自是元气将脱危候。然面色鲜艳异常，情绪兴奋如本例亦是生死关键之处，所谓回光返照也。

玉书公谓识此症并不困难，无论何种光彩显现，在其有根无根处认真观察研究即明白无误。无根者，其光华浮于表面，似乎漂移即去，当予较大剂量甘温参附类回阳救逆，不容犹豫。

当时所用高丽人参为野山参，固脱之力远胜今日所用家种人参，欲用家种人参回阳固脱救逆，当用100克以上。

## 金钗石斛治疗幼儿夜惊

王某，女，1岁8个月。初诊日期：1958年11月13日。

出生后身体发育尚可，偶因携之郊外为雷雨声惊吓，归家后入夜啼哭难止，睡梦中常突然惊醒，烦躁不安，扬手掷足，或可至天明，服镇静安神诸方无效，推拿治疗亦无效。玉书公谓此乃心肝经有热，即予：

【处方】金钗石斛10克，水煎，每日分5～7次喂服。

次日睡眠即安，未曾啼哭惊悸，再服2剂巩固疗效。

【按】幼儿入夜惊啼者，或因脾胃虚寒，或因惊吓而心肝有热积郁，而本案曾服清心镇静方无效。考金钗石斛身细长，质致密，有黄金光泽，嚼之略带黏性，味微甘苦，为石斛之最优者。诸书多言其入肺胃肾经，味淡而药力最薄，实则可入手少阴心经，可以益心气，通心脉，清心脏之虚热实火，于小儿最能定志除惊，故玉书公以一味金钗石斛治疗小儿夜间惊啼可取良效也。

## 石玉书用金钗石斛之妙方

1．咯血方

【处方】麦冬12克，石斛12克，莲子9克，苦参9克，炙甘草6克，白及15克，天冬12克，地骨皮9克，天麻12克，云茯苓12克。水煎服。

【方解】支气管扩张及肺结核咯血证，常血多痰少，且多为鲜红色，甚至连续咯鲜血数十口者，均系心肝伏热，邪火内炽，冲激肺络致其破损所致。本方平肝气，清邪火，润燥止咳逆，培土生金，或能愈合肺脏破损血管之组织也。

## 2．风湿性心脏病方

【处方】当归（酒炒）15克，茯苓皮15克，石斛9克，茯神12克，炙远志6克，丹参9克，炒白术12克，砂仁4.5克，台乌药4.5克，柏子仁9克，大枣3枚。水煎服。

【方解】本方健脾温肾利水，安神养心活血，凡风心病心力衰竭水肿心悸者宜用。《日华子本草》云当归治"一切风、一切血、补一切劳，破恶血，养心血及主癥瘕"。风心病至水肿心力衰竭阶段，必因风邪深入，恶血瘀阻，又系虚劳癥瘕一类，故重用当归，酒炒制者尤良。

## 3．身体四肢麻木方

【处方】炙黄芪15克，当归（酒炒）15克，石斛9克，淡竹叶9克，山药15克，藿香梗6克，草薢9克，桔梗4.5克，炙甘草4.5克。水煎服。

【方解】气虚不能导血荣养经脉而麻木，血虚无以荣养筋肉以至经隧凝涩而麻木。本方重用炙黄芪、当归、山药、石斛以营养肝脾肺脏之血气，更以藿香梗、草薢、淡竹叶除湿气痹阻也。

【附】四肢拘挛方桑枝12克，石斛15克，白芍（酒炒）15克，甘草6克。

本方养血和血而通经脉也。尚可加鸡血藤、当归、天麻。

## 4．妊娠中后期下肢水肿方

【处方】黄芪12克，当归12克，山药15克，藿香6克，金石斛9克，槟榔9克，桔梗9克，炙甘草3克。水煎服。

【方解】双下肢水肿午后为甚，或有少腹坠胀感觉，食少便溏，短气疲惫，脉滑少力，因素体本虚，妊娠则阴血聚以养胎，形更不足也。本方益气养血，健脾利水，制方精妙。

## 5．妊娠期胎动不安欲小产滑胎用方

【处方】南沙参24克，山药15克，菊花6克，金银花9克，石斛9克，甘草3克。

【方解】胎欲坠者，脾肾气血不能系之。而心肺有热，胎亦常动而不稳也。本方补肾强阴清胎热甚妙。

### 贵州名医石恩权医案

石恩权（1928－2003年），石玉书先生之子，国内首批中医教授，首批国家名老中医药专家学术经验继承工作指导老师。从事中医临床及高等中医教育工作50余年，长于中医内科、精神病、儿科及妇科。对于外感热病，研究尤为精深，解决了许多疑难重症和急症，并创造性地将外感热病治疗方法应用到内科杂病的治疗中去，取得了很好的临床疗效，在民众中享有很高的声誉。

## 五味消毒饮加味治疗温毒（蜂窝织炎并败血症）

祝某，男，24岁。初诊日期：1992年4月30日。

4天前右上唇起一紫红色疖子，痛痒不适，有麻木之异常感觉。2天后疖肿突然扩散，半侧面部及上唇焮肿，疼痛加剧，畏寒心烦，半夜时症状进一步加剧，高热寒战，头痛剧烈，冷汗甚多，即送往贵州某职工医院。

【症见】体温39.8℃，血压85/50毫米汞柱，脉搏120次/分，呼吸稍急，大量冷汗，面部肿胀发紫，右侧为甚，颌下、耳后淋巴结皆肿大，神志时而恍惚，口渴，烦躁不宁，呕吐黄色涎水，泻黄色溏便数次，舌红绛，苔黄黑燥，脉弦数。

【实验室检查】白细胞$23 \times 10^9$／L，有中毒性颗粒，中性0.92，淋巴0.08。

【诊断】①急性蜂窝织炎；②败血症？

【辨证】温毒壅滞于上焦，燔散于营血。

【治法】解毒消炎，清营凉血。

【处方】野菊花15克，金银花18克，蚤休9克，紫花地丁15克，蒲公英30克，丹皮9克，**石斛**18克，西洋参9克，连翘15克，赤芍12克，生地15克，生甘草9克，紫背天葵15克。2剂。

【二诊】5月2日。

体温38.5℃，血压90/65毫米汞柱，冷汗略少，面部肿势稍有收敛，烦渴，夜寐不宁，仍有黄色溏便。舌绛干、苔黄黑，脉弦数。上方加芦根18克，苡仁15克。3剂。

【三诊】5月6日。

体温37.6℃，血压100/60毫米汞柱。面肿渐消，神情已安，呕吐已止，大便已2日未解，仍感头痛。白细胞$18 \times 10^9$／L。病势已缓，渐出气分。

金银花18克，**石斛**15克，泡参15克，紫花地丁15克，连翘12克，僵蚕9克，蒲公英15克，天花粉12克，生地15克，芦根15克，甘草9克。3剂。

【四诊】5月10日。

体温正常，面肿基本消退，上唇有局限性脓肿，未溃。体乏无力，精神差，口渴，食欲差，大便近1周未解，舌淡干，苔黄燥，脉细弱。白细胞$9 \times 10^9$／L，中性0.78，淋巴0.22。1周前抽血培养结果有金黄色葡萄球菌生长。邪毒略尽，气阴两伤。

太子参15克，竹叶9克，炒扁豆12克，金银花15克，芦根18克，泡参15克，炒谷芽10克，天花粉12克，甘草5克。

服5剂后，精神体力明显改善，上唇脓肿于四诊后第2日有数毫升脓液溃出，现疮口已经收敛，仍以上方清养之。

【按】本例急性蜂窝织炎合并败血症，血压略降而出冷汗，邪实伤正，病情危笃。毒势凶猛，不能局限成脓，反内窜营血，扰动神明，故有烦躁、谵语之表现。毒势上逆，故呕恶黄水而头痛；毒势下迫，故大便溏滞而尿频。

五味消毒饮为清热解毒良方，不唯入气分，亦入营血分；不唯用于局限之疔毒，也用于营血分之热毒。加生地、丹皮、赤芍等增强清营凉血之作用。（金钗）石斛不唯养阴，对于脓毒血症，恩权教授谓可逐温毒之郁滞。西洋参固正气而托毒。全方缜密，故病情逐渐向愈。

### 石恩骏（石玉书之子）对《神农本草经》石斛的研究

石斛"主伤中，除痹，下气，补五脏虚劳羸瘦，强阴，久服厚肠胃"。（《神农本草经》）

"主伤中"一语，非指脾胃不足，实指心脏经脉之有所伤损。曾治高龄高血压心脏病患者，并发心衰，心房纤颤，神志昏昧，几度欲脱，舌光红少苔，脉细疾而至数不明，以金石斛18克，炙甘草15克，浓煎服之，证即缓解。余治多种心脏疾病，特别是高血压心脏病及病毒性心肌炎，有心功能不全或快速性心律失常，舌红，脉细数结代者，必用石斛，谓其可稳定心律，纠正心衰。先父玉书公曾嘱我等，"石斛可以利心脉，通心气。"吾慎记之。

风寒湿三气杂至，气血痹阻，是为痹证，石斛养阴益精气，具疏通经脉气血之特性，尤宜于久痹之虚羸者。石斛尚能运消虚之正气。血枯涩，麻木而痹，半身不遂之中风偏枯症，石斛为要药。

石斛外似清淡无味，实则得中土之正气而补脾，得金水之精气而养肺，内应于肾而益精。故糖尿病、结核病、甲状腺功能亢进等多种慢性消耗疾病，用之不唯可以养阴，更可补益肺、脾、肾之正气。《神农本草经》所谓"补五脏虚劳羸瘦"，即可作此理解（《石恩骏临床经验集》）。

石氏清热解毒常用方

【处方】紫花地丁24克，金银花30克，杠板归30克，蒲公英30克，野菊花15克，重楼10克，石斛18克，生甘草15克。水煎服。

【方解】本方清热解毒类五味消毒饮，适用一般疔疮肿毒，内脏炎症之深重者。石斛、甘草甘淡养阴护心解毒，凡热毒深重者当用之以固正气。

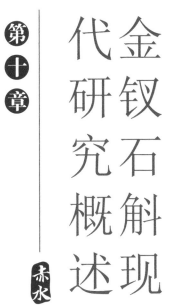

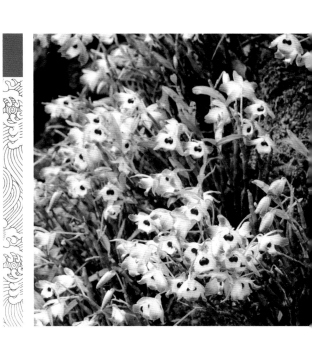

第十章

金钗石斛现代研究概述

赤水

金钗石斛为药用石斛主流品种之一，李时珍首次在《本草纲目》石斛【释名】中列出了"金钗"一名。同时历版《中国药典》都明确收载，是历代公认的石斛正品。具益胃生津，滋阴清热之功。用于热病津伤，口干烦渴，胃阴不足，食少干呕，病后虚热不退，阴虚火旺，骨蒸劳热，目暗不明，筋骨痿软。为石斛夜光丸、石斛明目丸、石斛浸膏溶液、石斛清胃散等制剂的重要药味。

## 一、化学成分

国内外学者对石斛属植物的化学成分进行了大量探索和研究，发现这些植物所含的化学成分类型多样。金钗石斛的化学成分主要有生物碱类、多糖类、菲类、联苄类、倍半萜类化合物及其他化学成分。

### 1. 生物碱类

生物碱类成分是金钗石斛中最早分离并进行结构确认的化合物，1932年，日本学者铃木秀干首次从其中分离得到生物碱，并命名为石斛碱（dendrobine），之后的研究表明石斛碱为其特征成分，在金钗石斛生物碱中含量最高，常用于作为质量检测指标，在《中国药典》中规定其石斛碱的含量不得低于0.4%。其生物碱的主要组成为石斛碱（dendrobine）、石斛次碱（nobilonine）、石斛酯碱（dendrine），石斛星碱（dendroxine）、石斛胺碱（dendramine）、6-羟基石斛星碱（6-hydroxy-dendroxine）等24种，还有5种季铵生物碱（表10-1）。金蓉鸾等通过对比11种不同石斛的生物碱含量，发现不同的石斛属植物中生物碱的含量差异很大，且金钗石斛所含生物碱要远高于其他品种，其含量为0.41%～0.64%。有研究发现不同生长期的金钗石斛石斛碱的含量也具有差别，通过测定贵州赤水石斛规范化种植基地不同生长年限（1、2、3、4年）金钗石斛中石斛碱的含量，结果1、2、3、4年的石斛碱含量分别为0.546%、0.895%、0.745%、0.862%，其中2年生的石斛碱含量最高。2010年北京中医药大学的刘宁等对不同采摘期的金钗石斛生物碱含量进行测定，发现3、9、10、11、12月份所采收的金钗石斛生物碱含量较其他月份高。其最佳采收季节为10、11月，此时金钗石斛所含多糖和生物碱均较高。

表10-1 从金钗石斛中分离得到的几种主要生物碱类化合物

| 名称 | 分子式 | 结构式 |
|------|--------|--------|
| 石斛碱（dendrobine） | $C_{16}H_{25}NO_2$ | |

| 名称 | 分子式 | 结构式 |
| --- | --- | --- |
| 石斛次碱（nobilonine） | $C_{17}H_{27}NO_3$ | |
| 石斛酯碱（dendrine） | $C_{19}H_{29}NO_4$ | |
| 石斛星碱（dendroxine） | $C_{17}H_{25}NO_3$ | |
| 石斛胺碱（dendramine） | $C_{16}H_{25}NO_3$ | |
| 6-羟基石斛星碱（6-hydroxy-dendroxine） | $C_{17}H_{25}NO_4$ | |

## 2. 多糖类

金钗石斛不但含有石斛碱，还有多糖类成分。2014年遵义医学院的徐云燕等通过测定贵州赤水产人工培植的不同生长期（1、2、3年）金钗石斛中主要活性成分多糖的含量，结果1、2、3年生长期多糖含量分别为7.74%、2.75%、2.20%，而一年生金钗石斛多糖含量最高，约是两年和三年生金钗石斛多糖含量的3倍，随着年份的增长，其含量依次减少。2011年四川大学的LUOA等从金钗石斛粗多糖中分离出4个组分，它们的分子量分别为136、27.7、11.8和11.4 ku，单糖组成分析表明这4个组分都主要包含甘露糖、葡萄糖、半乳糖和少量的鼠李糖、阿拉伯糖和木糖。从金钗石斛茎中分离出一种新的水溶性多糖（$8.76 \times 10^4$ u）。单糖分析表明，金钗石斛多糖主要由甘露糖（Man）（17.0%）、葡萄糖（Glc）（63.3%）、半乳糖（Gal）（16.5%），以及少量的鼠李糖（Rha）（0.5%），阿拉伯糖（L）（1.2%）和木糖（MSDS）（1.5%）组成，其摩尔比为30.8：118.0：31.8：1.0：2.8：2.2。蒋玉兰等研究总结了近5年来金钗石斛均一多糖的分子量分布和单糖组成，发现金钗石斛的多糖往往由几个不同分子量范围的组分构成，且不同分子量均一组分的单糖组成也不相同。药用石斛多糖的单糖组成常见的有葡萄糖、甘露糖、半乳糖和木糖，不同种质石斛多糖间会出现单糖组成相同的情况，但摩尔比相差极大。

### 3. 联苄类

联苄类因其具有较好的抗肿瘤活性，所以，近年来一直是国内外研究的热点。金钗石斛中已报道26个联苄类化合物，见表10-2。根据这些化合物的结构特征，主要分为简单取代联苄、桥碳取代联苄和双联苄类，这些化合物苯环上的取代基通常为甲氧基和羟基。简单取代联苄是指在该类联苄链桥碳上无取代，苯环上仅含有简单取代基，如甲基、甲氧基、乙酰基等含C、O的取代基，结构简单，化合物众多。桥碳取代联苄是指在桥碳链上存在取代基的一类特殊联苄化合物，这种物质在天然产物中较为少见，主要分布在石斛属植物。金钗石斛的桥碳取代联苄上的取代基多为甲氧基和羟基，但在某些特定位置上的取代基存在一致性。双联苄类是指结构为4个苯环通过2个联苄键连接而成的一类化合物，金钗石斛中的双联苄常见于通过醚桥和C-C键连接或2个醚桥连接。2016年遵义医学院的肖世基等从黔产金钗石斛中新分离出1个新的联苄类化合物，其化合物为浅黄色胶状物，HR-ESI-MS给出其准分子离子峰［M+Na］$^+$峰m/z:327.1200（计算值$C_{17}H_{20}O_5Na^+$：327.1203），确定其分子式为$C_{17}H_{20}O_5$，有8个不饱和度，结构确定为4, α-二羟基-3,5,3′-三甲氧基联苄。并首次从该植物中分离得到联苄类化合物4,5-二羟基-3,3′-二甲氧基联苄。2006年解放军第四军医大学的罗文娟等采用噻唑蓝法筛选由金钗石斛提取分离的31种单体化合物，发现其中的3种联苄类化合物玫瑰石斛素（crepidatin）、鼓槌联苄（chrysotobibenzyl）、4,4′-二羟基-3,3′,5-三甲氧基二苄杓唇石斛酚（moscatilin）对人肝癌高侵袭细胞株的增殖具有一定抑制作用。

#### 表10-2 从金钗石斛中分离出的26种联苄类化合物

| 序号 | 名称 | 分子式 |
|---|---|---|
| 1 | 3-羟基-5-甲氧基联（3-hydroxy-5-methoxybibenzyl） | $C_{15}H_{16}O_2$ |
| 2 | 3,3′,5-三羟基联苄（3,3′,5-trihydroxybibenzyl） | $C_{14}H_{14}O_3$ |
| 3 | 山药素Ⅲ（batatasinⅢ） | $C_{15}H_{16}O_3$ |
| 4 | tristin | $C_{15}H_{16}O_4$ |
| 5 | 3-O-甲基石斛酚（3-O-methylgigantol） | $C_{17}H_{20}O_4$ |
| 6 | 杓唇石斛酚（moscatilin） | $C_{17}H_{20}O_5$ |
| 7 | 鼓槌联苄（chrysotobibenzyl） | $C_{19}H_{24}O_5$ |
| 8 | 玫瑰石斛素（crepidatin） | $C_{18}H_{22}O_5$ |

| 序号 | 名称 | 分子式 |
|---|---|---|
| 9 | 鼓槌石斛素（chrysotoxin） | $C_{18}H_{22}O_5$ |
| 10 | 石斛酚（gigantol） | $C_{16}H_{18}O_4$ |
| 11 | 4-羟基-3,5′,5-三甲氧基联苄基（4-hydroxy-3,5′,5,-trimethoxybibenzyl） | $C_{17}H_{20}O_4$ |
| 12 | 4,5-二羟基-3,5′-二甲氧基联苄（4,5-dihydroxy-3,5′-dimethoxybibenzyl） | $C_{17}H_{20}O_5$ |
| 13 | 4,α-二羟基-3,5,5′-三甲氧基联苄（4,α-dlihydroxy-3,5,5′-trimethoxybibenzyl） | $C_{17}H_{20}O_5$ |
| 14 | 果香菊素A（nobilinA） | $C_{17}H_{20}O_5$ |
| 15 | 果香菊素B（nobilinB） | $C_{18}H_{22}O_6$ |
| 16 | 果香菊素C（nobilinC） | $C_{19}H_{24}O_6$ |
| 17 | 果香菊素D（nobilinD） | $C_{17}H_{20}O_6$ |
| 18 | 果香菊素E（nobilinE） | $C_{32}H_{32}O_8$ |
| 19 | dendronbibislineC | $C_{33}H_{32}O_8$ |
| 20 | dendronbibislineD | $C_{32}H_{34}O_8$ |
| 21 | 二聚石斛素A（didendronbilineA） | $C_{32}H_{32}O_8$ |
| 22 | 金钗石斛素B（dendronbilineB） | $C_{25}H_{26}O_8$ |
| 23 | 金钗石斛素C（dendronbilineC） | $C_{27}H_{30}O_8$ |
| 24 | dendronophenolA | $C_{32}H_{32}O_8$ |
| 25 | dendronophenolB | $C_{27}H_{30}O_8$ |
| 26 | 铁皮石斛素V（dendrocandinV） | $C_{30}H_{22}O_9$ |

### 4. 菲类

兰科植物是天然菲类的最主要来源。金钗石斛属兰科植物，菲类是该植物的主要成分和热点研究物质之一，已从该植物中报道了38个菲类化合物，主要包括单菲类和双菲类，金钗石斛中报道的双菲类大多以2个单菲通过C-C直接相连聚合而成，常见类型有：去氢单菲-二氢单菲、去氢单菲-去氢单菲、二氢单菲-二氢单菲。单菲类是金钗石斛中的主要菲类成分，根据$C_9$-$C_{10}$间键的饱和程度分为二氢菲类和去氢菲类，该类即为人们常称的菲类，具有广泛的生物活性，其中抗细胞毒性尤为引人注目。1995年Lee等自金钗石斛中分离得到2个菲类成分，经鉴定其结构为4,7-二羟基-2甲氧基-9,10-二氢菲和5-羟基-3,7二甲氧基-1,4-菲，前者为金钗石斛中首次分离得到的菲类成分，这两种化合物被证明对人肺癌A549、卵巢癌SK-OV-3和前髓细胞白血病HL-60细胞系具有细胞毒性。

## 5. 倍半萜类

金钗石斛中倍半萜类成分结构特殊，且其代表化合物石斛碱为该药材的特征性成分，植物化学研究表明，金钗石斛中含有大量的倍半萜类，主要可分为picrotoxane型、allo-aromadendrane型、cyclocopacamphane型和copacamphane型。其结构类型主要是以picrotoxane母核为结构，picrotoxane型倍半萜成分是金钗石斛中特殊的一类化学成分，含有多个手性中心，主要以picro—toxane型生物碱和非生物碱两种形式存在。迄今为止，从金钗石斛中分离得到picrotoxane型生物碱倍半萜13个，picrotoxane型非生物碱18个，说明了在金钗石斛中倍半萜类化合物中以picrotoxane型为主，鉴于石斛碱在金钗石斛中的特征性，picrotoxane类生物碱常被称作石斛碱型生物碱。

## 6. 其他化合物

金钗石斛中报道的其他类化合物包括酚类、芴酮类、木脂素、香豆素、内酯类、甾体等，其中木脂素、多酚均具有较好的抗氧化活性，在天然抗氧化剂等领域具有较好的开发潜力。

# 二、栽培品质

## 1. 不同栽培方式的金钗石斛品质研究

2022年贵州中医药大学的钟可等比较不同栽培方式（大棚栽培、附石栽培、附树栽培、盆栽）的金钗石斛品质（购于赤水市信天中药产业开发有限公司培育的金钗石斛种苗），通过对外观性状、多糖含量、石斛碱含量、水分含量、总灰分含量、浸出物含量进行测定,并进行数理统计分析。

对不同栽培方式下金钗石斛茎长、茎直径数据进行统计分析，结果见表10-3。由表10-3可知，4种栽培方式下，大棚栽培茎长最长，茎直径较细小；附石栽培茎长最短，茎直径较粗壮，传统经验鉴别认为，金钗石斛以茎粗壮、节短者为质优。从外观性状特征分析金钗石斛附石栽培优于大棚栽培。

表10-3　不同栽培方式下金钗石斛茎长及茎直径（$n=30$）

| 栽培方式 | 茎长/cm | 长边直径/mm | 短边直径/mm |
| --- | --- | --- | --- |
| 大棚栽培 | 33.68±7.54aA | 9.88±1.11cB | 6.27±0.75dC |
| 附石栽培 | 27.32±5.02bB | 11.10±1.10aA | 8.19±0.84aA |
| 附树栽培 | 31.00±2.33aAB | 10.25±1.22bcAB | 7.16±0.87cB |
| 盆栽 | 30.76±3.11aAB | 10.71±1.14abAB | 7.75±0.59bA |

注：同列不同小写字母表示各处理之间的差异显著（$P<0.05$），不同大写字母表示各处理之间的差异极显著（$P<0.01$）。（显著性差异分析abcd字母标记法：首先将全部平均数从大到小依次排列，然后在最大的平均数上标上字母a；并将该平均数与以下各平均数相比，凡相差不显著的，都标上字母a，直至某一个与之相差显著的平均数，标记字母b；以此类推）。

对不同栽培方式下金钗石斛中的多糖、石斛碱、水分、总灰分、浸出物含量进行测定，质量控制指标成分含量分析，结果见表10-4。由表10-4可知，多糖含量以盆栽最高，大棚栽培最低；浸出物含量以附石栽培最高，大棚栽培最低；石斛碱含量以附石栽培最高，大棚栽培最低；水分含量以大棚栽培最高、附石栽培最低，含水量较低更有利于药材贮存；总灰分含量，大棚栽培最高、盆栽最低。《中国药典》2020年版规定金钗石斛的石斛碱含量不得少于0.40%，水分含量不得超过12.0%，总灰分含量不得超过5.0%。以上4种栽培方式的金钗石斛中石斛碱含量为0.60%~0.73%，水分含量为3.03%~3.92%，总灰分含量为2.19%~2.92%，均符合《中国药典》2020年版对金钗石斛的质量要求。

表10-4 不同栽培方式下金钗石斛中质量控制指标成分含量（n=3，%）

| 栽培方式 | 多糖 | 石斛碱 | 水分 | 总灰分 | 浸出物 |
|---|---|---|---|---|---|
| 大棚栽培 | 11.91±0.79bB | 0.60±0.01bB | 3.92±0.05aA | 2.92±0.27aA | 17.84±1.54bB |
| 附石栽培 | 13.98±0.59bB | 0.73±0.01aA | 3.03±0.16dC | 2.60±0.21abA | 21.48±0.49aA |
| 附树栽培 | 12.51±1.35bB | 0.71±0.34aA | 3.60±0.15bAB | 2.77±0.31aA | 18.25±0.86bB |
| 盆栽 | 17.76±0.95aA | 0.63±0.01bB | 3.32±0.10cBC | 2.19±0.17bA | 20.77±0.58aAB |

注：同列不同小写字母表示各处理之间的差异显著（$P < 0.05$），不同大写字母表示各处理之间的差异极显著（$P < 0.01$）。

从外观性状特征，以及多糖、石斛碱、水分、总灰分和浸出物含量进行主成分分析，综合评价结果见表10-5，由表10-5可知附石栽培金钗石斛品质较优。

表10-5 不同栽培方式下金钗石斛综合评分及排序

| 栽培方式 | $F_1$ | $F_2$ | F | 排序 |
|---|---|---|---|---|
| 大棚栽培 | −2.132 | −0.620 | −1.620 | 4 |
| 附石栽培 | 1.333 | 1.255 | 1.260 | 1 |
| 附树栽培 | −0.925 | 0.721 | −0.421 | 3 |
| 盆栽 | 1.724 | −1.355 | 0.781 | 2 |

## 三、药理作用与机制

近年来，众多学者在研究石斛药材有效化学成分的同时，也对从多种石斛属植物中分离得到的成分进行了药理活性和临床应用的研究。研究表明，金钗石斛的提取物或从中分离的化合物主要具有抗肿瘤、抗炎、抗衰老、抗白内障、降血糖调血脂、抗凝抗血栓、保护神经、改善记忆、改善脑缺血、抗帕金森病、抗病毒和抗氧化等药理作用。

### 1. 抗肿瘤

2015年遵义医学院的葛晓军等研究发现，金钗石斛多糖对白血病细胞具有杀伤作用，其机制与金钗石斛多糖降低WT1蛋白表达相关；2015年北京林业大学的王亚芸等研究发现，金钗石斛水溶性和脂溶性的生物碱对肠癌CaCo-2细胞的增殖有明显的抑制作用，其机制与caspase-3的激活有关；2015年北京林业大学的安欣等研究发现，乳腺癌细胞的生长活力受到金钗石斛生物碱的明显抑制。对乳腺癌细胞进行AnnexinV-FITC/PI染色流式细胞术（flowcytometry,FCM）检测细胞凋亡率，进一步说明金钗石斛生物碱对乳腺癌肿瘤细胞生长的抑制作用,且具有明显的促凋亡效应。其机制为金钗石斛生物碱使mcf-7细胞通过线粒体途径发生细胞凋亡，且有细胞色素C释放,并激活procaspase-3启动了细胞的死亡程序；2016年商洛学院的张晓文等研究发现，金钗石斛菲醌对人卵巢癌细胞增殖和转移有抑制作用，其机制与上调CASP3,CASP9,CAV1和下调SOX2的表达有关；2017年北京林业大学的和磊等发现，金钗石斛脂溶性生物碱能使HT-29细胞存活率降低，呈剂量和时间效应，还能诱导HT-29细胞凋亡，使生长细胞停滞于$G_2$期；与此同时，还能提高细胞内活性氧的浓度，使线粒体膜电位下降，促进释放细胞色素C，进而激活caspase-3、caspase-9，最终诱导细胞凋亡，其机制与激活线粒体凋亡途径有关。

2019年西南医科大学第一附属医院的贺凯等研究发现，金钗石斛破壁粉能明显抑制裸鼠$HepG_2$移植瘤的生长,其机制可能与下调瘤组织VEGF的表达和降低移植瘤微血管密度MVD有关；2019年香港大学乐康医学院的SONG T H等研究发现，石斛碱与顺铂联合使用抑制非小细胞肺癌，减轻顺铂所致裸鼠心脏毒性：石斛碱单用通过线粒体途径诱导人肺癌A549细胞凋亡，石斛碱与顺铂联用通过刺激JNK/p38应激信号通路增强细胞毒性，从而诱导促凋亡蛋白Bax和Bim的凋亡；2021年遵义医科大学附属医院的韦余等研究发现，金钗石斛总生物碱脂质体能够明显抑制胃癌SGC-7901细胞增殖、促进细胞凋亡和抑制细胞侵袭,其作用机制可能与Bcl-2/Bax/Caspase-3信号通路有关,金钗石斛总生物碱脂质体可能成为胃癌治疗的药物；2022年贵州医科大学的刘杰等研究金钗石斛乙醇提取物治疗肺癌的作用机制，结果表明金钗石斛乙醇提取物具有良好的体内、体外抗肺癌作用，其机制可能与下调HIF-1α、GLUT4和HK2表达从而抑制肿瘤糖酵解有关。

### 2. 抗炎

2009年遵义医学院的李小琼等研究金钗石斛多糖可抑制脂多糖诱导的小鼠腹腔巨噬细胞分泌肿瘤坏死因子-α和一氧化氮释放，显著抑制炎症反应，其机制为改善脂多糖对小鼠腹腔巨噬细胞的作用，使TNF-α mRNA、iNOSmRNA的表达降低，TNF-α、NO合成减少,从而起到抗炎的作用；2010年HWANG J S等发现金钗石斛中的菲类化合物能够抑制脂多糖诱导大鼠RAW264.7细胞产生NO，其主要机制是通过抑制MPKs和NF-κB两种通路产生抗炎作用；2011年遵义医学院的张俊青等利用外源性内毒素脂多糖激活大鼠大脑皮质星形胶质细胞，通过测定细胞存活率、TNF-α炎症因子的蛋白以及炎症相关基因TNF-α和IL-6mRNA的表达，研究金钗石斛总生物碱对星形胶质细胞抗炎作用机制，结果表明金钗石斛总生物碱能够拮抗内毒素脂多糖所引起的炎症反应，其作用与抑制星形胶质细胞的激活及其炎症因子的释放密切相关；2015年KIM J H等通过研究金钗石斛菲类化合物对LPS诱导大鼠巨噬细胞的抗炎作用发现，其主要机制主要通过阻断巨噬细胞中NF-κB的激活和MAP激酶的磷酸化实现抗炎作用。2016年遵义医学院的林牧等研究发现金钗石斛多糖对脂多糖作用的新生大鼠大脑皮质胶质细胞—神经元混合培养体系的保护作用。其机制为通过对NF-κB和MAPK-Family通路的抑制作用明显减少细菌脂多糖诱导的炎症因子如TNF-α，IL-6，IL-1β和COX-2的过度表达，从而保护神经元免受炎症因子的毒性作用。

### 3. 抗衰老

2009年遵义医学院的王令仪研究发现，金钗石斛多糖具有抗衰老的作用，可拮抗D-半乳糖诱导的衰老小鼠免疫器官及组织的萎缩和病变；2010年中南大学的宾捷等通过研究金钗石斛胶囊灌胃老龄小鼠，发现试验组血清中丙二醛水平下降，清除自由基的超高氧化物歧化酶与谷胱甘肽过氧化物酶活力水平升高；2018年武汉市中医医院的谢苗苗等采用过氧化氢（$H_2O_2$）诱导的细胞损伤模型，发现金钗石斛多糖有显著的抗细胞衰老作用；2019年遵义医科大学的刘静等研究发现金钗石斛生物碱能够延缓秀丽隐杆线虫的衰老进程，其作用机制可能与上调daf-16和skn-1基因，提高抗氧化应激能力有关；2020年遵义医科大学的 LV L等利用衰老加速易感小鼠（SAMP8）证实金钗石斛生物碱具有改善脑衰老的作用，从6~12月龄连续灌胃给予SAMP8小鼠金钗石斛生物碱（20、40毫克/千克），SAMP8小鼠的认知功能减退、神经元衰老、损伤和丢失等均得到显著改善，其作用机制与增加淀粉样蛋白清除、增强自噬功能、抑制内质网应激T蛋白过度磷酸化有关。

### 4. 抗白内障

2008年广州中医药大学的龙艳等研究发现，金钗石斛总生物碱和粗多糖在体外均有一定的抗白内障作用，其机制与拮抗晶状体的氧化损伤有关，而金钗石斛总生物碱效果优于粗多糖；2008年广州中医药大学的魏小勇等研究发现金钗石斛生物碱可以通过抑制一氧化氮合酶的表达，对糖尿病性白内障具有显著的治疗作用；2010年广州中医药大学的马伟凤等研究发现，低剂量的金钗石斛脂溶性生物碱可以通过氧化损伤的作用促进人晶状体上皮细胞的增殖，抑制晶状体上皮细胞凋亡，从而改善白内障；2011年合肥工业大学的王军辉研究发现，金钗石斛多糖的抗白内障活性与其减轻大鼠晶状体氧化损伤及抑制糖基化终产物的形成有关，其活性作用的化学结构基础可能与多糖中甘露糖含量及其连接方式有关。

### 5. 降血糖和血脂

2014年遵义医学院的刘园园等研究表明，金钗石斛水煎剂能明显改善糖尿病大鼠肾脏基底膜增厚及足突增融合，可以减轻DN大鼠的肾损伤，其机制与其上调DN大鼠肾皮质中PPARγ的表达有关；2014年遵义医学院的黄琦等研究发现，金钗石斛生物碱能够降低糖尿病大鼠的血糖，其机制可能与其上调肝脏组织胰岛素受体底物2及胰岛素样生长因子1的mRNA表达、减轻胰岛素抵抗有关，2016年遵义医学院的张明辉等研究发现，金钗石斛生物碱能通过改善db/db小鼠胰岛素抵抗而降低血糖水平，其作用机制可能与上调端粒酶活性、端粒反转录酶、端蛋白表达有关；2019年遵义医学院附属医院核医学科的黄琦等研究发现金钗石斛总生物碱降低高糖高脂复合链脲佐菌素诱导糖尿病大鼠的空腹血糖和胰岛素，机制与改善胰岛素抵抗，上调骨骼肌GLUT4表达有关；2011年遵义医学院的李向阳等研究发现，金钗石斛生物总碱能够降低高脂血症大鼠肝脏组织MDA

含量和升高SOD活性（$P < 0.05$），减轻高脂血症大鼠肝脏组织的脂肪变性，其作用机制可能与抗氧化损伤有关；2019年江南大学的李依等研究发现，金钗石斛水提物可以降低血清中TG、LDL-C和ALT浓度，升高HDL-C浓度，使机体血脂水平趋于正常，防止脂代谢紊乱；2021昆明医科大学的范艳等研究发现，金钗石斛多糖可明显改善高脂高糖饮食诱导的NAFLD大鼠一般状态、改善肝功能、调节血脂，同时减缓炎症反应浸润，其作用机制可能与金钗石斛多糖能够促使炎性小体NLRP3的蛋白及mRNA表达降低，进而调控下游因子IL-1β和IL-18有关。

### 6. 抗凝抗血栓

2005年中国药科大学的林萍等研究发现，金钗石斛的醇提物有显著降低家兔全血黏度和抑制金钗石斛多糖诱导的血小板凝集、降低血浆纤维蛋白原含量、抑制内源性及外源性凝血系统、抑制血栓形成的作用，并延长凝血酶原时间、白陶土部分凝血活酶时间；2012年保山中医药高等专科学校的李婵娟采用毛细血管法测定凝血时间，并通过抗胶原—肾上腺素致体内血栓形成法测定金钗石斛等几种石斛粗提物的抗凝和抗血栓作用，发现金钗石斛给药组均能显著延长小鼠全血凝血时间，并且均能显著对抗胶原—肾上腺素诱导的小鼠体内血栓形成，使动物的死亡率明显降低。

### 7. 保护神经

2017年遵义医学院的巴智胜等研究发现，金钗石斛生物碱可以明显改善链脲佐菌素诱导的大鼠海马神经元细胞的损伤和丢失，并可同时激活GSK-3β，抑制Tau蛋白过度磷酸化；2020年重庆医科大学的刘道航等研究发现，金钗石斛生物碱减轻氧糖剥夺/再灌注所致小鼠海马神经元HT22细胞损伤，其机制与抑制细胞焦亡相关蛋白caspase-1表达有关。

### 8. 改善记忆

2008年遵义医学院的陈建伟等研究发现，不同剂量的金钗石斛生物碱可以减轻脂多糖诱导的大鼠学习记忆功能减退，且金钗石斛生物碱高剂量（80毫克/公斤）的作用优于经典的抗炎药布洛芬，其机制可能与降低海马caspase-3/8mRNA表达、减少Aβ$_{1-42}$产生有关；2011年遵义医学院的LI Y等研究发现，大鼠预防性给予不同剂量的DNLA7日后，通过右侧脑室注射脂多糖制备大鼠学习记忆功能减退模型，可以减轻脂多糖诱导的大鼠学习记忆减退；2014年遵义医学院的Yang S等研究发现，金钗石斛生物碱可减轻脂多糖诱导的大鼠海马T蛋白磷酸化、减少脂多糖诱导的大鼠脑皮质神经元凋亡；2016年遵义医学院的张明辉等研究发现，金钗石斛生物碱可改善Aβ$_{25-35}$所致的大鼠痴呆模型的学习记忆减退，其机制可能与减少海马组织Aβ$_{1-42}$产生有关；2016年遵义医学院的姜琳珊等通过金钗石斛生物碱作用于APP/PS1转基因阿尔茨海默病模型小鼠发现，金钗石斛生物碱对该模型小鼠的空间学习记忆能具有改善作用；2016年遵义医学院的NIE J等研究发现，金钗石斛生物碱可预防Aβ$_{25-35}$诱导的小鼠海马神经元及其突触缺失，该效应至少与增加其海马与皮质脑源性神经营养因子、胶质细胞源性神经营养因子及睫状神经营养因子等有关；2016年遵义医学院的王丽娜等研究发现，金钗石斛多糖可减轻脂多糖诱导的大鼠学习记忆减退及神经元损伤，抑制其海马的炎症反应；2017年遵义医学院的LI L S等通过金钗石斛生物碱作用于Aβ$_{25-35}$诱导的原代培养的海马神经元损伤模型的研究发现，金钗石斛生物碱预处理明显抑制Aβ$_{25\sim35}$诱导的轴索变性，并认为金钗石斛生物碱通过诱导神经元自噬发挥作用；2018年NIE J等研究发现金钗石斛总生物碱改善APP/PS1转基因小鼠的空间学习记忆能力，减轻海马神经元损伤，减少Aβ$_{1\sim40}$和Aβ$_{1\sim42}$表达，降低自噬泡数量，提高自噬溶酶体清除率，增强CatD蛋白水解活性，增加V-ATPaseA1蛋白表达，促进溶酶体酸化。

### 9. 改善脑缺血

2010年遵义医学院的刘俊等通过金钗石斛生物碱作用于大脑中动脉阻塞诱导的急性脑缺血损伤模型，发现金钗石斛生物碱预防性给药对大鼠急性脑缺血有保护作用，其机制与抗氧化应激、清除自由基及降低大鼠脑内caspase-3、caspase-8mRNA表达有关；2010年遵义医学院的WANG Q等研究发现，金钗石斛生物碱作用于氧糖剥夺2小时/复氧复糖12小时诱导的原代培养的大鼠脑皮质神经元损伤模型的研究发现，金钗石斛生物碱对该损伤具有保护作用，可减轻该损伤导致的神经元凋亡、抑制钙超载且下调caspase-3、caspase-12mRNA表达。

### 10. 抗帕金森

2021年LI D D等研究发现，大鼠黑质注射6-OHDA诱导的帕金森病模型连续灌胃给予金钗石斛生物碱（20 mg/kg）7日可显著改善模型大鼠中脑黑质多巴胺神经元丢失，缓解运动功能障碍。同时，在原代大鼠中脑神经元—胶质细胞共培养体系中，金钗石斛生物碱（2.5 微克/升）可抑制6-OHDA诱导的促炎性细胞因子TNF-α、IL-1β和NO的释放。

### 11. 抗病毒

2017年南方医科大学的李日婵等研究发现，金钗石斛中的石斛碱具有抗甲型流感病毒的活性，不仅能抑制病毒的多轮复制，还能地抑制流感病毒的早期复制，其作用机制为通过与NP蛋白的结合抑制其出核以及寡聚化，从而阻碍流感病毒的复制。

### 12. 抗氧化

2011年贵州师范大学的黄小燕等研究发现，金钗石斛提取物对自由基有一定的清除能力，并且各部分的清除能力为乙酸乙酯提取物＞乙醇提取物＞MCI柱吸附提取物，三氯甲烷提取物与石油醚提取物清除自由基的能力极弱，提取清除物自由基的能力均低于维生素C；2020年遵义医科大学的ZHOU J等对DNLA的抗氧化作用在CCl$_4$诱导的急性肝损伤模型中进行深入研究，发现在野生型小鼠中，DNLA能显著降低CCl$_4$诱导的线粒体氧化应激、线粒体H$_2$O$_2$含量和MDA含量降低，显著升高GSH水平和Mn-SOD活性，从而减轻CCl$_4$诱导的肝损伤。该保护作用在Nrf2-/-小鼠中显著减弱，表明金钗石斛生物碱改善CCl$_4$诱导的肝损伤是通过Nrf2信号通路依赖的模式抑制线粒体氧化应激和线粒体功能障碍实现的。

### 13. 其他作用

金钗石斛还有提高免疫力、抗疲劳、保肝护肾、改善胃肠道功能和保护心血管等活性。金钗石斛生物碱可以调节小鼠肝脏脂质代谢基因的表达和保护肝脏免受CCl$_4$导致的线粒体损伤。除此之外，还可有效改善多柔比星肾病大鼠肾纤维化并可保护肾脏功能，其机制可能与抑制PI3K/Akt/HIF-1α信号通路有关。

## 四、临床应用

金钗石斛是中药石斛的主要来源之一，含有众多化学成分，同时具有很多的药理作用，在临床上也被应用于各种疾病。

### 1. 改善代谢综合征

代谢综合征是一种常见慢性疾病，以肥胖、血脂异常、高血糖和高血压为临床特征。动物实验表明金钗石斛能够降低血脂、血糖，且无明显副作用。2021年上海中医药大学龙华医院Zhang X等在单组、非随机、开放、探索性临床试验中，将30例代谢综合征患者分配到治疗组，受试者每天服用12克金钗石斛粉（每天两次，每次6克），疗程持续8周，随访4周。测定受试者的体重、体重指数BMI，空腹血糖、血脂总胆固醇（TC）、甘油三酯（TG）、高密度脂蛋白胆固醇（HDL-C）、低密度脂蛋白胆固醇（LDL-C）、游离脂肪酸，记录研究过程中的不良事件，评估金钗石斛粉的有效性和安全性，这是首次口服金钗石斛粉干预多发性硬化症的探索性试验，其结果将被用于验证和开展中医干预多发性硬化症的其他临床研究。

### 2. 治疗慢性萎缩性胃炎

慢性萎缩性胃炎（CAG）是一种消化道疾病，以胃黏膜上皮和腺体萎缩，数目减少，胃黏膜变薄，黏膜基层增厚，或伴幽门腺化生和肠腺化生，或有不典型增生为临床特征。2020年南昌市洪都中医院药剂科的王文莉等为探讨石斛养胃汤联合西药治疗慢性萎缩性胃炎（CAG）的临床效果。选取2018年1月至2019年1月南昌市洪都中医院收治的CAG患者100例，将100例慢性萎缩性胃炎患者随机分配到对照组（50例，予胶体果胶铋和阿莫西林）及治疗组（50例，予石斛养胃汤联合胶体果胶铋和阿莫西林）。对照组每天服用胶体果胶铋600毫克和阿莫西林15克，疗程为1个月；治疗组在对照组基础上每天加服石斛养胃汤（含石斛30克），疗程持续1个月。与对照组相比治疗组的临床疗效总有效率更高，慢性萎缩性胃炎症状明显改善，消瘦、食欲缺乏、腹痛、贫血症状消失或减轻，血清C反应蛋白、IL-6、TNF-α、胃泌素-17、胃蛋白酶原1和胃蛋白酶原2降低，不良反应发生率较低。表明石斛养胃汤联合西药治疗CAG效果确切，可明显改善患者临床症状，安全性较高，可为临床治疗CAG提供参考。

### 3. 治疗慢性浅表性胃炎

慢性浅表性胃炎是临床常见的以幽门螺杆菌感染为主要病因的消化系统疾病，该病进展缓慢且不易治愈，如不及时有效控制则可能引发胃腺体萎缩，严重还会发展成胃癌。1995年中国医科大学第二临床学院的陈少夫等观察金钗石斛煎剂对胃排酸量及血中胃泌素、生长抑素分泌的作用，为探索金钗石斛治疗慢性浅表性胃炎或消化性溃疡的机制提高理论基础。选择轻度慢性浅表性胃炎患者，均经胃镜及病理检查确定诊断，近期无服药，其中对照组和实验组各12例。实验组经胃管注入石斛煎剂，对照组经胃管注入蒸馏水，分别观察2个小时。结果表明注入石斛后胃酸及血清胃泌素浓度明显升高（$P<0.01$），血浆生长抑素浓度无明显改变（$P>0.05$），提示金钗石斛对慢性浅表性胃炎患者胃酸分泌量及血清胃泌素浓度有明显影响。

### 4. 治疗胃阴不足型慢性糜烂性胃炎

慢性糜烂性胃炎（CEG）是指患者胃黏膜破损，而肌层未发生病变的一种特殊类型的胃炎，主要表现为上腹部不适、嗳气、反酸等，也可无明显症状，常伴有肠上皮化生，容易发展为癌前病变。2022年广东药科大学的林蓓蓓等为观察鲜金钗石斛凝胶口服液治疗胃阴不足型CEG的临床疗效，选取2019年10月至2020年10月广州中医药大学附属清远市中医院胃阴不足型CEG患者90例，按照随机数字表法分为观察组和对照组45例。观察组给予鲜金钗石斛凝胶口服液联合奥美拉唑、铝碳酸镁治疗，对照组给予奥美拉唑、铝碳酸镁治疗。2组均连续服药1个月，评估2组中医症候疗效、胃镜疗效、病理疗效及不良反应。结果表明鲜金钗石斛凝胶口服液联合奥美拉唑、铝碳酸镁治疗胃阴不足型CEG能明显提高患者中医证候疗效、胃镜疗效，病理疗效良好，且无明显不良反应。

### 5. 治疗翼状胬肉等

翼状胬肉是眼科常见的外眼病，一般认为它是受外界刺激而引起的一种慢性炎症性病变，为睑裂部球结膜与角膜上一种赘生组织，侵犯角膜后日渐增大，甚至可覆盖至瞳孔区而严重影响视力。调查资料表明其发病与地区环境如光化照射空气干燥、尘埃等因素有关。1994年齐齐哈尔医学院第一附属医院眼科的左岫勤等用石斛、麦冬等组成的处方中药"清睛粉"具有滋阴散热、疏风清热、通络散结、退翳明目之功效。用其联合翼状胬肉切除、羊膜移植手术对62例81只眼进行治疗，经5～23个月的观察，除1例复发外其余均取得了较好的效果。对54例（64只眼）因外伤晶体破裂，皮质溢于瞳孔区，前房及白内障术后晶体皮质仍有残存的患者，口服石斛、菊花等7味中药的煎液，促使皮质吸收，获得了较好的效果。

### 6. 治疗血管疾病

血栓闭塞性血栓性脉管炎又称Buerger病，以周围血管炎症和闭塞为特点，是一种慢性、周期性加剧的全身中小动、静脉闭塞性疾病。2016年深圳市人民医院的黄平等观察脉络宁注射液治疗血栓闭塞性脉管炎的疗效及对血液流变学的影响，将院门诊及住院部收治符合纳入标准的60例血栓闭塞性脉管炎患者作为观察对象，随机分为治疗组与对照组，每组各30例。对照组予西医常规治疗，治疗组在对照组治疗基础上加用脉络宁注射液治疗，30天为1个疗程，连续治疗2个疗程后观察两组患者临床疗效、中医证候积分及血液流变学相关指标（全血高切黏度、低切黏度、血浆比黏度、纤维蛋白原含量）的变化，结果表明脉络宁注射液治疗血栓闭塞性脉管炎的疗效显著，可有效改善患者血液流变学指标及临床预后。

### 7. 治疗慢性咽炎

慢性咽炎属中医"喉痹""失音"的范畴。是以咽部隐红，咽干作痛，咽有梗感为其主要表现的慢性病。1994年南方医院的白庆生等采用复方"清咽宁"冲剂治疗2 000例慢性咽炎患者，全部病人均服用清咽宁每日3次，每次4克，用开水冲服。20天为1个疗程。间隔10天复诊1次。有效率达90.3％，且服用方便，无不良反应。停药后约10％患者的慢性咽炎症状复发，再次服药咽部症状全部消失，所以仍可获得满意的疗效。

### 8. 治疗新型冠状病毒肺炎

新型冠状病毒肺炎简称"新冠肺炎"。以发热、干咳、乏力等为主要表现，少数患者伴有鼻塞、流涕、腹泻等上呼吸道和消化道症状。2022年新疆医科大学一附院昌吉分院的王巧梅等通过数据分析研究新疆地区新冠肺炎恢复期中医组方的用药规律，整理分析病例中中药配方颗粒处方中的数据，结果得到，纳入研究新冠肺炎恢复期中医组方方剂1 821首，新疆地区新冠肺炎恢复期高频药物以黄芪、石斛及金银花使用频次最高。

## 五、安全性评价

2002年浙江省医学科学院、保健食品研究所的陈建国等为给金钗石斛安全性评价提供毒理学依据，按《食品安全性毒理学评价程序和方法》（GB15193—94）进行急性毒性、小鼠微核试验、小鼠精子畸形试验、Ames试验和大鼠30天喂养试验。金钗石斛对雌、雄小鼠和雌、雄大鼠经口$LD_{50}$均大于20.0克/公斤体重，属于无毒级；三种致突变试验均未见致突变作用，对大鼠30天喂养试验各项指标均未见明显毒性反应，得出其无作用剂量为5.00克/公斤体重，提示金钗石斛对大鼠进食量有一定的影响，但不影响大鼠体重增长，且有一定提高食物利用率的作用。金钗石斛第二个阶段的毒性试验结果未见毒性反应，其在受试剂量范围内是安全的。上述结果表明，金钗石斛在本研究剂量范围内作为食品和保健食品原料是安全可靠的。

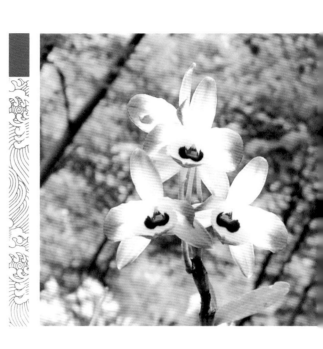

第十一章

金钗石斛 赤水

养生保健

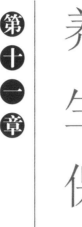

## 一、金钗石斛膏

童涵春堂国药号，创建于清乾隆四十八年（1783年），至今已有200多年历史，与蔡同德、胡庆余堂、雷允上一起，被誉为上海国药业著名的四大老药号。童涵春堂素以选料道地、遵法炮制、修合务精、品质精良闻名遐迩。

童涵春堂国药号自1936年起精心研制了金钗石斛膏，功效平胃气、养肾阴、生津液、疗虚热，用于妇女肝旺烦躁以及经水不调，服之尤其神效。见图11-1。

同时期，《胡庆余堂丸散膏丹全集》也收载了"金钗石斛膏"：石斛生于石上，味甘色黄，状如金钗之股，故有是名。凡有风寒湿之病，而脾先受之，则阴虚伤中，痿弱气喘者，此膏服之，能补脾清肺，虚劳自复，强健自生。精神足，则阴气之精华自储，肠胃受益，所谓运行土气而诸病愈也。

1962年，根据全国25个大中城市的具有代表性的成药配本整理汇编的《全国中药成药处方集》收载了金钗石斛膏的处方及制法，如下：

【处方】金钗石斛1 000克。

【制法】金钗石斛不易出汁，必须多煮，时间宜长。用清水煎煮三次成浓汁，去渣滤清，加白蜜1 500克收膏。

【剂量及用法】每服6克，开水和服。

【功能与主治】滋润清火，养胃平肝。适用于肝火所致的头痛，牙痛，口苦咽干，烦躁失眠等症。

## 二、鲜石斛露

童涵春堂国药号自1936年起还精心研制了鲜石斛露，见图11-2。

在《孟河大家丁甘仁方药论著选》中收入了《沐树德堂丸散集》（1907年），其中花露门中收载：鲜石斛露，上平胃气，除虚热，安神定惊，生津润燥，止自汗，清劳热。有清胃祛热之功。

谢观等1921年编纂的《中国医学大辞典》中记载：石斛露，以石斛蒸取之露也。性质：甘淡咸寒。功用：养胃阴，平胃逆，除虚热，安神志。杂论：凡温热痧痘之后，津液伤残，虚火内炽，及真阴素亏，胃热不清者，用以代饮，为清养胃阴之妙品。

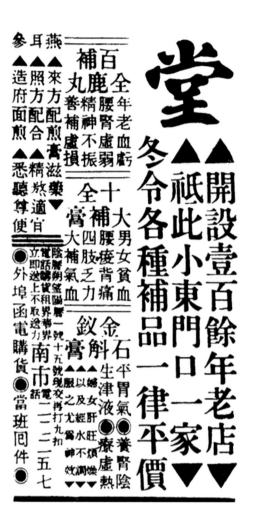

图11-1 童涵春堂金钗石斛膏

（《新闻报》1937年1月15日）

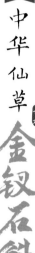

图11-2 童涵春药号 鲜石斛露

（《新闻报本埠附刊》 1936年7月13日）

### 三、凤凰露

凤凰露，出自清代医家蔡宗玉1807年成书的《医书汇参辑成》，卷十三虚劳篇，针对脾胃虚弱，饮食难进等症状，可服食各种蒸露（图11-3），具体如下：

各露者，清虚之气水也。取露法：以所宜用之物浸湿，入甑内，上以锡甑贮水盖之，或入锅内，盖以锡甑，蒸汽水，如蒸烧酒法。

脾胃虚弱，饮食难进（可服食以下各露）：

#### 1. 五谷露

粟米、粳米、大麦（要有毛者，舂去皮）、糯米（白者）、芝麻，等分，砂仁减半，并水浸煮，滚半熟，捞出入甑内。如前法，蒸取露服。

#### 2. 凤凰露

老鸡一只（去毛肠，连骨打碎入），金石斛二两，砂仁二钱，水二分，酒一分，煮干蒸露。

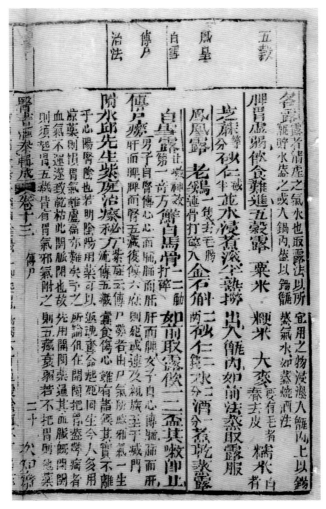

图11-3 《医书汇参辑成》 凤凰露 金石斛（1807年）

【按】《医书汇参辑成》，蔡宗玉辑，成书于1807年。蔡宗玉（1738—？），江西龙泉（今江西遂川县）人，清代医学家。晚年潜心著书立说，他集历代名家医著，结合自己从医数十年的实践，在70岁高龄时，著成《医书汇参辑成》24卷。这部医学巨著涉及中医基础理论、诊断学、中药学、方剂学、内科、妇科、儿科及五官科等各个方面，受到人们的推崇。

## 四、清宫代茶饮

代茶饮系宫中御医在辨证论治原则指导下，处方煎汤，让病人当茶一样频频饮用的一种治疗方法。在清代宫廷医药资料中，应用代茶饮的记载甚多，尤以道光年间开始日渐普遍。其药物组成多寡不一，治疗作用相异，应用范围广泛，颇受宫中欢迎，有其独特之处。代茶饮具有方便、灵活、有效的特点，其应用范围及运用原则是调理善后、辅助主方、轻病治疗以及病愈后调理。代茶饮中用药的功效多偏于清热、利湿、养阴、益气，而温阳、峻下者少。以药代茶，不仅可以防病治病，又可养生延年。

1. 生津代茶饮

【组成】青果五个（研），金石斛二钱，甘菊二钱，荸荠五个（去皮），麦冬三钱，鲜芦根二支（切碎），桑叶三钱，竹茹二钱，鲜藕十片，黄梨二个（去皮）。

【功用】滋阴清热，生津止渴。

【主治】阴虚内热，津亏肺燥，咽干口渴，头痛咳嗽。

【用法】水煎，代茶。

【按语】御医针对患者前期肝经有火，肺胃饮热的主要证候，经治疗后，病状尚平稳，肝火肺热未清，且有伤阴化燥之虞，用此清热养阴，生津润燥之代茶饮作为调理之用，十分得当。方中药味虽较多，却有不少属于水果食品之类，药性平和，不伤脾胃，为一特色。

2. 和胃代茶饮

【组成】金石斛二钱，陈皮丝一钱，甘菊二钱，茯苓二钱，霜桑叶二钱，生薏米三钱，竹茹一钱。

【功用】健脾和胃，滋阴生津，清肝明目。

【主治】脾虚胃弱，饮食减少，阴虚口渴，肝火目赤。

【用法】水煎，代茶。

【按语】御医针对患者"脉息和缓，诸症俱好。眼边浮肿已消，口渴亦减。唯目上睑少有浮红未净，胃气稍有欠和"等症状，用和胃代茶饮调理。可见，此代茶饮方在病后调理善后，兼顾脾胃、阴津和头目三个方面有好的应对。

3. 清心胃代茶饮

【组成】橘红三钱，石斛三钱，栀子仁二钱（炒），淡竹叶三钱，灯心三钱。

【功用】清心胃之热。

【主治】心胃热饮，胸热肠鸣。

【用法】水煎，代茶。

【按语】嘉庆年正月初三日，御医诊得皇上时有耳鸣，胸热肠鸣，系心胃有热，究嘉庆帝耳鸣之原因，当责之于心肾虚损，治当去其心胃之热，冀心胃热除，再补心肾。故方用炒栀子仁、灯心、淡竹叶清解心胃之热，橘红理气化痰，石斛清胃养阴，以防祛邪伤津。

4. 益气生津代茶饮

【组成】人参六分，鲜石斛二钱，麦冬二钱（去心），鲜青果五个（去尖，研），老米一两。

【功用】益气滋阴，养胃生津，清热利咽。

【主治】热伤元气，阴虚津亏，胃弱纳呆，咽喉不利。

【用法】水煎，温服。

【按语】光绪三十四年（1908年）十月二十二日，慈禧太后临终之日午刻，御医张仲元等拟此方，以勉力抢救。本方从药物来看，系"加减生脉代茶饮"（人参、麦冬、老米）加鲜石斛、鲜青果，增强了清热养阴生津作用，并有解毒利咽之效。

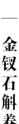

5．清热代茶饮

【组成】石斛三钱，甘菊三钱，麦冬三钱，泽泻二钱，灯心五子。

【功用】清热养阴。

【主治】热滞肝胃，阴津不足，口干多饮，烦躁不宁。

【用法】水煎，代茶。

【按语】针对患者连服清热凉血之剂，血静热清，鼻衄痰红现已俱好。唯素来肝胃之火有余，汤药多服，恐伤胃气。今用清热代茶饮一贴调理。方中石斛、麦冬养阴清胃，甘菊清肝平肝，泽泻、灯心清热利小便，使邪有出路。

6．清肺化痰止咳代茶饮（原名：解金沸草代茶饮）

【组成】荷梗二尺，荷蒂七个，鲜石斛三钱，金银花二钱，橘红八分，鲜青果十个，羚羊角三钱。

【功用】清肺泻肝，化痰止咳。

【主治】肝热犯肺，胸胁串痛，口渴舌干，时作咳嗽，咯痰黄稠。

【用法】水煎，代茶。

【按语】针对患者胸胁串痛，口渴咽干，时作咳嗽，左关脉弦右寸关滑数等症状，御医张仲元、戴家瑜给予解金沸草代茶饮调治。方中羚羊角、金银花、荷梗、荷蒂清解肺肝之邪热，鲜石斛清热养阴，青果、橘红化痰止咳。诸药合用，共奏清肺泻肝，止咳化痰之功。此方原名何以用"解"，或许此方尚有解金沸草恶心不良反应的作用。

7．清肺化湿代茶饮

【组成】金石斛二钱，甘菊二钱，桑叶二钱，前胡一钱五分，酒黄芩一钱五分，陈皮一钱五分，神曲二钱，鲜青果七个（研）。

【功用】清肺止咳，理气化湿。

【主治】感受外邪，郁而化热，或内有郁热，外感风寒，过食生冷，以致脾失健运，湿邪内生。出现咳嗽，痰黏稠量多，发热，微恶风寒，口淡无味，不思饮食等。

【用法】水煎，代茶。

【按语】针对患者"肺胃饮热，感受风寒，以致通身憎寒发热，偏右头疼、鼻塞身倦、口黏恶心"等症状，御医庄守和予以疏风清热化湿法调理。两日后，"诸症见好，唯肺燥湿饮，稍有未清，以致喉中发咸，夜间咳嗽"，御医庄守和予以清肺化湿代茶饮进行调理。方中金石斛清肺化湿，甘菊、桑叶、前胡疏风散热，宣肺解表，陈皮、神曲理气和胃化湿，黄芩、青果清肺止咳化痰。

8．抑火化湿代茶饮

【组成】元参三钱，生地三钱，花粉三钱，陈皮二钱，赤苓四钱，石斛三钱，竹茹三钱，桑叶二钱。

【功用】清热利湿，养阴生津。

【主治】肝胃湿热熏蒸，头晕目眩；口干欲饮，咽喉疼痛。

【用法】水煎，代茶。

【按语】针对患者"肝胃饮热，稍感风凉，头痛、眩晕、口中干黏、身肢发寒"等症状，御医给予疏风清上，化湿饮调理，服药后表寒解，但是肝胃饮热仍有留滞，偶尚有头晕口渴的症状。表邪解，则专清里邪，御医采用抑火化湿代茶饮进行调理。方中元参、生地、花粉、石斛具有清热养阴的作用，陈皮理气化湿，赤苓清热利湿，竹茹清热和胃化饮，桑叶清宣肺热。诸药合用，清热化湿，养阴生津。

### 9. 和胃代茶饮（简易方）

【组成】金石斛一钱，谷芽二钱（炒），青果七个。

【功用】和胃消滞。

【主治】胃气稍滞，膈间觉嘈。

【用法】水煎，代茶。

### 10. 加味三仙饮

【组成】焦三仙各三钱，金石斛三钱，干青果十五个（捣碎）。

【功用】润肺养胃，清热解毒生津。

【主治】肺胃阴虚干呕、进食不香。

【用法】水煎，代茶。

【按语】焦三仙及其加味，为清宫常用方，消食健胃，清热生津，主治饮食停滞，津伤烦渴。焦三仙（焦山楂、焦神曲、焦麦芽合为三仙）。

## 五、金钗石斛酒

### 1. 吊兰花花瓣浸酒

金钗石斛，在四川南部以及贵州北部，民间又称吊兰花。清光绪末年《江津县乡土志》中明确记载："石斛，用梭和泥包接树上，俗名吊兰花，花瓣浸酒，用茎切节煎服，能平补脾胃。"见图11-4。由此可见，金钗石斛花瓣浸酒，民间食用，已有100年以上的历史。

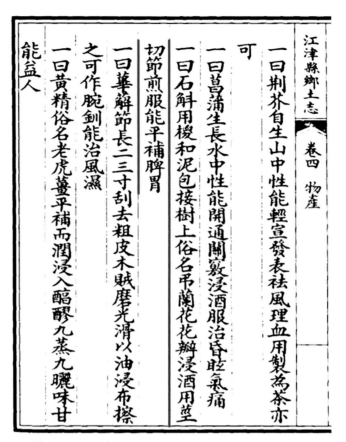

图11-4　《江津具乡土志》清光绪末（1897-1908年）

### 2. 金钗石斛补酒

据1987年首届中国酒文化研讨会《水的外形　火的性格　中国酒文化研究文集》记载，名酒之乡的宜宾，1970年已开发了不少在国内外有较大影响的补酒，其中：

金钗石斛酒，以驰名中外的金钗石斛为主，配以绵麦冬、藏青果、白茅根等名贵中药材，选用优质高粱白酒和宜宾名贵曲酒，采用现代先进的科学方法精制而成，含酒精28度。酒色淡黄美观，滋味香甜爽口，常饮有滋补生津，润肺利咽之功效。适用于热病伤津，口干烦渴，肺胃阴虚，咽喉肿痛等症。饮用随量，四季均宜，是一种高级保健美酒。1978年开始出口，成为宴会和赠送亲友之佳品。

可见，金钗石斛开发成现代补酒，已有40多年的历史。

### 3. 金钗石斛酒自制法

【组成】金钗石斛50克，白酒500克，冰糖50克。

【制法】将金钗石斛与冰糖、白酒共入酒坛内，密封坛口，7天后即可开封饮酒。

【功用】滋阴、养胃、生津。

【应用】适用于热病伤阴，口干咽燥，渴欲饮水，或病后胃阴不足，舌红少津，胃脘灼热不适等。

【服法与注意】每次服10毫升，早、晚各服1次，饭前空腹服。

## 六、金钗石斛保健简易方

### 1. 石斛甘蔗饮

清热生津，用于温热病后期的口渴思饮。可取鲜石斛20克，玉竹12克，麦冬12克，生地9克，北沙参12克。水煎，加适量甘蔗汁，代茶饮。

### 2. 石斛滋阴饮

用于补五脏、治虚劳、滋肾阴。可取金石斛、五味子、党参、枸杞子各9克，每日一剂，早晚两次水煎服。

### 3. 鲜石斛五汁饮

用于热邪伤津、烦渴多饮。可取鲜石斛30克，麦冬30克，雪梨100克，荸荠100克，鲜藕100克。将鲜石斛、鲜藕洗净，切碎；麦冬洗净，用温开水浸泡至充分吸水膨胀；雪梨、荸荠洗净并削去皮，切碎。一同放入榨汁机中，榨取汁液。作为饮料，徐徐饮用。

### 4. 鲜石斛玉竹饮

用于热伤津液，也可以作夏季饮料。可取鲜石斛15克，玉竹12克，甘蔗汁200克。加水共煎，水沸30分钟后取汤，代茶饮用。

### 5. 石斛花粉饮

用于热炽而湿未尽化。可取鲜芦根15克，鲜石斛15克，天花粉10克。水煎服，每日1剂。

### 6. 养胃保健饮

用于胃黏膜损伤。可取金钗石斛8克，党参32克，黄芪32克，白术12克，麦冬10克，北沙参10克，山楂10克。水煎服。

### 7. 热病津伤饮

用于热病伤津等阴液受损者。取鲜石斛9克，连翘9克，天花粉6克，鲜生地12克，麦冬12克、参叶3克。水煎服。

### 8. 三鲜饮

用于病后恢复期、阴津耗伤。可取鲜石斛、鲜白茅根、鲜芦根各30克，煎汤代茶饮。

### 9. 石斛粳米粥

清胃泄热，主治胃热阴虚型慢性胃炎。可取鲜石斛30克，粳米50克，冰糖适量。制法：取鲜石斛30克，加水200毫升，用文火久煎取汁约100毫升，去渣，再加冰糖、粳米适量，同入砂锅内，加水400毫升左右，煎至米开粥稠停火。分早晚两次温热服下，7天左右为1个疗程。

### 10. 石斛莲子粥

用于阴虚体质，气郁体质的人。取鲜石斛5克，莲子10克，红枣15枚，粳米50克。制法：莲子沸水泡2小时，煮20分钟。鲜石斛加水煎20分钟，取汁约100毫升，去渣，与红枣、粳米同入锅中，煮沸后改用小火熬至粥即可，不适合胃寒的人。

### 11. 石斛生津茶

适用于夏季津液不足，口干舌燥之人。可取鲜石斛25克，鲜生地20克，鲜芦根15克，青果5枚。先将鲜石斛、鲜生地、鲜芦根加水，以小火熬30分钟后，再加入青果浸泡即可。代茶饮。

### 12. 利咽生津茶

用于清热解毒，生津润燥，利咽开音。可取金钗石斛30克，甘菊30克，竹茹30克，青果5个，麦冬9克，桑叶9克，鲜藕10片，黄梨2个，荸荠5个，鲜芦根2支。将所有料放入砂锅内，加水煎煮1小时，滤渣取汤汁，加冰糖调味备用。每日一剂，代茶饮之。

### 13. 芪斛酒

用于益气养阴、散寒通络。可取生黄芪240克，金钗石斛60克，牛膝15克，薏苡仁60克，肉桂16克，白酒300毫升。上药加水500毫升，煎至200毫升，再加入白酒，煎数沸后，待温，去渣，备用。口服，每日1剂，分3次服。

### 14. 石斛杜仲酒

养阴、补肾，适用于老年人及衰弱者之下肢痿痹、步履无力。可取金石斛10克，石楠叶10克，枸杞子10克，怀牛膝10克，木瓜6克，杜仲8克。将上述诸药加水600毫升，煎至200毫升，服用时冲入热黄酒3~5毫升。

### 15. 补虚益老酒

用于补虚损、益精血。可取熟地黄48克，当归60克，甘草12克，淫羊藿12克，金樱子12克，金石斛36克，杜仲18克，川芎18克，茯苓18克，白酒600毫升。将上述诸药杵碎，装入药袋，和白酒一同置于洁净容器中，密封，浸泡。14日后即可过滤去渣取液饮用。口服，每日早、晚各1次，每次10~15毫升。

### 16. 全当归酒

补虚损、益精血、活血脉。适用于虚劳损伤、精血不足、形态羸瘦，肾虚阳痿等证。全当归150克，熟地黄120克，川芎45克，杜仲45克，金石斛90克，金樱子30克，淫羊藿30克，甘草30克，白酒1 500毫升。将上药共捣成粗末，装布袋，置于净容器中，用酒浸泡封口，1~2周取出，弃药渣即成。每天早晚各1次，每次空腹饮10~20毫升。

17. 参斛散

用于养阴、益气、生津。可取山药200克，西洋参100克，**金钗石斛**200克，北沙参200克。共研细粉，每次服5克，每日服2~3次。

18. 香岩养胃阴法

用于阴虚火旺胃痛。可取**金钗石斛**25克，麦冬15克，生地25克，元参15克，北沙参12克，白芍9克，生甘草6克，生枣仁18克。水煎服。

## 七、金钗石斛民族用药经验

1. 治胃阴不足

**石斛**15克，水煎服。（各民族均用）

2. 治热病津伤、口干烦渴

**石斛**15克，麦冬15克，泡参10克，水煎服。（黄平苗族）

3. 治胃热灼痛

**石斛**15克，玉竹15克，万寿竹10克，水煎服。（罗甸苗族）

4. 治肺热干咳

**石斛**15克，矮地茶10克，水煎服。（兴义布依族）

5. 治肺燥、虚热不退

**石斛**15克，小玉竹10克，鱼鳅串10克，水煎服。（荔波水族）

6. 治发热口渴

**石斛**10克，山药10克，鲜芦根20克，水煎服。（贵州黔西南苗族）

7. 治糖尿病（蚂蚁吃尿症）

**石斛**10克，瓜蒌根15克，大夜关门根15克，水煎服。（贵州黔南苗族）

8. 治跌打损伤

**小石斛**、见血飞、矮陀陀、大血藤各10克，水乌头5克。泡酒1 000毫升，每次服20毫升。（贵州黔南苗族）

---

### 附： 铁皮石斛民族用药经验

1. 治热病伤津，舌干口渴：**铁皮石斛**15克，水煎服。（各民族均用）

2. 治肝肾不足，视物昏花：**铁皮石斛**15 克，枸杞10克，菊花10 克，水煎服。（独山布依族）

3. 治阴虚胃痛：**铁皮石斛**10 克，泡参10克，铁冬青10克，水煎服。（兴义苗族）

## 八、外科证治保健

### 1. 地黄丸（《疡医大全》）

地黄丸：眼眶痛，肝虚畏光。

生地、钗石斛、熟地、元参，各等分，炼蜜丸，茶清食远，服二钱。（图11-5）

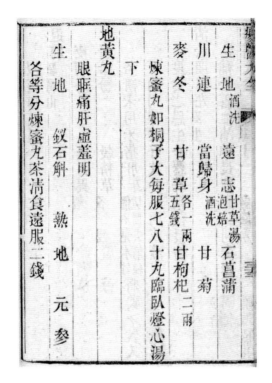

图11-5 明·顾世澄《疡医大全》 地黄丸
乾隆三十八年（1773年）刻本

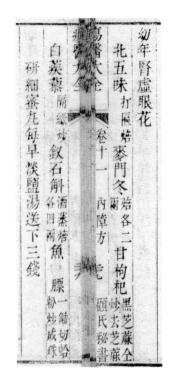

图11-6 明·顾世澄《疡医大全》 幼年肾虚眼花
乾隆三十八年（1773年）刻本

### 2. 幼年肾虚眼花（《疡医大全》）

北五味（打扁、焙）、麦门冬（焙）各二两，甘枸杞、黑芝麻（同炒），去芝麻，白蒺藜（隔纸炒），钗石斛（酒蒸焙）各四两，鱼膘一斤（切），蛤粉（炒）成珠研细蜜丸，每早淡盐汤送下三钱。（见图11-6）

### 3. 白术散（《外科证治全书》）

唇沈：湿烂曰沈，脾家湿热。内用白术散，外取葵根烧存性，研末，猪脂调涂。

白术三钱（微炒），云苓二钱，薏苡仁五钱（炒），鲜石斛四钱，葛根二钱，木瓜五分，生甘草五分，加石莲肉二十枚，水煎，温服。

### 4. 滋唇饮（《外科证治全书》）

唇裂：唇上干燥，渐裂开缝作痛，系脾热。以紫归油润之，内服滋唇饮。

生地黄四钱，鲜石斛三钱，竹茹、石膏（生研）、当归、白芍各二钱，生甘草一钱，水煎去渣，加白蜜少许和服。

（紫归油：紫草、当归等份，麻油熬，去渣出火气，以棉蘸油频频润之）

5. 顾步汤（《外科证治全书》）

无名毒：有指头忽先发痒，已而作痛，指甲现黑色，第二日脚趾俱黑，三日连足面俱黑至脚上胫骨。此为无名肿毒，因多服春药，是火热之毒，非脚疽、脱骨疽可比，若脱骨疽、脚疽，只黑在脚趾而不黑在脚面也。治法必须大补气血、泻毒之味，用顾步汤；若已溃烂，多服数剂，无不愈也。

牛膝、金钗石斛各一两，人参三钱，黄芪一两，当归一两，金银花三两，水煎服，一剂而黑色解，二剂而疼痛止，三剂痊愈。

【按语】顾步汤，临床今另有一方，用于糖尿病足：

党参15克，黄芪20克，金银花15克，牛膝12克，石斛15克，薏苡仁20克。

用法：每日1剂，水煎2次，取药汁300毫升，分2次服。10天为1个疗程。

功效：补气养阴，活血祛瘀，化痰散结，清热解毒，强筋补肾。

适应证：糖尿病足（气阴两虚，痰瘀互结证）。症见肢体末端疼痛、渗出、感染、溃疡、坏疽，多发于下肢、足底和足跟部。

6. 开音润肺法（《外证医案汇编》）

石门田，远年足疡，营卫两亏，阴涸于下，阳炽于上，以致咽喉痛痹，妨碍纳谷，咳嗽音哑，脉来细数。拟以润降清肃，后商固本。

枇杷叶、竹茹、芦衣、甜杏仁、瓜蒌霜、石斛、苏子、川贝母。

复方：阴损三年，入夏咽痛，拒纳。润降清肃之后，声音稍亮，胃气渐苏，以开音润肺法。

南花粉、金钗石斛、苏子、北沙参、芦衣、囫囵川贝、杏仁、鲜枇杷。

又复方：清肃后，咳呛喉痛，渐次平复。唯足疡未愈，乃血气未充之故。仿甘缓一法，使阴阳和谐，外疡自愈。

北沙参、石斛、苡米、桑白皮、生地、麦冬、龟甲、甘草、茯苓、糯米根须。

第十一章 — 金钗石斛养生保健

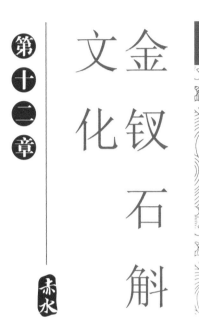

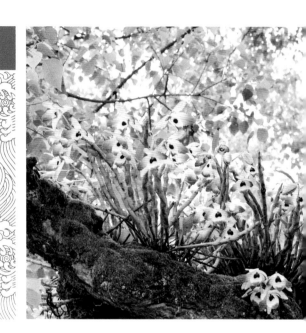

第
十
二
章

金钗石斛
文化

赤水

## 一、长征路上同志情　神奇"金钗"助红军

### 1. 红军与金钗，真人与真事

金钗石斛为贵州著名道地药材。1935年1月，中国工农红军长征到达赤水，揭开"四渡赤水"战役的序幕。在毛泽东、周恩来、朱德等指挥下，中央红军采取高度机动的运动战方针，纵横驰骋于川黔滇边境广大地区，积极寻找战机，有效地调动和歼灭敌人，彻底粉碎了敌人企图围歼红军于川黔滇边境的狂妄计划，红军取得了战略转移中具有决定意义的胜利。

一味是历史悠久的道地药材，一边是"革命圣地"，两者之间真有发生过什么故事么？笔者因金钗石斛研究，多次来到赤水实地考察、交流，但闻人传言，未见真凭据，甚为遗憾。十多年专心研究石斛，对石斛的道地产地、文化比较熟悉，一日又查阅相关文献，彭绍先老红军的"长征路上同志情"一文跳了出来，文章记述了他本人在1935年冬随红军突围向黔东转移途中，右腿被砸伤，腿"肿得像棒槌，烧得烫手"，经红军贺老医官采用中医药精心治疗，先用"梅花针"针刺排除脓和瘀血，再用草药外敷，后竟寻得神奇的"金钗"助力，加快了伤愈，就这样，在同志革命友情与中医药奇效的帮助下，终于走完了二万五千里长征。

终于，金钗与红军，真人与真事，成就了一段金钗石斛的历史佳话！

进一步查阅有关资料，终于找到了彭绍先老红军的介绍：彭绍先，土家族，1922年生，百福司瓦场坝人，1934年参加中国工农红军，1935年加入中国共产主义青年团，1936年转为中国共产党党员，经历过二万五千里长征。历任红二方面军供给部勤务员、班长、排长、青年干事、八路军一二〇师警卫营青年干事、连指导员，"建交"游击大队教导员、三五九旅七一八团营教导员、东北工兵学校大队政委。在抗美援朝战争中，任四十六军政治部组织处长，一三七师政治部副主任，回国后曾任一三三师政治部主任，师副政委、黑河军分区政委、黑龙江省军区政治部副主任，省军区军职顾问。因病于1989年在沈阳逝世，终年68岁。

下面，为真实展现这段佳话，笔者原文转述由解放军出版社1989年12月出版，承蒙邓小平同志题写书名的《苦斗十年》下册中，彭绍先老红军"长征路上同志情"一文中的有关文字，仅做相关节略。这段文字的版权属于原作者，他人若要引用敬请标明出处。

### 2. 彭绍先"长征路上同志情"

1935年初冬，我们红二、六军团开始突围长征，部队突破澧水、沅江，挺进湘中，再向黔东转移。当时气候寒冷，下着雪夹雨，落地成冰，我们的人和马都披上了"白盔银甲"，地面也变得像一块光滑的玻璃板，当地群众把这种冰叫作"油光凌"。这种"油光凌"，给我们的行军带来了极大的困难。我们每人都挂一根木棍帮助平衡，遇到危险地段脚手一齐落地，爬着前进，一路上摔倒了不少人员和马匹。

当时，我在红二、六军团总指挥部供给部，给首长当小鬼（勤务员）。为了保护好首长的坐骑，行军时，前面有人勒住缰绳，两边还得有人扶着，一关一关地往前闯，人和牲口都很危险。有一次，在爬山时牲口突然滑倒，把我的右腿砸伤了。后来这条腿肿得像棒槌，烧得烫手，不能打弯，像针扎一样疼得难忍。我暗暗地下定决心：不能掉队。一路上同志们都关怀我，鼓励我，帮助我。给我增添了巨大的力量。我挂着木棍行军，胳膊肿了，手磨破了，手指流着鲜血，一声

不响地继续前进!

……

我们经过两天两夜急行军，在一个地方宿营。我骑了会计科范子瑜科长的马，在饲养员小魏和姚祖富同志的照料下，一路行军很顺利。听说这几天战斗打得很激烈，湘、桂、黔三省军阀部队和蒋介石的嫡系部队，企图在湘黔边界同我们决战。我们采取机动灵活的战略战术，声东击西，经过几天的艰苦行军和战斗，才摆脱了敌人的"追剿"。

部队很疲劳，天色已晚，很多人都休息了。这时有人在外面喊道："这里住的是通信班吧？"说着进来两个人，我们都认识，一个是总指挥部的杨医官，一个是贺总指挥的叔叔贺勋臣同志。我急忙吃力地站起来，招呼道："杨医官！是你们，快请坐！"他们也在暗淡的桐油灯光下认出了我。杨医官亲切地问我："好点没有，还痛不痛？"我说："好了点！"

那时我们把军医都叫医官。杨医官是位年岁大的老中医，医术很高明，他在指挥部为首长们看病就够忙的，可是还经常到各单位为大家治病。贺勋臣同志在白色恐怖下，舍死忘生地保护贺总指挥，大家都管他叫"老太爷"，可他自己却没有一点"老太爷"的架子，朴实得像个老农民，对人一副热心肠，什么事他都管，很受大家尊敬。可是今天这么晚，几天行军这么辛苦，两位老人一起来到我们班，不知道是为什么。大概杨医官看出了我们的心思，他先开口道："前天总指挥就告诉我小彭受了伤，这两天敌情紧急，没有顾上来，今天一宿营我就来啦，这不，还给你请了个医官，要是我顾不过来，老太爷也好帮个忙。"杨医官指着贺勋臣同志笑着向我们说明。

"我这两下子不行，谁要头痛脑热的，拔个罐子、挑个疖子还可以。小彭负伤闹病，我倒是要看的，也愿意当个医官！""老太爷"半开玩笑又很认真地说。两位老人一面说，一面反复检查我受伤的部位，摸摸这里，按按那里，研究好了治疗方案。杨医官对我说："孩子，伤势不轻，不过不要害怕，没有伤骨头，有几天时间就可以治好。有老太爷为你治病，明天我再来看你。"送走了杨医官，"老太爷"吩咐姚祖富同志找了一把锄头，然后提上马灯，带上姚祖富上山采药去了。

天下着小雨，黑得伸手不见五指。我站在门口，望着马灯光在山野间消失了，我的心越来越不能平静。我过去给地主家放牛，得了疟疾病，发冷发热，嘴都烧烂了，几天不能吃东西，发病时浑身直哆嗦，好像整个牛棚都在发抖，站都站不起来，可是狠心的地主，还拿皮鞭打我，骂我偷懒。今天我虽然受了点伤，不用说一起工作的同志，就连贺总指挥也惊动了，两位老人深更半夜为我治病忙碌，这不是两个天地，两个世界吗？我真是心潮起伏……

"老太爷"他们回来时已经快半夜了。只见他们提回一竹篮子草药，先用水洗干净，"老太爷"让姚祖富找了一根筷子，几根缝衣服用的针，又让找来一块石板，一把斧头，要姚祖富把这些草药捣碎。老人自己拿出一把小刀，将筷子的一头劈开七个小口，将缝衣针夹在筷子里，用线绑牢，针尖形成平面，像梅花状，"老太爷"把这种针叫作"梅花针"。

老人为我又检查了一下伤处，一切准备好了，他将针头放在灯火上烧了烧，对我说："孩子！这就要开始治病了，不要怕痛，痛一点没关系，俗话说得好，长痛不如短痛嘛！"说完，老人让我把病腿放在一条长木板凳上，拉开架势，用手腕的力量，用针尖刺我右膝部位，就像军乐队战士敲打战鼓一样，有节奏地由慢到快，由浅到深，敲个不停。随着老人针刺的速度和深度加快加重，我的疼痛也在增加着，脸上豆粒大的汗珠不停地往下滚，但我一声不吭，忍痛让老人治疗。老人看在眼里，就用讲故事的方法来分散我的注意力，给我讲三国时名医华佗给关云长"刮骨疗毒"的故事。我明白老人的用意，就说："'老太爷'，我亲眼看到过，贺炳炎团长一只胳膊被打断了，还不肯下火线，骑在马上继续指挥战斗！"老人一听，非常高兴。他说："对呀！我们要好好向英雄学习！"说来也怪，这么一说，好像疼痛也减轻了许多。

经过针刺后，伤口流出许多瘀血和紫色的泡沫，"老太爷"就用嘴对准我的伤口一口一口往外吸，这些脏东西被老人吸出来好多。老人高兴地说："这就好了，毒气全出来了，保管好得快。"姚祖富急忙打来水，让老人漱口。我不好意思地说："'老太爷'！难为您老人家了，我实在不知道怎样感谢您老人家才好。"老人连忙说："你不要叫我老太爷，就叫我贺医官好了，我真愿当你的医官，治好你的病，对红军有点帮助啊！"老人将伤口做了清理，把捣好的草药涂在伤口上，用白布包扎好，满意地说："一切都很顺利，很快就会好的。"说着，老人伸了伸腰，看来他确实已经精疲力竭了。这时天也快亮了，他还要跟部队一起行军呢，多好的老人啊！

一连好多天，"老太爷"一到宿营地，第一件事总是同姚祖富两人上山采药、制药，给我换药。杨医官也常来看我，说"老太爷"治得好。

有一天，"老太爷"兴致勃勃地跑来，好像从龙宫取来了"宝"似的，对我说："孩子！该你的伤好得快，我从药农那里得了一味好药，名叫'金钗'，这是非常难得的，你用上保管好得更快。"

"金钗！什么金钗？是妇女头上的金钗吗？"我见老人特别重视这种药，不解地问。

"妇女头上的金钗是金子做的，那不算什么，我说的金钗是一种特别贵重的中药。"老人接着说，"'金钗'生长在悬崖陡壁上，人和野兽都不容易到的地方，只有一种野兽叫'飞虎'的住在那里。据说，'飞虎'的粪便是金钗不可少的养分，'飞虎'也离不开金钗。发现了'飞虎'，也就能找到'金钗'。穷人为了活路，要攀登悬崖，还要和'飞虎'搏斗，采这种药要冒生命的危险。你今天用上这种特效药，也是你的造化啊！"老人越说越高兴，好像有了这种药，我的伤明天就可以痊愈似的。后来这种药的确加快了我的伤情的好转。

······

我的腿一天一天地好起来，痛苦一天一天减轻。原来发紫的部位，慢慢退去一层层肉皮，露出红艳艳的嫩肉来，走路也不太痛了。有时，部队行军速度不快时，我就下来自己走。就这样，我在同志们的帮助下，终于走完了二万五千里长征。

### 3. "金钗"在红军医治案例中的用法阐释

从上面彭绍先老红军在腿伤后，治疗情况来看，"有一天，老太爷（贺老医官）兴致勃勃地跑来，好像从龙宫取来了宝似的，对我说：孩子！该你的伤好得快，我从药农那里得了一味好药，名叫'金钗'，这是非常难得的，你用上保管好得更快"。可见，"金钗"那时候也是难得的宝药，贺老医官熟知其神奇的功效，才非常地高兴。

从地理位置来看，彭绍先老红军在文中记述腿伤的时间大约是1935年初冬，部队向黔东转移的过程中；另据有关记载，1935年11月19日，红2军团与红6军团分别从桑植县刘家坪等地出发开始战略转移（即长征）。两军团先是南下湘中，攻占新化，后又经湘南西入贵州，到达石阡地区。1936年2月初，挺进黔西、大定（今大方）、毕节进行创建根据地的斗争，成立了川滇黔省委，建立了中华苏维埃人民共和国川滇黔省革命委员会。由此可见，这段时间，彭绍先老红军所在红军部队的活动区域应在黔东、黔西之间。在贵州这片地域，原本就出产金钗石斛，因此，本文的"金钗"应该就是金钗石斛了。

从药性来看，金钗石斛，味苦性寒，民间也俗称"吊兰"。清同治九年（1870年）四川人刘善所著地方本草《草木便方》记载，"吊兰苦平解药毒，疟瘴喉痹热毒服；痈疽恶疮疔肿妙，天行热疾蛊毒除"。显然，这里贺老医官在将伤口清理后，取金钗石斛等药外治，鲜品捣敷，可起到清热解毒，凉血消肿，生肌等功效，因此，彭绍先老红军才感觉"后来这种药的确加快了我的伤情的好转"。这才有了本文红军与金钗石斛的历史佳话。

【资料来源】《苦斗十年》编辑组编,苦斗十年（下册），解放军出版社,1989年。本文由老红军彭绍先原著；笔者节选、改编。

## 二、1941年北京鹤鸣堂鲜石斛斗法

北京鹤鸣堂于民国3年（1914年）10月1日在骡马市大街开业，它的前身是寿椿堂药铺。当时北京市的国药店（俗称老药铺）共有40余家（专卖成药，批发除外）。老药铺所经营的药品可分两大类。一是丸散膏丹，一是汤剂饮片。大多数门前左右有两个石座，竖立着两块大立牌（叫作冲天牌），一面刻的是"自运川广云贵地道药材"，一面刻的是"遵古炮制诚修丸散膏丹"字样。这就说明药材讲地道，丸散讲真实。其中以同仁堂乐家老铺（店址在大栅栏）为最负声誉。余如南城西鹤年堂（店址在菜市口）、万全堂（店址在崇外大街）、东城永安堂（店址在东四牌楼）、北城仁一堂（店址在鼓楼大街）、西城赞元堂（店址在西单牌楼）也都很有名。

同仁堂以丸散膏丹和药酒驰名中外，行销全国和南洋一带。主要是选料真实，遵古炮制，按方配合，做法精细，治病效果良好。至于饮片方面，货物虽好，但有的不够精细。因此该店销货额以丸散膏丹比重最大，饮片反属次要。西鹤年堂则以饮片闻名全城。主要药料精致，遵古炮制，不惜损耗，刀工精细，品味既好，装潢又美观，加工方面确有独到之处。因此，该店声誉卓著，显赫一时。凡北京达官富商讲究吃中药的人，抓汤药，买饮片，不怕路远，不怕价贵，也要奔西鹤年堂。该店虽设在南城，但其主顾却遍及全城。鹤鸣堂前面站着这种强硬对手，一个新开张的药店，资金不如人家充足，药材不如人家精致，加工制造的技能又不如人家熟练，声誉更谈不到，要想参加到竞争行列里，真是戛戛乎其难哉！

……

当时有几种畅销的丸药，都是由鹤鸣堂创制出售的。而制造这些药品的动机，则是针对着本堂地区特点和社会的要求。例如，在骡马市和菜市口一带住着许多文艺界的人。保护喉咙，使其发音清脆是演员们的迫切要求。我便制造了"清咽润喉丸"。该丸主治感受风寒咽喉发痛，失音声哑，痰多堵塞，口燥舌干等症。配方用养阴清肺汤加柯子、青果、金银花、鲜石斛膏等药。目的在于消炎止痛、生津止渴、清热解表、润喉利咽，该药服用以后效果甚好，有些演员到外埠演出时，常随身携带10丸、20丸，以备不时之需。

……

楚材晋用，化短为长。1941年，有一次鲜石斛缺货。北京市各个药店都无存货，不能供应病

人的需要，见着鲜石斛的方子，就得碰出去。只有西鹤年堂在陶然亭有一所药厂，专为培养鲜药，这时他家存的一批鲜石斛，算赶上行市了，南城一带他家几乎垄断……概不单独出售，就怕被本行买去……

鹤鸣堂面对着这种情况，不能甘拜下风。但没货是真的，既不愿往外推主顾，又拿不出鲜石斛来，想来想去，只有到西鹤年堂去"戳货"（同行无货去买叫"戳货"）之一途。戳货最怕露馅（即是被人看出，露了马脚），一经露馅，名利两伤。我就自开药方，每张方子只开鲜石斛三钱，天天托亲告友到西鹤年堂去抓几付，从没货那天起，我是一号买卖也没碰出去……西鹤年堂的鲜药厂，无形中成为鹤鸣堂的储药库……

关于竞争的秘诀，上面我曾经谈过其中有用己之长，攻彼之短一条。从这次"鲜石斛"斗法中，我又有了进一步体会：即化彼之长为短、化我之短为长，楚材晋用。西鹤年堂的鲜石斛竟成为鹤鸣堂斗法中的利器，即此种"理论"，是在实践中成功的一例。

【资料来源】北京市宣武区政协文史资料委员会,《宣武文史第1辑》，1993年。原文《鹤鸣堂药店》，作者孟华田；笔者节选。

【按语】鹤鸣堂药店的前身为1901年开设的寿椿堂药店，位于宣武区骡马市大街。后由中医孟金甫买下。1914年10月1日改名鹤鸣堂，开张营业，由孟金甫及其子孟华田共同经营。本文即为孟华田所记。鲜石斛斗法，一则说明鲜石斛在处方中的重要性，也显示京城当年石斛多鲜用，此处的鲜石斛应指金钗石斛。

## 三、一斤金石斛贵达一两黄金

无锡大吉春参药店创始于1865年，历来以"药材道地，丸散考究，品种齐全，服务周到"著称。对药材考究质量，信誉第一。该号对进货质量相当顶真，采购药材，由专人负责，不进不地道的药材。如川贝一定要是四川松潘出产的，党参一定要是陕西西潞出产的，才算得上正宗。大量批进上海杜顺兴等老牌字号的货，以免混来假药次品。沦陷时期，日伪对抗日战区搞经济封锁，四川的金石斛运不过来，当时无锡等地该味药材奇缺，价格昂贵，一斤金石斛贵达一两黄金。为了保证质量，维护信誉，该号辗转高价购进，供应配方时需用。各种药材，遵循验方炮制，质次货品概不上柜出售。饮片丸散，决不作假掺杂。无论门市或批发，都能获得顾客信任。故其营业蒸蒸日上，尤其是批发量屡居无锡同业的首位。

另据上海《神州日报》1918年10月25日报道，由于兵事影响，鲜石斛的价格由"平时每斤只售元二两，目下每斤涨至元四十八两，诚历来所未有也"（图12-1）。

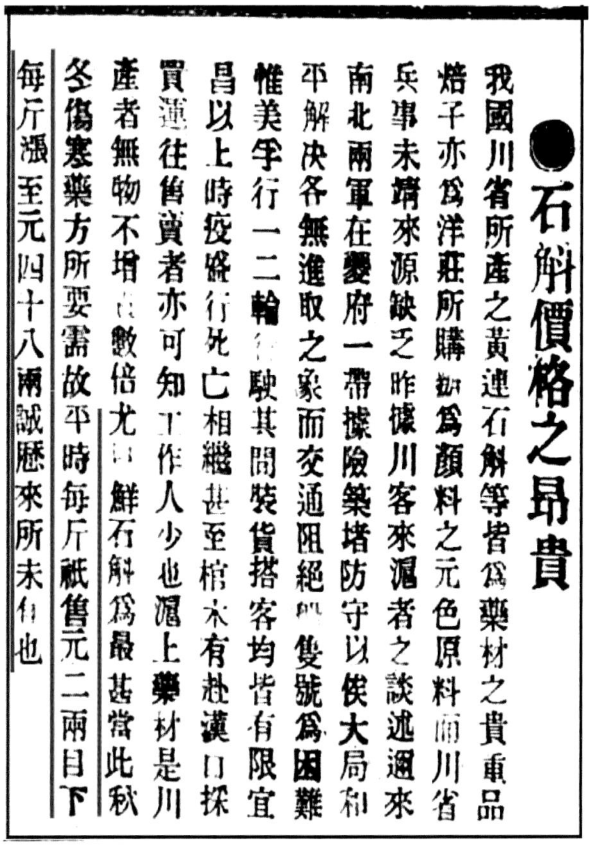

> ●石斛價格之昂貴
>
> 我國川省所產之黃連石斛等省爲藥材之貴重品焙子亦爲洋莊所購如爲顏料之元色原料而川省兵事未靖來源缺乏昨據川客來滬者之談述迴來南北兩軍在夔府一帶據險築塔防守以俟大局和平解決各無進取之象而交通阻絕雙號爲困難惟美孚行一二輪駛其間裝貨搭客均皆有限宜昌以上時疫盛行死亡相繼甚至棺木有赴漢口探買蓮往售貨者亦可知其工作人少也滬上藥材是川產者無物不增故數倍尤出鮮石斛爲最甚當此秋冬傷寒藥方所要需故平時每斤祇售元二兩目下每斤漲至元四十八兩誠歷來所未有也

图12-1　石斛价格之昂贵《神州日报》1918年10月25日

【资料来源】政协北塘区文史资料委员会编,北塘文史资料第2辑，1991年。原文《大吉春参药店》，钮志元、许仁整理；笔者节选。

## 四、鲜金石斛和铁皮鲜石斛是老药号的金字招牌

中华人民共和国成立时，吴江县（现苏州市）平望镇的国药店共有9家，其中规模比较大经营业务比较正统的是正心堂国药号。正心堂国药号是民国16年（1927年）前，由冯德隆集股筹资开设的，该号出售中药（丸、散、膏、丹），还在店后设加工炮制饮片，中成药和汤剂工场。为招徕客商，一般的药店，每天开店后，在左右两边翘出的铁管上挂出二块金字，或黑字长挂，上书某某堂国药号，下书精选各省地道药材，或虔修丸、散、膏、丹等字样，以示选药从优，加工重质。这样，在直线街道上300米以内就能看到长挂，不问而喻是药店。这是药铺的一个方便群众辨认的特点，无论老幼妇孺即使一字不识也容易找到。第二个特点，店堂正面的柜台后面即是百眼橱。满橱抽屉上分档写好各种中草药名，拉开抽屉即是对号入座的药材。第三个特点，在竖头框底青龙招牌的前面，安放二盆鲜金石斛和铁皮鲜石斛，以及一对黄铜的研筒。这些别具匠心的布置，气氛热烈地烘托出国药号特有的经营项目和特色，不亚于当今五光十色的霓虹灯广告。

【资料来源】中国人民政治协商会议江苏省吴江县委员会文史资料委员会,吴江文史资料第10辑工商史料选辑，1990年。原文《苏州吴江县正心堂国药号》，作者沈国良；笔者节选。

## 五、著名老药号与鲜石斛

### 1．同仁堂乐家老铺谱系——怀仁堂的鲜药圃

同仁堂药铺创建于清康熙七年（1668年），雍正初期即开始供奉清宫御药房，直至宣统逊位。声誉始终颇为卓著，遐迩闻名；与此同时，经常出现假冒招牌，以伪充真的情况。因此乐氏祖先采取了只此一家，别无分号的对策，相传下来也就成为一条祖训族规。

乐家老铺谱系的形成，随着时代的步伐及新思潮的影响，大约宣统时十二世的四先生乐敬宇第一个在济南开设了他个人独资的宏济堂药店并附设胶厂，这是同仁堂以外唯一在晚清开设的乐家老铺。按照中华人民共和国成立前的商誉与影响，乐家老铺的顺序大体应是达仁堂、永仁堂、宏济堂、乐仁堂、怀仁堂、宏仁堂、乐舜记、宏达堂、继仁堂及沛仁堂。

怀仁堂的鲜药圃：十七先生乐东屏是中华人民共和国成立时同仁堂18个经理现在仅存的一位。中华人民共和国成立前后他始终是兢兢业业，事必躬亲，长于鉴别细料，尤其对牛黄更有独到的研究。他于1934年元旦在北京西四开设怀仁堂，怀仁堂除了避暑良药防疫丸非常著名外，很多儿科丸散，如安宫牛黄散，也为各大名医所推崇。怀仁堂有一特点，即大量种植鲜药，药店后院占地一亩八分，或开畦种植，或温室盆栽，计有藿香、佩兰、菖蒲、薄荷、香橼、佛手、枇杷叶、石斛以及鲜荷叶等，其中以枇杷叶、石斛栽种最多。随用随采，有效成分毫无损失，有利于药效之提高，颇受药界同仁及患者之好评。

【资料来源】中国中医研究院中药研究所，中药研究论文集，1993年。原文《乐家老铺的谱系与轶事》，作者乐崇熙；笔者节选。

### 2．京都乐仁堂

1931年乐佑申辞去北京同仁堂药店经理职务，专营乐仁堂药店业务（继任同仁堂药店经理者为乐松生）。接着在天津设立乐仁堂药店总管理处，称京都乐仁堂……并聘有专业技术人员在北京设立鹿圃，饲养梅花鹿和药用乌鸡及种植各种鲜药，如鲜枇杷叶、鲜石斛、鲜生地、鲜藿香、鲜薄荷等。为了发展中成药，提高疗效，改变剂型，易于服用，提炼浸膏片剂，专门请了药剂师在天津设立了一处新药厂……这就是乐家老药铺继同仁堂之后，又出现了较有声誉的乐仁堂药铺。

【资料来源】中国人民政治协商会议山西省太原市委员会文史资料研究委员会编，太原文史资料第1辑，1984年。原文《信誉卓著的乐仁堂中药店》，作者王子然；笔者节选。

### 3．蔡同德堂药店

上海是我国经济繁荣的地区之一，中药行业比较发达。1920年以后，范围较大，业务较好的有四家，被广大群众称之为四大户，蔡同德堂药店即是其一。蔡同德药店的细料药材平时需保持一定存量，随时进货，但选择很严。如麝香必认定杜盛兴号，不进其他杂牌；牛黄选择质壮色鲜的国产三元黄和进口的金山黄；犀角羚羊均是原架原支的上品，自行加工劈条镑片。一切细料药材进来以后，须由经理与专管细货的人员品评。药材中有应陈与应鲜的各种要求。例如陈皮原件进来以后再陈3年方可应用；鲜石斛、连兰叶要用鲜，都有盆种长年常备；其他如鲜芦茅根，以及夏令的藿香、佩兰、薄荷等，每天早晨由特约的药农送来。尚有常用须在出新时鲜切的。如苏叶、藿香在夏

令时间次收鲜切片晒干，妥为贮藏；又如玫瑰花，必须在含苞待放时由药农送来，朵朵排列于竹匾内烘干，每百朵用桑皮纸包好，放入灰箱密封，保持色鲜味香的特点，从而提高药效。

【资料来源】吴汉民主编，20世纪上海文史资料文库第4辑商业贸易，上海书店出版社，1999年。原文《蔡同德堂药店》，作者王士琛；笔者节选。

## 六、黄桷树与吊兰花

1995出版的《赤水文史》第9辑收载了北京谢亮生《官渡杂记（续）》一文，其中作者特意记述了官渡河谷的黄桷树：

川南常见黄桷树，重庆南岸有地名黄桷垭，官渡河谷也多此树，多生长于路边岩石之上。黄桷根系极发达，延伸极广，往往显隐于巉岩石缝之间；据说甚至可以穿过河底，到达彼岸。老树树干极粗壮，并常有一些粗根缠附其上。枝杈多，叶大而密，树冠整齐，有如伞盖。立地顶天，十分壮观。但也可植于鱼缸假山之上，生长缓慢而形体小，但仍枝虬干劲，不失气势。黄桷材质欠佳，据说烧火也不出火苗，用途不大。但却是极好的观赏树，也是绿化不毛石山，涵养水源的极佳树种。黄桷树下更是行人憩息的好地方。酷暑日烈，道旁遇此一树，浓荫之下凉风习习，如果疲困，不妨小睡一觉，是幸事亦是乐事。有些黄桷的丫杈上还种有吊兰花（石斛）见图12-2，白花朵朵，与浓绿的树叶相映衬，清幽仍有情致，更加赏心悦目。黄桷树下还常有人卖水，卖水果，更增加了几分吸引力。阴霾之日，黄桷树下则是另一番情景，颇显阴森；有的树下有土地庙，更增添了几分神秘。再增上偶有遭雷击者，又常流出黄色汁液，于是有了黄桷成精的传说，形象有如《九歌》"被薜荔兮带女萝"的山鬼，展示出民间文学家的才能和想象力。

【资料来源】政协赤水市委员会文史委员会编，赤水文史第9辑，1995年。谢亮生，中国社会科学院研究员，赤水名人，著作颇丰，约500万字。经常为《赤水文史》《贵州文史资料》等撰稿，留下珍贵的资料贡献给乡亲父老，将世代相传；笔者节选。

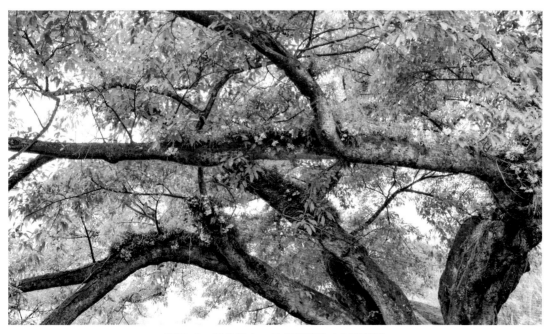

图12-2　黄桷树上　吊兰花清幽中别有情致

## 七、赤水金钗石斛赋

### 赤水金钗石斛赋

#### 王昌宇

乙未孟夏，赤水一石斛基地开园迎宾，该基地集生态、科研、生产、休闲为一体。规模大，规划妙。余应邀观赏，时逢金钗石斛花季，如入仙境，感慨不已，欣然命笔小赋之。

乾坤氤氲，万物化醇；日月孕育，众生竞争；雨露滋润，草木蕃荣；心血呵护，濒危复兴。天眷赤水，划域蜀鄯黔尾；地顾怀阳，配置山丹水清。红岩竹海旺，白瀑桫椤兴；沃土丰稻菽，灵石爆奇珍。丹霞拔地，奇石入云。灵石自转，坐地日行万里；仙岩独尊，仰天夜览群星。"丹经"[1]案边码，"仙舟"港内停。徐福诵经，为求始皇长寿；果老骑驴，度化会泽[2]众生。花逐蜿蜒，迷宫布八阵；洞府幽深，运转出三门。陈老伯乐也，识转石为宝；张公[3]羲之乎，为奇观点睛。保生态铺彩路，养心身设凉亭。扫梯阶迎朋友，开柴扉接贵宾。栈道漫步，扶栏赏花留倩影，亭台小憩，对坐品茗话健身。噫！转石奇观，丹霞标新，见图12-3。

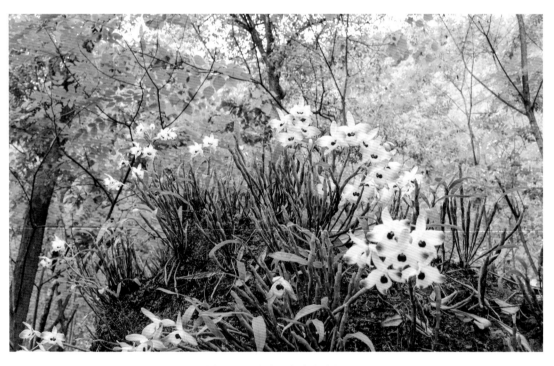

图12-3　丹霞石上赤水金钗

丹霞伟岸，奇岩嶙峋；云岩料峭，怪石峋嶙。有血无汗，缺水少津。藤难入驻，树不着根。惟，吊兰专爱，同穷石为友；石斛不嫌，与贫崖联姻。根纠缠，为石织衣；茎依偎，与崖缝裙。花编凤冠满头珠翠，叶结霞帔一身锦绫。描彩绘，铺霞云。依顽石不离不弃，附崖壁共辱共荣。同御霜冻，齐抗日熏。抱暖寒石，光华门庭。长嫩茎，插簪别佩衍后裔；开紫花，集霞堆云荣子孙。为承先人德，敬报父亲恩[4]。表敬意，寓刚毅。子言切切，幸福吉祥；花语琅琅，纯洁欢迎。吁嘻！赤水金钗石斛。张扬丹霞生命，演绎华夏人伦，见图12-4。

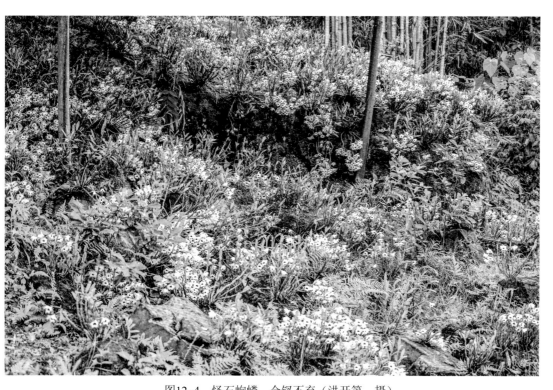

图12-4　怪石峋嶙　金钗不弃（洪开第　摄）

丹霞仙草，时珍识英。《本草纲目》，记录有存。旱不死，千年润。叶碧如玉，茎黄似金。液绿味苦，花艳气辛。黄草铁皮，玉簪铜绾；束花马鞭，金钗银铃。《道藏》仙草，金贵排名，雪莲稀遇，吊兰难寻；百年首乌，三两人参；灵芝蛇护，珍珠蚌吞；肉苁蓉，老茯苓。稀哉！石斛九仙之首；奇哉！金钗⑤百品之珍。时珍入药遣佐使，华佗列方举君臣。能明目亮眼，滋阴降糖；可护肝利胆，止渴生津。清热化痰，解毒祛湿。美容护肤，健体强身。清咽护嗓，梅博士⑥声压环宇；养颜保春，武媚娘美色倾城。千古一帝，用兹延年益寿；郡望昌黎，借此救命再生。世雄⑦录秘方传世，总理以国礼赠宾。噫！赤水金钗石斛。济世仙草，养生神品。

天山雪莲爱冻土；赤水金钗喜锦石。南海珍珠，东北人参。非此地不长此物，移别处难以生存。石斛专配丹霞，获地理标识⑧；金钗原生赤水，以产地命名。稀珍物品，身价飙升。天降摇钱树，地赐聚宝盆。于是，党政规划发展，乡民雀跃纷争。门前屋后，土坎田埂。乱石陡岩，荒山野岭。野栽石上，家养入盆。石疙瘩堆黄金，岩旯旮码白银。休闲农业陶情逸趣，乡村旅游养目清心。不与稻菽争沃土，愿陪樟楠树下生。种下一株苗，秋后一桶金。开辟基地，科学种植；拓展面积，规模提升。标准化操作，企业化经营。源远流长，造福子孙。噫！赤水金钗石斛。经济整活，生态提升。富了农家，美了乡村，见图12-5。

作者简介：王昌宇，1942年生，贵州赤水丙安乡人，贵州省作家协会会员，赤水市"四渡赤水"红色文化研究会副会长。出版有《古堡遗风》《古堡万象》等。

洪开第：1950年生，贵州赤水人，中国摄影家协会会员和中国艺术摄影学会会员。先后在《人民画报》《人民日报》《经济日报》《光明日报》等报刊上发表作品数百幅（次）。出版有《赤水影像》《赤水丹霞国家地质公园》等个人摄影画册。

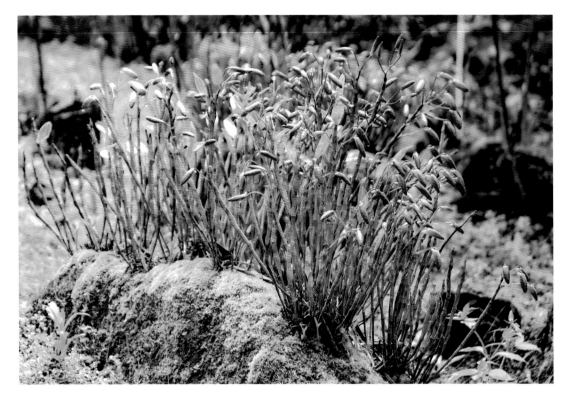

图12-5　石疙瘩堆里长黄金（洪开第　摄）

注：①"丹经""仙舟""徐福诵经"，均为奇石名。②张家湾地方远古为"云贵会泽"。③"陈老"是开发风溪电站的陈局长，他在申报十大洞景区时，也把转石奇观报上，经专家认定，国务院批准转石奇观为"国家一级旅游资源"。"张公"书写"转石奇观"的书法家张一凡老先生。④每年6月19日为父亲节，许多国家把石斛花作为"父亲节之花"献给父亲。石斛的花语为：欢迎、祝福、纯洁、吉祥、幸福。⑤我国有石斛属植物76种。铁皮石斛、金钗石斛、美花石斛、束花石斛、马鞭石斛等。金钗石斛为珍品。⑥"梅博士"指梅兰芳，"武媚娘"即武则天。"千古一帝"指汉武帝刘彻。"郡望昌黎"是韩愈别号。⑦"世雄"是中央电视台体育频道播音员快嘴宋世雄。周恩来总理也曾将石斛作为珍贵礼物送给病中的胡志明主席。⑧赤水金钗石斛是中国第一个获得国家原产地域地理标志产品保护的石斛产品。

## 八、寻找赤水金钗石斛野生种源之旅

金钗石斛，别名"吊兰花""扁黄草"，李时珍在《本草纲目》石斛【释名】中列出了"金钗"一名。明清以来，由于大量应用和采摘，即使在道地产地，石斛的野生资源也难以寻觅，现已被列入国家重点保护野生植物名录。这不禁让我们产生疑问：如今在野外，还能寻觅到野生金钗石斛的美丽身影么？为此，"石斛求真"团队首先开展了大量文献调研。

### 1. 出发前的文献调研

根据1982及1987年贵州省植物园的王用平、1991年贵州省药材公司的周萍、1994年贵阳药用植物园的韩湘玲、2000年贵阳中药材种植指导中心的孙长生、2003年贵州师范大学的宋锡全和2007年贵州科学院的唐金刚等人发表的论文，我们可以得知，在早期，贵州金钗石斛的种源主要来源于赤水市。据孙长生等介绍，20世纪80年代初，贵州省植物园对黔产石斛进行引种栽培研究及迁地保护，建立了引种保护园，为贵州省石斛的种源保护做了许多工作。贵州省的药材公司在赤水进行了金钗石斛的高产稳产栽培试验，并于1989年通过鉴定，这为今后在赤水大面积推广种植提供了可行性依据与栽培技术。20世纪90年代初，贵阳药用植物园对黔产石斛开展了组培研究，主要品种为金钗石斛、铁皮石斛等，成功应用种子进行无菌组培，得到了大量无菌苗，在赤水试种成功并通过鉴定。他们的这一研究，为解决石斛产业大规模栽培中种苗来源问题，提供了一个有效途径。然而，作为产业发展的基础，赤水金钗石斛野生种源的调查到目前还没有一个直观的资料。因此，对赤水当地金钗石斛的野生种源进行调查，对产业的持续发展具有重要的价值。

据《中国植物志》记载，金钗石斛主要分布于我国贵州西南部至北部（赤水、习水、罗甸、兴义、三都）、四川南部（长宁、峨眉山、乐山）、广西西部至东北部（百色、平南、兴安、金秀、靖西）、云南东南部至西北部、西藏东南部、湖北南部、台湾、香港、海南等地。传统意义上，贵州是野生金钗石斛的原产地和主产区。相对于其他药用石斛来说，金钗石斛在贵州境内分布范围较广。据乙引等《金钗石斛研究》总结，在20世纪70年代，金钗石斛在遵义地区、黔东南地区、铜仁地区、黔南地区和黔东南地区都有分布，在赤水、习水、正安、江口、黎平、从江、榕江、荔波、独山、罗甸、兴义等县市则有大面积分布。随着金钗石斛作为中药资源的需求量日益增大，滥采野生资源现象频繁发生，加上生态环境遭受破坏，金钗石斛的分布范围逐年缩小，数量逐年减少；至20世纪90年代，野生金钗石斛资源分布已缩减到赤水、习水、江口、黎平、榕江、荔波、独山、罗甸、兴义9个县市；与20世纪70年代相比，到了2008年前后，野生金钗石斛的分布范围已经减少了一半，资源数量已接近濒危，即使在赤水、习水、罗甸、兴义等金钗石斛原产地都已经很难在野外发现金钗石斛了。现主要在赤水地区有零星的野生金钗石斛分布，分布地域宽，但面积小，呈点状分布。

### 2. 调查路线

本次野外调查范围涉及赤水市所辖的长期镇、官渡镇、石堡乡、长沙镇、旺隆镇、复兴镇等六个乡镇。2023年5月的一天，在赤水市金钗石斛专班的大力协助下，由熟知当地野外情况的赤水摄影家协会主席洪开第以及企业家刘志霞带领，我们在每一个调查地点观察当地金钗石斛的生境、分布，植株、茎、花及叶片等性状，并对其进行拍摄记录。如图12-6、图12-7。

### 3. 古树盛开吊兰花

起初，在走访长期镇、官渡镇、长沙镇、旺隆镇、复兴镇时，我们并未发现石上的野生金钗石斛，本以为本次寻"钗"之行将无功而返，但事实证明，我们是幸运的。据当地经营金钗石斛产业多年的企业家刘志霞介绍，他们前期在寻找野生金钗石斛的过程中，听村民说他乡下有野生金钗石斛生长在古树上，最老的估计有近50年，当地村民以前还将野生金钗石斛就近移种在附近的树上，至今也有20~30年了。这一番话更是鼓舞了我们要找到野生金钗石斛的信心，在一番找寻后，我们一行终于在石堡乡某村见到了附生在树上的野生金钗石斛。

这里共有4棵古树，当地称卷子树，每棵树上都长满了成簇成丛的金钗石斛，初见的壮观之景让我们久久不能平静，没有想到在如此一个不起眼的乡村竟保存有如此大规模的野生金钗石斛居群。我们用数码相机拍摄及观察它们的性状，如图12-8、图12-9。考察的时间持续了几个小时，附近的村民还介绍，每到花季他们都会采摘这几棵古树上的金钗石斛花朵。

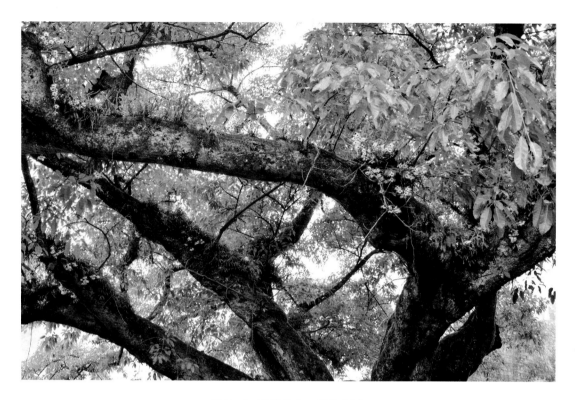

图12-6 黄桷树上 吊兰花开

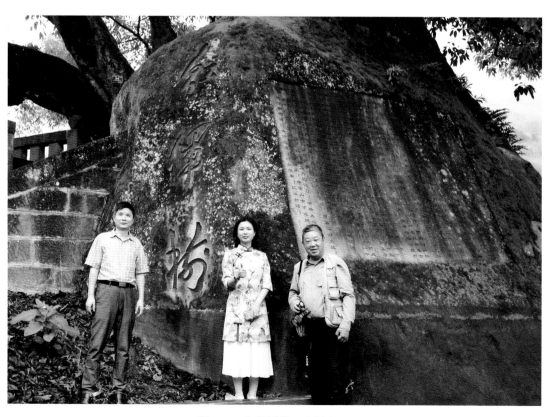

图12-7 红军桥边 古树兴旺

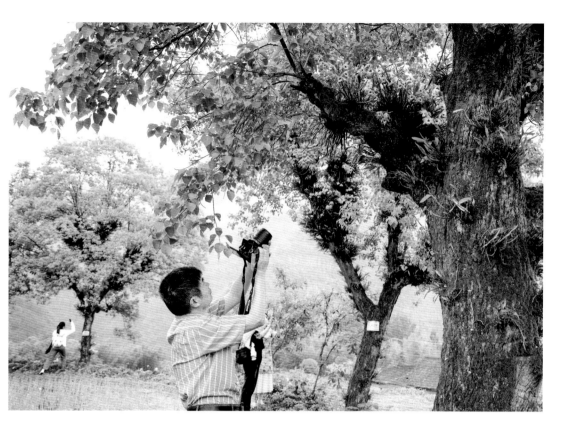

图12-8　拍摄古树上的野生吊兰花（洪开第　摄）

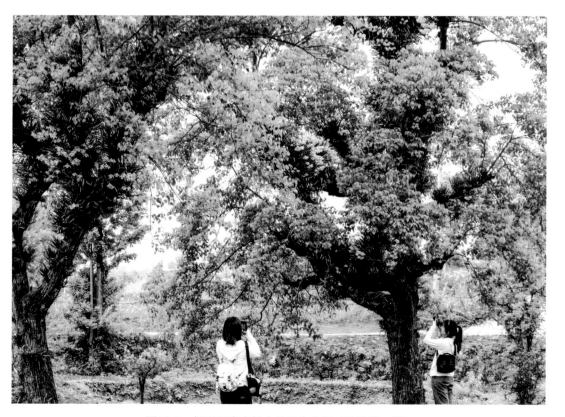

图12-9　摄影观察古树上的野生金钗（洪开第　摄）

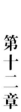

**4. 野生金钗石斛形态特征**

据观察，这里的每棵树上有80~100丛金钗石斛，单丛的量大而且生长均匀，每株也比一般栽培的更为粗壮，茎肉质状肥厚，呈稍扁的圆柱形，高20~50厘米，粗1~2厘米，具槽纹，节略粗，基部收窄，与文献描述的"鱼肚兰"较为吻合；花大，白色带淡紫色先端，有时全体淡紫红色或除唇盘上具1个紫红色斑块外，其余均为白色；叶近革质，长圆形或长椭圆形，长6~12厘米，宽1~3厘米，先端偏斜状凹缺；推测生长时间较久，与近年栽培上去的品相明显不同（如图12-10至12-12所示）。

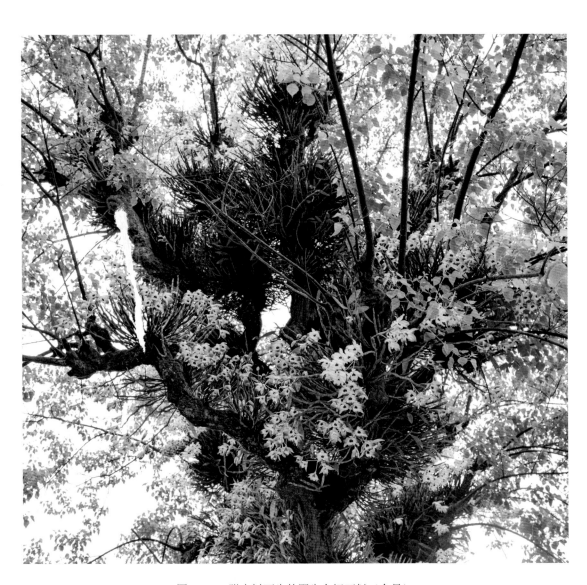

图12-10　附古树而生的野生金钗石斛（全景）

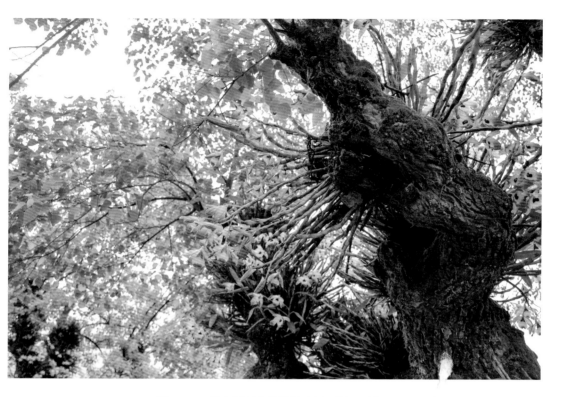

图12-11　附古树而生的野生金钗石斛（局部）

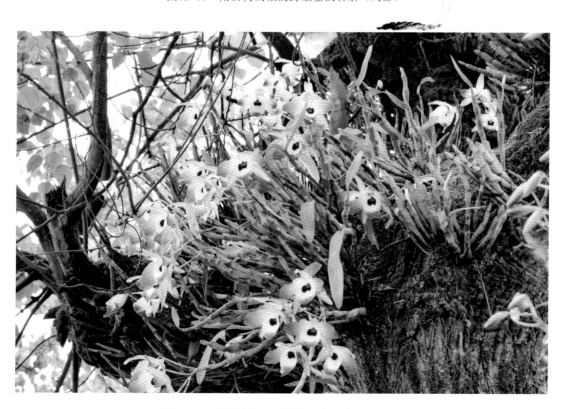

图12-12　附古树而生的野生金钗石斛（局部）

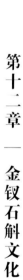

## 5. 野生种源分析

据1978年贵阳中医学院王用平发表的《贵州赤水县石斛栽培方法》一文，其中介绍"石斛的栽培在赤水县已有近百年的历史。过去栽培面积小，零星分散。中华人民共和国成立后，尤其近几年来有了较大的发展……除长沙区的石笋和大同区的大同等地外，其他产区有少量栽培于树上，余为野生。1977年试栽于岩石上和树上的，现生长良好，这是贵州省石斛栽培技术的又一发展，为今后大面积发展石斛生产创造了良好开端"。据此记载，我们推测即使从1977年算起，古树上的金钗石斛也有45年以上的历史了，与当地村民的讲述基本相符。我们认为，此处居群长达几十年在树上的自然生长，也与野生无异了。王用平在文中还专门提到"目前主要是采用无性繁殖，有分株和扦插两种"，由此可见，再结合上述文献的报道，当地的种源近50年来基本没有大的变化。

本次在石堡乡某村发现了当地村民称之为野生的金钗石斛，此居群生长在古树上近50年，部分经村民移种至附近树上，时间也有20~30年了。4棵古树上的金钗石斛非常茂密，每棵树上有80~100丛，每丛10~15株，其茎肉质状肥厚，稍扁的圆柱形，高20~50厘米，粗达1.5厘米，具槽纹，节略粗，基部收窄，与文献描述的"鱼肚兰"较为吻合。

赤水市是世界丹霞自然遗产地，境内山多石多地少，当地开展了大规模的石上仿野生生态种植。我们采用高效液相色谱法进一步开展了赤水金钗石斛种源、石上仿野生样品指纹图谱的比较分析，结果发现6批种源之间，12批石上仿野生种植1、2、3年和12批赤水当地6个不同基地样品与种源的相似度均较高，表示药材主要成分群基本保持一致。这足以说明我们在石堡乡某村的古树上发现的金钗石斛确为野生种源，进一步验证了赤水当地的金钗石斛种源较为稳定，是赤水优良种源，同时也提示了石上仿野生种植金钗石斛的种植模式可行，品质保持良好。

## 6. 结论

赤水野生金钗石斛资源稀少，仅附生在极少的古树上，应大力加强保护；原生态石上种植样品及不同基地干品、鲜品与古树上野生种源相似度高，提示石上仿野生种植模式下，能保持野生种质的一致性。

致谢：衷心感谢赤水金钗石斛产业发展工作专班办公室提供野外考察的大力支持！感谢中国摄影家协会会员洪开第提供的野外信息和协助！感谢赤水金钗石斛企业家刘志霞提供的野外信息和全程帮助！

## 九、清代名医叶天士像、《临证指南医案》

叶天士像、《临证指南医案》见图12-13、12-14。

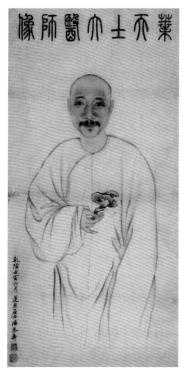

图12-13 叶天士像

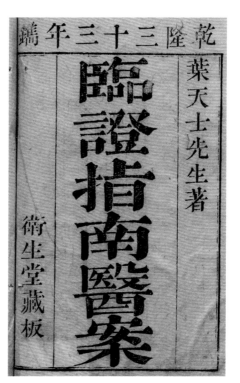

图12-14 叶天士《临证指南医案》

## 十、金钗石斛送京城内务府

清乾隆四十五年（1780年）四月二十九日，四川总督文绶进：麝香九瓶，黄连五匣，贝母五匣，藏红花五匣，九节菖蒲五匣，川芎五匣，金钗石斛五匣，仙茅五匣，见图12-15。

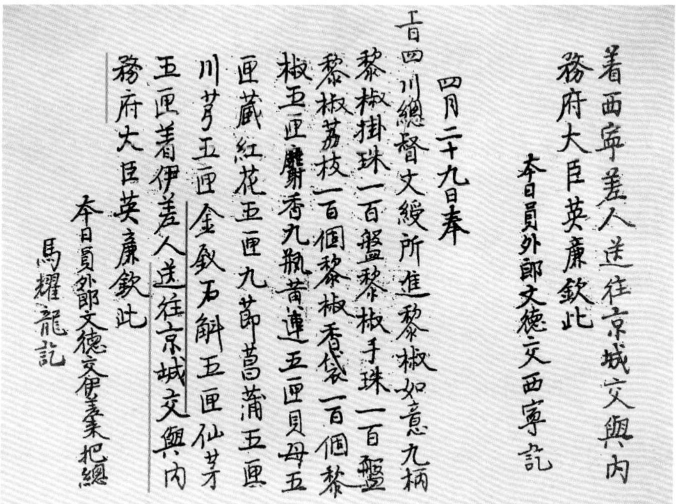

图12-15 《清宫内务府造办处档案总汇》第44册 （2008年）
中国第一历史档案馆、香港中文大学文物馆合编

## 十一、鲜石斛名医处方真迹欣赏

鲜石斛名医处方真迹见图12-16至图12-19。

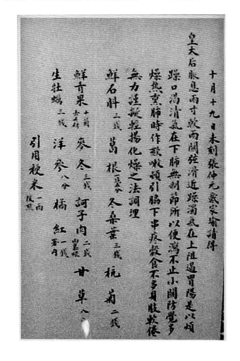

图12-16　清宫御医张仲元

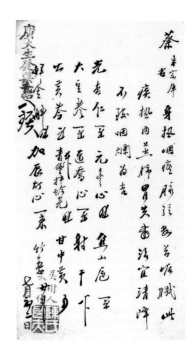

图12-17　浙江名医陈良夫

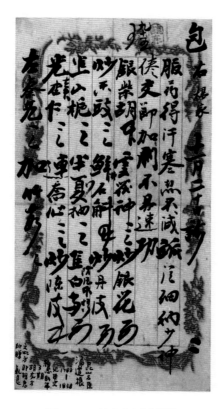

图12-18　昆山名医潘道根

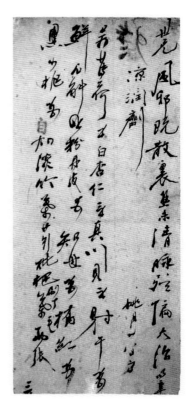

图12-19　海盐名医郭龙田

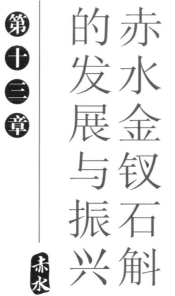

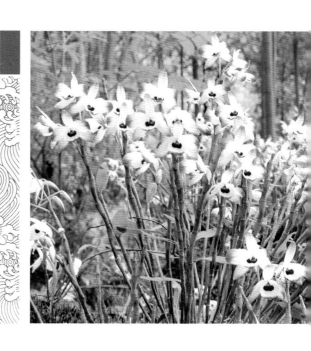

# 第十三章

## 赤水金钗石斛的发展与振兴

### 赤水

## 一、赤水金钗石斛种植历史与发展历程

赤水位于贵州西北部，是贵州开发较早地区，清代初期以前一直隶属于四川，直到清雍正六年（1728年），随遵义府改隶贵州，因此受巴蜀文化影响较深，医药文化底蕴深厚，民间金钗石斛种植历史较早，据1990年《赤水县志》记载已有100多年的种植历史。《赤水县志》关于石斛的记载："石斛，又名吊兰花，扁黄草，多年生草本植物，多寄生于大树或岩石上，以茎入药，鲜品或炮制均可，具有养阴益胃，生津止渴等效能，经中国科学院药物研究所检验，列为上等品，曾远销上海、北京、广东等地。新中国成立后，赤水市石斛种植面积不断扩大，产量逐年提高。先后在石笋、旺隆、宝源等乡（镇）建立了种植基地。在种植中，以金钗石斛最多，其次为重唇石斛、美花石斛等。其年收购量最高曾达2 182斤。"

赤水市石斛种植发展历程，是一个艰辛奋斗的历程，经历了野生为主、资源丰富—资源破坏、濒临危亡—政府重视、规划发展三大时期：

### 1. 野生为主、资源丰富

在中华人民共和国成立初期至1960年底，赤水市石斛资源十分丰富，尤以黄桷树、卷子树、柿子树等阔叶树上和乱石堆上居多，经采集加工后，畅销成都、重庆、上海、贵阳、遵义、合江等地，价格在0.3~0.4元/公斤。

### 2. 资源破坏、濒临危亡

由于农户受利益驱动影响，缺乏保护意识，过度采收，很多地方整片连根拔除，甚至砍树采收石斛，致使全市90％以上的石斛遭受毁灭性的打击，走向濒危境地，于是石斛价格骤然上升（市场价格曾达3~7元/公斤），而且市上根本就没有批量的商品石斛。为了保护石斛资源，1972年采取国家投资、集体贷款的方法，扶持社队发展中药材，1973年底全县发展石斛4 000多窝，赤水县科委也于1976—1980年先后在长期镇罗家坪、旺隆镇红花四组将零星石斛收购起来，采用聚垄铺石的栽培方式，才有效地保护了金钗石斛种质资源，并为后来的基地化种植奠定了基础。

### 3. 政府重视、规划发展

1997年，国家中医药管理局在全国考察普查石斛种植，赤水市被选定为全国石斛生产基地，赤水市政协智力支边办会同市中药材公司对全市石斛资源、生产进行调查和论证，参与石斛基地建设，同时对农户进行栽种技术培训，组织科技人员到栽种现场进行技术指导。1997年5月，市委、市政府成立石斛生产领导小组，设办公室与市政协智力支边办合署，负责全市石斛基地建设的技术培训、种苗调运、组织协调等工作。1998年，市石斛生产办公室在调查论证的基础上完成石斛"十五"发展规划，经市委、市政府审议通过，把石斛生产作为农村产业结构调整，实现农民增产增收的产业来实施。市智力支边工作重点以发展石斛产业为主，编辑印发《石斛栽培》小册子2 000册指导石斛生产。先后在长期、旺隆两个镇主要石斛种植地带举办石斛栽培技术培训，向贵州省、遵义市争取石斛基地建设资金13万元，建立丙安、旺隆、长期3个乡镇20公顷种苗基地和市科协石斛大棚快速育苗基地。到2002年，先后争取资金123万元，发展石斛200公顷。

2003年，在复兴张家湾建起较规范的石斛栽培基地，同年引进遵义信天药业有限公司，在旺隆建占地4公顷的石斛种苗驯化基地与培训中心。由此赤水金钗石斛产业迎来快速发展的黄金期，从2004年开始每年出台石斛产业考核办法，从种苗补助、贷款贴息、大户奖励等方面给予补助支持，带动金钗石斛产业快速发展，从200公顷发展到目前6 700公顷。

## 二、赤水金钗石斛产业发展与振兴

### 1. 基地建设

自1996年赤水市委、市政府提出发展金钗石斛产业以来，赤水始终把金钗石斛作为调整农业产业结构的主导产业，成立了金钗石斛产业发展工作领导小组。针对一个药材品种，专设机构主抓，赤水市在贵州省是首家。机构历经黄草办、石斛办、中药材（石斛）产业发展中心、现代高效农业园区管理委员会、金钗石斛产业发展专班等专设机构，乡镇同步建立石斛办，专抓金钗石斛产业发展。经多年的坚持发展，得到了国家、省、遵义市的高度认可。

1998年国家中医药管理局批准在赤水建立国家级石斛种植基地，见图13-1、图13-2。赤水市一直坚持金钗石斛种于石上，但因其种子细小，自然授粉率极低，在野外环境极难萌发生长，多采用分蔸、扦插等无性繁殖，种苗奇缺，发展缓慢。为了突破种苗技术瓶颈，2003年引进信天中药，2006年突破种苗技术瓶颈，2017年推行"国有平台公司+专业实体公司+村集体+农户"四位一体模式，把企业、村集体、农户捆绑在一起，有计划组织农民有序参与生产，大力提升金钗石斛组织化生产水平，实现"四方"共赢。截至目前，全市金钗石斛种植面积6 700公顷，年产量6 000吨，是全国最大的金钗石斛原生态种植基地，带动全市13个乡镇1.5万户5万余人参与产业发展，为赤水在贵州省脱贫攻坚率先出列做出了贡献，真正践行了习总书记"绿水青山就是金山银山"的发展理念。

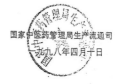

图13-1 赤水建立石斛基地的批复之一    图13-2 赤水建立石斛基地的批复之二

2．生产加工

赤水现有金钗石斛种植、加工经营主体44家（含专业合作社28家），其中省级龙头企业6家，遵义市级龙头企业2家；在京东、淘宝、抖音、微信等电商平台开设网络营销店23家，建成GMP加工生产厂房2万余平方米，建成传统饮片、冻干饮片、金钗石斛粉等4条GMP生产线（图13-3、图13-4），石斛花、石斛酒、石斛醋、压片糖果、药膳包、石斛饮料等SC生产线12条。

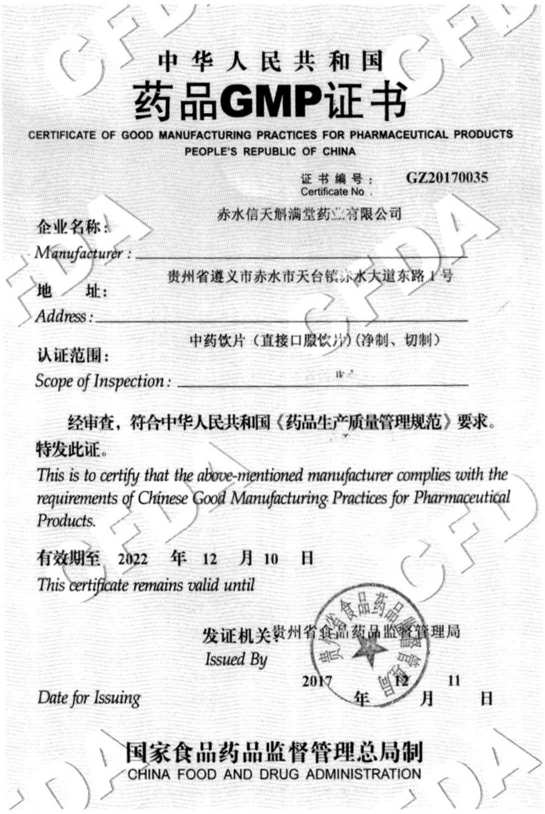
中华人民共和国
药品GMP证书
CERTIFICATE OF GOOD MANUFACTURING PRACTICES FOR PHARMACEUTICAL PRODUCTS
PEOPLE'S REPUBLIC OF CHINA

证书编号：GZ20170035
Certificate No.

企业名称：赤水信天斛满堂药业有限公司
Manufacturer:

地　址：贵州省遵义市赤水市天台镇赤水大道东路1号
Address:

认证范围：中药饮片（直接口服饮片）(净制、切制)
Scope of Inspection:

经审查，符合中华人民共和国《药品生产质量管理规范》要求。
特发此证。
This is to certify that the above-mentioned manufacturer complies with the requirements of Chinese Good Manufacturing Practices for Pharmaceutical Products.

有效期至 2022 年 12 月 10 日
This certificate remains valid until

发证机关：贵州省食品药品监督管理局
Issued By

Date for Issuing 2017 年 12 月 11 日

国家食品药品监督管理总局制
CHINA FOOD AND DRUG ADMINISTRATION

图13-3　中药饮片GMP证书之一

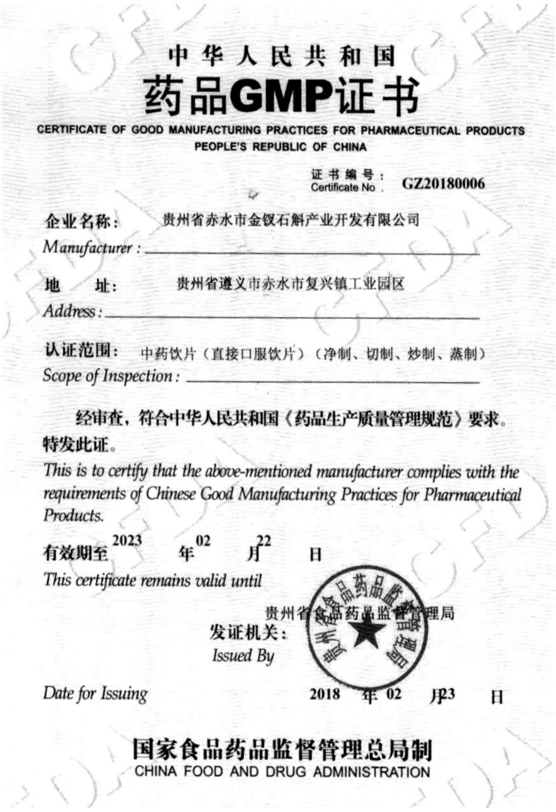
中华人民共和国
药品GMP证书
CERTIFICATE OF GOOD MANUFACTURING PRACTICES FOR PHARMACEUTICAL PRODUCTS
PEOPLE'S REPUBLIC OF CHINA

证书编号：GZ20180006
Certificate No.

企业名称：贵州省赤水市金钗石斛产业开发有限公司
Manufacturer:

地　址：贵州省遵义市赤水市复兴镇工业园区
Address:

认证范围：中药饮片（直接口服饮片）（净制、切制、炒制、蒸制）
Scope of Inspection:

经审查，符合中华人民共和国《药品生产质量管理规范》要求。
特发此证。
This is to certify that the above-mentioned manufacturer complies with the requirements of Chinese Good Manufacturing Practices for Pharmaceutical Products.

有效期至 2023 年 02 月 22 日
This certificate remains valid until

发证机关：贵州省食品药品监督管理局
Issued By

Date for Issuing 2018 年 02 月 23 日

国家食品药品监督管理总局制
CHINA FOOD AND DRUG ADMINISTRATION

图13-4　中药饮片GMP证书之二

3．产品研发

赤水先后与浙江中医药大学、江南大学、北京中医药大学、广州中医药大学、贵州大学、遵义医科大学、贵州医科大学、贵州省疾控中心等18家科研院所合作，分别从种植规范、生产加工、产品研发、有效成分、药理作用、功能功效、安全性评价等方面进行深度研究和开发运用，攻克了种子萌发、种苗组培驯化等技术难题，制定金钗石斛花和叶食品安全地方标准（见图13-5、图13-6）、赤水金钗石斛仿野生种植技术规程团体标准，先后申请发明专利32项，获国家发明专利授权5项；申请外观设计专利103项，授权68项；申请实用新型专利9项，授权9项。2023年，金钗石斛饮片获批进入贵州省医保目录，正在持续开展金钗石斛食药物质目录申报工作，推动“一方制药”等石斛配方颗粒企业与赤水深度合作。

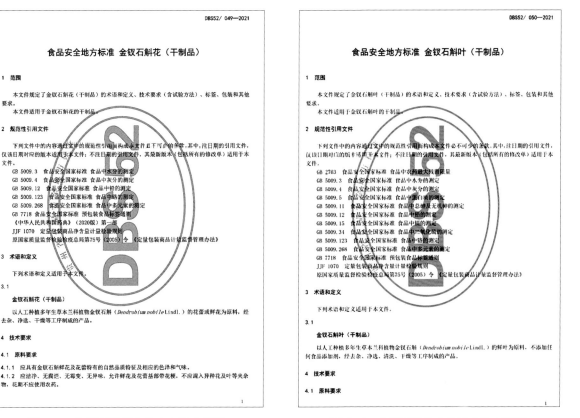

<table>
</table>

图13-5　金钗石斛花食品安全地方标准　　　　　图13-6　金钗石斛叶食品安全地方标准

## 4. 品牌建设

早在明代李世珍《本草纲目》记载，金钗石斛以蜀中为胜，是真正道地的药材，在全国独树一帜，不可复制。1998年，批准建立国家级金钗石斛生产基地；2006年3月，赤水金钗石斛首获国家地理标志产品保护，见图13-7；2010年，金钗石斛荣获国家食品博览会金奖；2013年11月，评选和认定为"中国绿色生态金钗石斛之乡"，见图13-8；2014年5月，赤水金钗石斛获得国家GAP认证；2014年，赤水金钗入选中国地理标志产品大典，同年，列入贵州省100个重点农业产业示范园区；2015年，获"国家林下经济示范基地"称号，同年，列入国家金钗石斛农业科技示范园区；2016年，获农业部农产品地理标志产品认证，同年，赤水金钗石斛获有机产品认证（图13-9、图13-10）；2017年，列入国家金钗石斛种植综合标准化示范区；同年，成功创建国家级出口食品农产品质量安全示范区和生态原产地保护示范区，并列入国家有机农产品示范区创建；2018年，GMP厂房建成通过验收，获得药品生产许可，同年，命名为贵州大健康医药产业示范基地；2019年列入了中国农产品区域公共品牌目录。2023年认定气候好产品（图13-11），通过欧盟有机认证，列入全国名特优新农产品名录，通过绿水青山生态产品认证。注册商标70个，省级著名商标3个，品牌价值不断提升，树立了赤水金钗石斛品牌，提升了产业发展的效益。

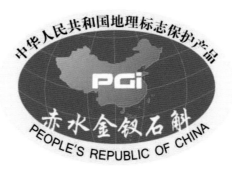

图13-7　赤水金钗石斛国家地理标志保护产品

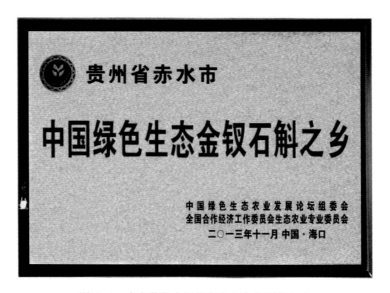

图13-8　赤水荣获中国绿色生态金钗石斛之乡

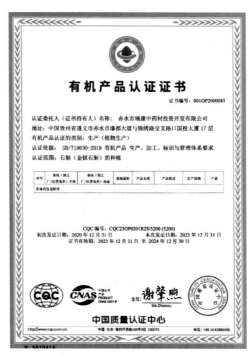

图13-9　赤水金钗石斛获有机产品认证之一

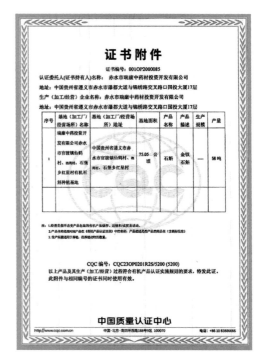

图13-10　赤水金钗石斛获有机产品认证之二

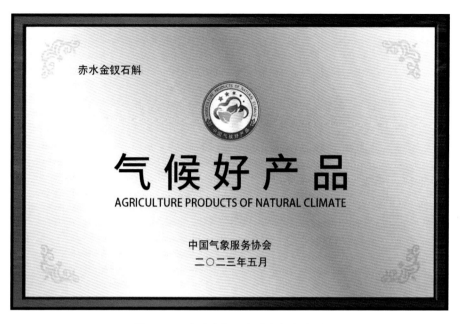

图13-11　赤水金钗石斛获气候好产品

## 5．国医大师赞誉

2019年10月赤水市举行"中国金钗石斛产业首次推介会"，以"绿色、生态、健康、发展"为主题，首次向国内广为推介金钗石斛，国药大师金世元向大会题词"金钗石斛　国之臻宝"，见图13-12，助推金钗石斛产业发展。

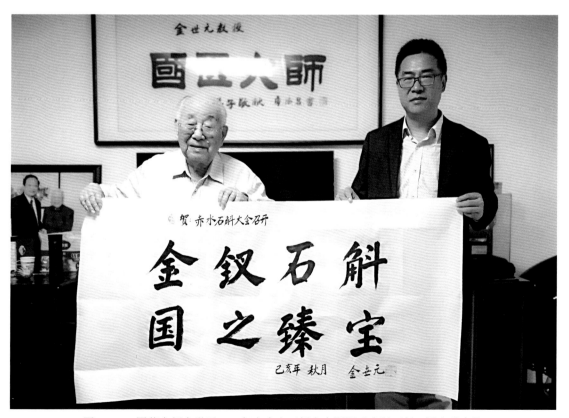

图13-12　国药大师金世元2019年向赤水石斛大会题词"金钗石斛　国之臻宝"

### 三、赤水金钗石斛种植技术

金钗石斛为多年生草本植物，常常附生于密林树干或岩石上，常与苔藓植物伴生，根系为气生根。由于金钗石斛生长的特殊性，野外生长环境要求苛刻，同时由于金钗石斛属于名贵中药材，是国家二级濒危保护植物，药效明显，医药价值高，又具有保健养生作用，人工大量采挖，野生资源已经濒临灭绝。金钗石斛传统繁殖方式为无性繁殖和有性繁殖。无性繁殖主要是分株繁殖、扦插繁殖，繁殖速度慢、时间长且需大量种源；有性繁殖主要是种子繁殖，金钗石斛果实为蒴果，种子极小，呈粉末状，在野生条件下，只能与其他萌发菌共生才能萌发，且萌发率极低，萌发率不足5%，制约了金钗石斛的规模化发展。从2003年开始，赤水市就致力于解决金钗石斛种苗、驯化、原生态栽培等相关技术，目前已申请发明专利3项，获贵州省科技进步二等奖1项，选育本地品种1个，实施国家金钗石斛种植标准化示范区、科技创新、科技惠民、重大专项等项目，赤水金钗石斛规范化种植技术居全国领先地位，下面简要介绍赤水金钗石斛栽培技术。

#### 1. 组培育苗技术

选择健壮的赤水金钗石斛植株，在4月底至5月开花期进行人工授粉，挂牌标记。授粉成功后，子房开始膨大时进行疏果，每株留果2~3个。待蒴果成熟时，选取健硕饱满、成熟而未开裂的蒴果，通过种子无菌培养、原球茎增殖分化等继代转接形成赤水金钗石斛试管苗（图13-13），试管苗炼苗一周后取出、分级，合格的试管苗移栽大棚。组织培养苗分级及质量标准见表13-1。

表13-1　金钗石斛试管苗分级及质量标准

| 种苗等级 | 苗高/cm | 茎粗/cm | 根/条 | 分蘖数 |
| --- | --- | --- | --- | --- |
| 合格苗 | ≥5.5 | ≥0.2 | ≥6 | ≥2个 |
| 不合格苗 | <5.5 | <0.2 | <6 | <2 |

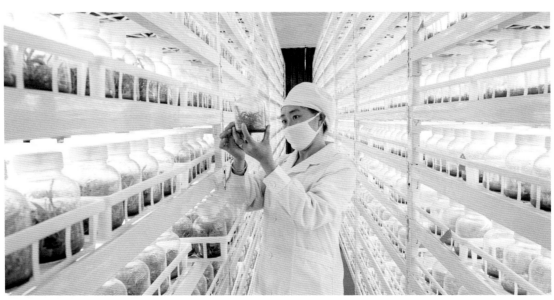

图13-13　金钗石斛试管苗　（付树湘　摄）

### 2. 大棚炼苗

在3月上旬或9月下旬，按照7厘米×7厘米间距移栽金钗石斛合格试管苗，定植时不宜过深，以苗基部露于基质外为宜，栽苗后浇1次定根水（图13-14）。在管理过程中，坚持"绿色防控、物理防治"的原则，及时清除场边和基质上长出的杂草杂菌，避免其与试管苗争养分或传播病害。根据光照、温度变化及时调整，以免影响金钗石斛苗生长。在连续干旱、缺水时，应及时浇水，以基质湿润为宜，不能造成积水。经大棚炼苗驯化12个月后，在3—5月或10—11月起苗（图13-15），分级，选取合格的种苗移栽野外。

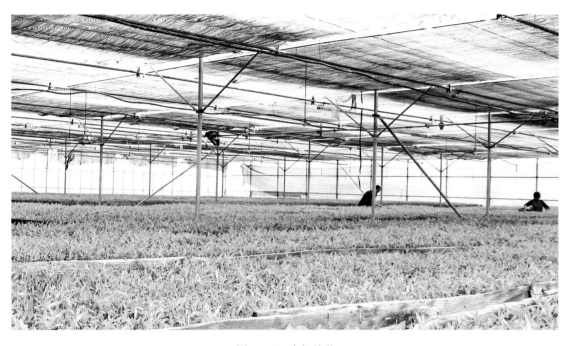

图13-14　大棚炼苗

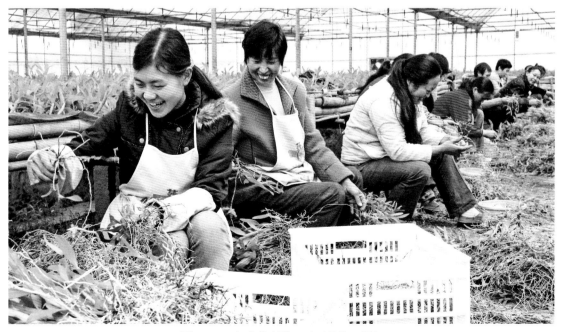

图13-15　起苗的喜悦　（王昌乾　摄）

3．原生态石上栽培

1）种苗定植

（1）选地：赤水金钗石斛栽培地宜选择半阴半阳的环境，选择海拔300～800米，空气相对湿度80％左右，遮阴度55％～75％，冬季气温在0℃以上，岩石相对集中，石质松泡粗糙、易吸潮、上有苔藓生长的地域。见图13-16。

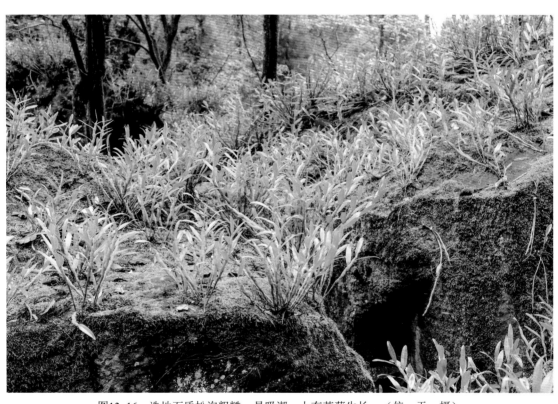

图13-16　选地石质松泡粗糙、易吸潮、上有苔藓生长　（信　天　摄）

（2）整地：在栽种种苗前清除石头上的灌木丛、杂草、枯枝落叶、泥土，一并把石面上的苔藓清理干净，以便于定植种苗后新发的根能较好地附着在石头表面。根据光照强度要求采取修剪树枝或新栽遮阴树，场地要保持整洁清爽。

（3）移栽：经大棚驯化后，选择合格种苗，以每年3月初至5月初定植为最佳，10月初至11月底定植次之。在岩石表面按30厘米×30厘米的间距栽种为宜，见图13-17。将栽苗点局部的苔藓抠掉，再将苗的根须、基部贴于石面用线卡固定好，根系要自然伸展。线卡固定苗应卡在种苗主茎（粗茎）基部以上1.0厘米~2.0厘米处，注意不要卡住嫩芽和损伤植株，使苗稳固于石面。

2）田间管理

（1）光照管理：赤水金钗石斛生长环境遮阴率以55％～75％为宜。根据一年四季的变化情况，使用遮阳网或者修剪树枝来调整遮阴度，确保金钗石斛既能接受光照，又不至于被长时间暴晒灼伤，见图13-18。

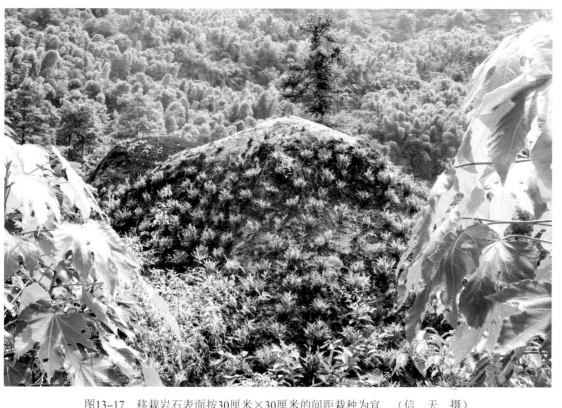

图13-17　移栽岩石表面按30厘米×30厘米的间距栽种为宜　（信　天　摄）

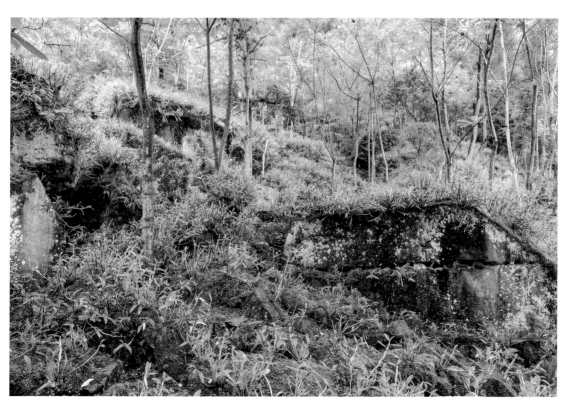

图13-18　光照管理　修剪树枝等来调整遮阴度　（喻德江　摄）

（2）水分管理：春冬两季一般不浇水，在夏秋两季连续干旱、缺水时，可适当浇水。浇水时间宜在8:30前，采取管淋和喷雾方式，保持基质湿润。

（3）中耕除草：每年应进行2～3次人工杂草，见图13-19，及时将金钗石斛根际周围的泥土、枯枝落叶清除干净，特别是多雨季节，大量腐叶、浮泥对根的透气影响很大，必须随时清除，但清除中应特别注意两点：一是高温季节不宜除草，以免暴晒，不利生长；二是不要伤根、动苗，否则会影响赤水金钗石斛的生长和产量。对于金钗石斛根部处苔藓过于浓密的情况，也需要进行适当的清理，防止金钗石斛根部不透气，影响生长。

（4）整枝修剪：种植3年以上，在每年春季萌芽前或冬季采收时，将部分老茎、枯茎或部分生长过密植株剪除，调节其透光程度，促使金钗石斛生长健壮。

（5）病虫害防治：应遵循"绿色防控，物理治理"的原则，做到早发现、早控制。

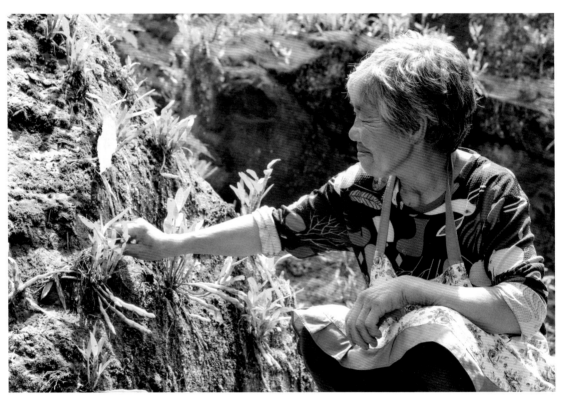

图13-19　田间管理　精心除草　（信　天　摄）

3）采收

用剪刀或刀片从茎基部处剪割，采收2年及2年以上新鲜金钗石斛茎，标志为叶片开始变黄、落叶。最佳采收期为11月到次年2月中旬。采收茎条标准应符合表13-2的规定。

表13-2　赤水金钗石斛茎条等级

| 鲜条等级要求 | | |
| --- | --- | --- |
| 特级 | 一级 | 二级（通货） |
| 感官要求：扁圆柱形，长35~60厘米，直径≥1.2厘米，表面黄绿色，光滑或有纵纹，节明显，色较深，节上有膜质叶鞘。肉质多汁，易折断，气微，味苦而回甜，嚼之有黏性 | 扁圆柱形，长20~35厘米，直径≥1.0厘米，表面黄绿色，光滑或有纵纹，节明显，色较深，节上有膜质叶鞘。肉质多汁，易折断，气微，味苦而回甜，嚼之有黏性 | 扁圆柱形，长8~20厘米，直径≥0.8厘米，表面黄绿色，光滑或有纵纹，节明显，色较深，节上有膜质叶鞘。肉质多汁，易折断，气微，味苦而回甜，嚼之有黏性 |
| 理化指标：石斛碱≥0.50%，水分≤12%，总灰分≤5% | 石斛碱0.45%~0.50%，水分≤12%，总灰分≤5% | 石斛碱0.40%~0.45%，水分≤12%，总灰分≤5% |
| 干条等级要求 | | |
| 特级 | 一级 | 二级（通货） |
| 感官要求：呈扁圆柱形，长35~60厘米，直径≥0.5厘米，节间长2.5~3厘米，表面金黄色或黄中带绿色，多回小弯曲条状或弯曲条状，有深纵沟或纵棱。质硬而脆，断面较平坦而疏松，黄白色至黄褐色，有多数散在的筋脉点，气微，味苦 | 呈扁圆柱形，长20~35厘米，直径≥0.5厘米，节间长2.5~3厘米，表面金黄色或黄中带绿色，多回小弯曲条状或弯曲条状，有深纵沟或纵棱。质硬而脆，断面较平坦而疏松，黄白色至黄褐色，有多数散在的筋脉点，气微，味苦 | 呈扁圆柱形，长8~20厘米，直径≥0.5厘米，节间长2.5~3厘米，表面金黄色或黄中带绿色，多回小弯曲条状或弯曲条状，有深纵沟或纵棱。质硬而脆，断面较平坦而疏松，黄白色至黄褐色，有多数散在的筋脉点，气微，味苦 |
| 理化指标：石斛碱≥0.50%，水分≤12%，总灰分≤5% | 石斛碱0.45%~0.50%，水分≤12%，总灰分≤5% | 石斛碱0.40%~0.45%，水分≤12%，总灰分≤5% |

## 四、赤水金钗石斛助力乡村振兴

金钗石斛是赤水践行"两山论"的生动实践，纤纤幼苗成为乡村振兴的富民产业，6家省级龙头企业、33家专业合作社应运而生，带动1.5万户群众增收，赤水金钗石斛，创新了"变荒为绿、点石成金"的发展路径，筑牢了乡村振兴的产业根基。参见图13-20至图13-27。

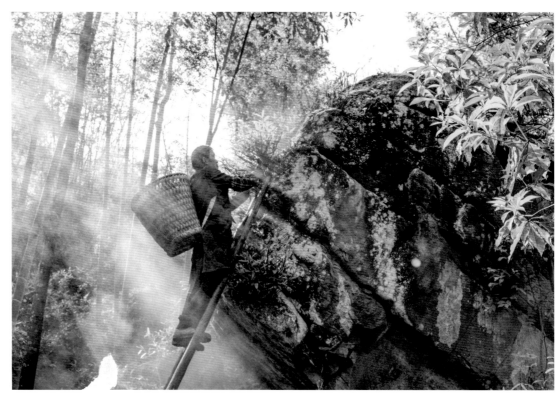

图13-20 仙草成熟望采摘 （何春联 摄）

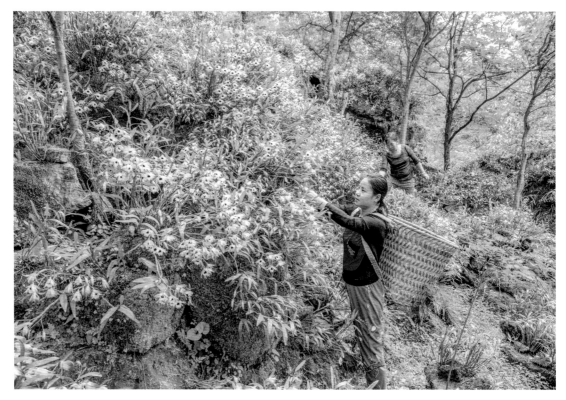

图13-21 产业扶贫成规模 （洪开第 摄）

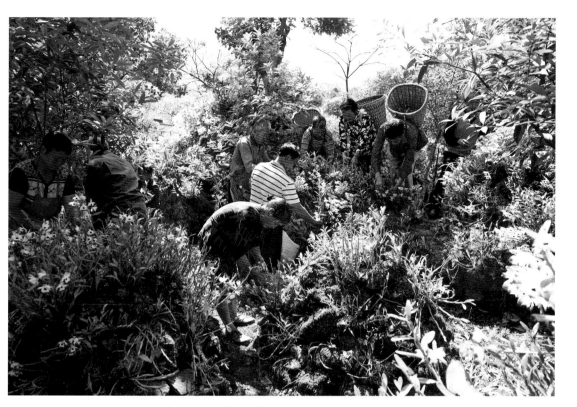

图13-22 村民齐摘石斛花 （刘荣誉 摄）

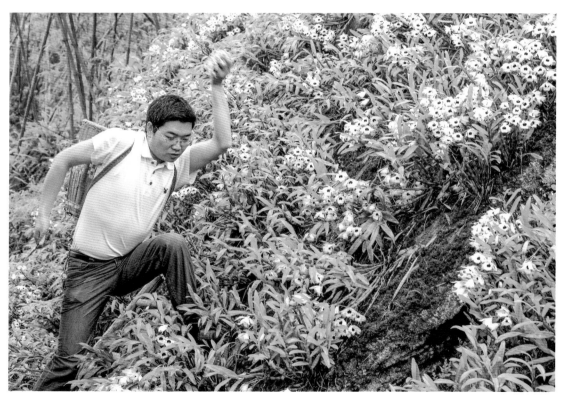

图13-23 助农抢收金钗花 （王昌乾 摄）

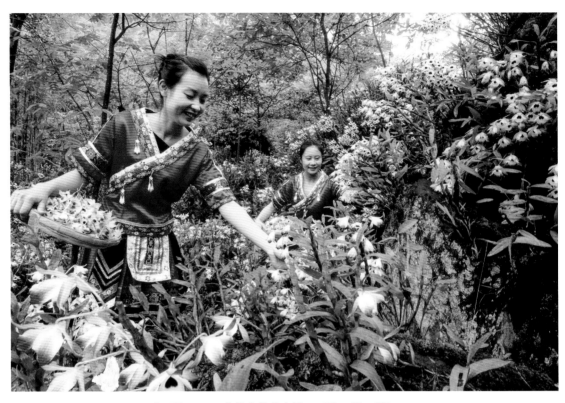

图13-24 花美人美共富裕 （张 鹏 摄）

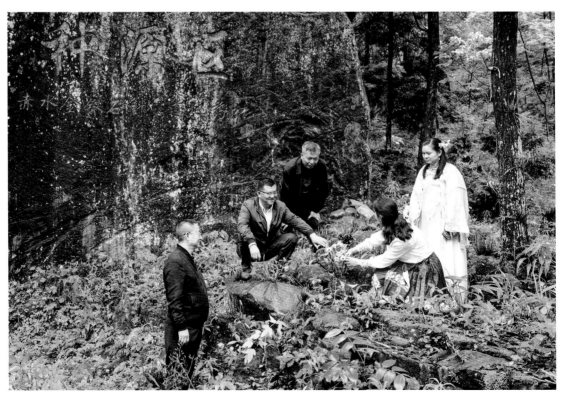

图13-25 道地药材探种源 （洪开第 摄）

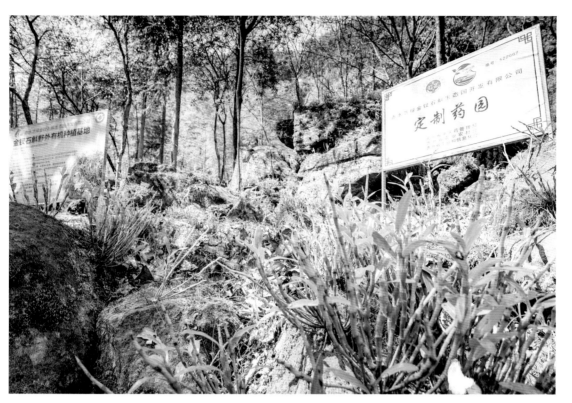

图13-26　有机种植 定制药园　（洪开第　摄）

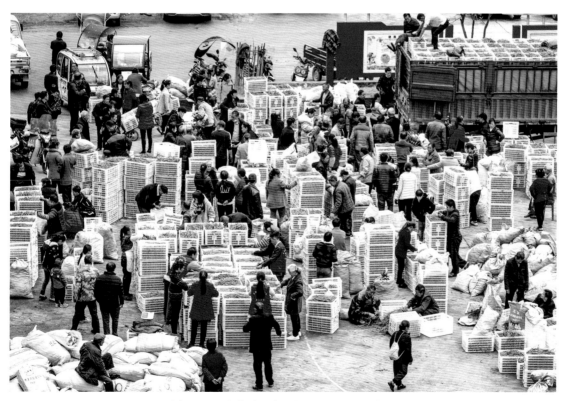

图13-27　丰收季节交易忙　（王江平　摄）

## 五、未来发展与建议

（1）赤水金钗作为金钗石斛的道地正品，应加强野生种源的调查与保护，建立野生种质资源保护基地，确保药材道地性。

（2）系统开展"赤水金钗"道地性科学研究，如道地性遗传成因、道地性环境成因、道地性物质基础、道地性"药性—功效"关系研究等。

（3）深入开展"赤水金钗"道地药材质量标准研究，以期找到赤水金钗与广西、云南等地金钗石斛的质量特征鉴别方法，为优质优价提供依据。

（4）针对金钗石斛的功效特点，全面开展药效与作用机制研究，为金钗石斛的长远发展提供支撑。

（5）开展金钗石斛、铁皮石斛、霍山石斛化学成分、药理、功效的深入比较，科学定位。

（6）针对金钗石斛鲜用为妙的特点，开发鲜用产品，并高质量的研发配方颗粒，适应临床应用新发展。

（7）针对金钗石斛清热、解毒、化湿、解郁等功效优势，深入挖掘经典名方，或科学组方，有准备的开发针对疫病预防或治疗的现代特色新产品，为将来可能的疫情做好充分准备。

（8）针对金钗石斛到底"治啥子"？抓紧开展必要的临床疗效观察，在分析、总结金钗石斛传统功效、名医用法的基础上，可针对一些时代病症，选取好的名方、验方，开展规范的临床研究，取得临床疗效的确切数据，以筛选出优势的防治病种。这是研发与应用的长远之计。

（9）代茶饮是古人的智慧结晶，金钗石斛应用较多，可科学组方，优化药食两用新配方，开发适应现代养生需求的时代产品。

（10）在确保种质资源的基础上，让金钗石斛重返大自然，重返丹霞崖壁，绿水青山间，黄桷树、卷子树上悠然生长，造福后世子孙。

（11）盛世出石斛，文化传千年。文化的梳理和传承是吾辈之责，感古人之心，担金钗流传之责。赤水红色福地，继承发扬、守正创新，大力弘扬金钗石斛这一宝贵的中医药文化遗产。

# 后　记

　　丹霞石上，金钗花迎风摇曳，紫红妖娆，《本草纲目》中那句"今蜀人栽之，呼为金钗花"跃然山间，笔者想，要是时珍先生能看到眼前这一切，该有多好！

　　漫山的金钗，该是历史上金钗石斛最多的盛景！研究石斛有年，金钗石斛到底如何用？一直萦绕不清。如此多的仙草，如何物尽其用，治病养生，该尽心梳理了……

　　读本草，览医籍，精美的典籍原版，古朴书香，细细品味，眉目渐清。宋《本草图经》"川"出石斛，拉开序幕；明《本草品汇精要》首现"扁"石斛，李时珍先生《本草纲目》"金钗花""开红花""以蜀中者为胜"，金钗花登堂入室，成为主流。

　　明代大医家张景岳言"唯是扁大而松，形如钗股者，颇有苦味，用除脾胃之火……有从容分解之妙！故能退火养阴，除烦，清肺下气，亦止消渴热汗"。可见医家对金钗的赞赏。而后，有明代医药学家李中梓、李中立、贾所学、李延昰等，再到清代吴门诸多医家发扬光大，温病大家叶天士更是集大成，对"金石斛""川石斛"应用得心应手，《临证指南医案》颇有创新，备受推崇，影响至今，金钗石斛在江南大显身手……

　　吴门医家、温病学派、孟河医派、海派中医，乃至各派开枝散叶，金钗石斛大量应用。这历代医家背景、传承脉络，若非从医者，如何知晓？自然要交代清楚，才有了概论章节的设计。

　　药材讲道地，明代"今蜀人栽之，呼为金钗花"，赤水与四川有深厚的渊源，原来历史上一直隶属四川，到了清雍正六年（1728年），才随遵义府改隶贵州。进而，这珍贵的川产道地药材又如何来到江南？这要归功于长江水道，在纤夫艰辛悠扬的号子声中，儿时记忆中那熟悉的声音又荡漾回响。嘉定的黄草，叙州府、泸州、仁怀厅（赤水）的吊兰花，一担一担，顺着长江，奔向了江南。

　　本草良药、名医应用、功效特点、经典名方，拾珍串珠，闪烁着古代医家的智慧与心血，文化自信，油然而生。守正创新，先要知"正"，寻金钗之"正"，为本书的立意。

　　2014年《石斛求真》，2015年《中华仙草　霍山石斛》，得到大家的喜爱，也还战战兢兢，诸多疑问。石斛类药材着实太复杂，2 000多年，历史的变迁，品种的变化，厘清真不易。十年来时时收集本草、医籍原刻本，欣赏品味，尤其名医医案，渐有领悟，终于打开"斛"结。自叶天士《临证指南医案》以来，在名医医案中时常出现"金石斛""川石斛""鲜石斛""霍石斛"等，其中最关键的是，要搞清楚"金石斛"与"川石斛"的来源、功效和应用有何不同。2020年，起心《金钗石斛》编撰，三易其稿，起笔停笔，甘苦自知，宛如金钗石斛"先苦后甜"，好在还能从古籍丛中又爬了出来，在学习领会中逐渐清晰明朗，金钗石斛、"川石斛"、铁皮石斛、霍山石斛各领风骚千百年……

　　赤水对金钗石斛的重视和用心，看那漫山的金钗花就一目了然。赤水金钗石斛石上仿野生的种植规模早已是国内第一。赤水政府有关部门力主金钗石斛专著的整理和出版，得到业内专家和企业的共鸣，大家倾心合力，各展所长，专著得以在极短时间内梳理成章。

顺老是石斛界著名前辈，研究石斛几十年，亲身参与了金钗石斛的正名工作，做出了重要贡献。顺老已九十高龄，还精心完成了本书的前言，以及第三章的"金钗石斛原植物""金钗石斛正名走过的路"等内容，并时时与笔者沟通讨论，对全书的框架构思做了非常认真的悉心指导。

广州中医药大学"石斛求真"团队，魏刚研究员完成了本书的概论，第一章、第二章，第三章的金钗图片品鉴，第四章至第九章，以及第十一章至第十二章；文责所在，学识有限，敬请批评指正！团队研究生刘舒萍、陈莉等多位同学协助经典名方整理、文稿核对、参考文献梳理，用时尽心。

赤水市金钗石斛产业发展工作专班办公室和赤水市瑞康中药材投资开发有限公司对本书的编撰非常重视，筹集资金、收集材料、组织团队等，为本书编撰工作提供了有力保障。专班办公室胡生朝、邓贤芬等在素材提供、文稿校对、组织协调等方面付出了不少心血，并负责完成了本书第十三章"赤水金钗石斛的发展与振兴"的编写。专班办公室还为专家学者、"石斛求真"团队、企业家们等实地考察提供了有力支撑，并多次协调相关部门、石斛企业、专家和学者召开编撰工作研讨会，为本书的顺利编撰提供了鼎力支持！

除了梳理总结古代典籍，金钗石斛的现代科学研究进展也非常重要，"石斛求真"团队研究生何丽倩前期查阅大量文献，完成了本书第十章"金钗石斛现代研究概述"、第十一章中"金钗石斛保健"的总结；研究生陈莉后期对现代研究进展众多文献进行了全面核实与补充完善，她们也都花了不少心力。

本书为真实展现道地药材的生境、原生种源、石上仿野生种植等，需拍摄大量的一手图片。在团队前期多次前往赤水考察拍摄的基础上，2023年5月时值金钗花盛开，在赤水金钗石斛专班办公室的协助下，在赤水著名摄影家洪开第以及金钗石斛企业家刘志霞提供的野外信息和全程帮助下，"石斛求真"团队魏刚研究员、刘舒萍、何丽倩等终于拍摄到了古树上珍贵的金钗石斛野生种源、石上种植原生态以及野外保护的情况，这些精美图片在本书的第二章、第三章以及第十二章均呈现给读者鉴赏。同时，赤水金钗石斛专班办公室还提供了大量金钗石斛基地栽培、丰收采摘、助力乡村振兴等图片，在第十三章中呈现给读者，展现了金钗石斛产业取得的丰硕成果！在此也一并衷心感谢这些精美图片的提供者，尤其是摄影家洪开第还提供了大量私人珍藏照片，并极力推荐了赤水名家王昌宇的"赤水金钗石斛赋"！以上，使本书图文并茂，增色不少。

十年积累，近五年编撰，得众人发心，政府支持，书稿终成。本书在金钗石斛的本草溯源、道地药材、功效特点、经典名方、用法比较、时疫应用、名医实录、养生保健等方面均取得一定成果，可供金钗石斛临床应用以及养身爱好者参考，也可用于金钗石斛规范宣传，科学推广。

此外，本书在梳理中还发现不少亮点，值得大家品味：①仁怀厅人杨拱的乾隆"仁怀厅志序稿"居然收载了当时的"土产"，而且在"药"中，更有"黄草"的记载，据此可推知，赤水"黄草"的药用历史距今至少也有250年了，比大多数人想象的要更早。杨拱的如实记录，今天看来贡献真大！②长征路上同志情　神奇"金钗"助红军。彭绍先老红军在"长征路上同志情"一文记述了他本人1935年冬随红军突围在向黔东转移途中，右腿受伤，经红军贺老医官采用中医药精心治疗，后竟寻得神奇的"金钗"助力，加快了伤愈。这是"金钗"与红军真人真事之间的福缘。③北平四大名医施今墨、萧龙友、孔伯华、汪逢春等对金钗石斛都有大量应用，可以认真参详。④浙江名医陈良夫对鲜金钗石斛的应用非常精准，可以仔细品味。⑤金钗石斛在时疫防治中，充分发挥了其清热、解毒、化湿等功效，值得今后深入研究、开发利用。⑥在清宫代茶饮中，出乎意料的是，金石斛应用颇多，配伍的也多是一些药食两用的食材，简单方便实用，可供爱好养生的人群参考。⑦贵州本地名医石玉书妙方用金石斛，方简效佳，经验珍贵。石老还特意提到了当时"唯金石斛已采集殆尽，难寻真品"，今天这个问题已经很好地解决了，老一辈的临床诊治经验也当好好发扬光大。⑧贵州本地学者对金钗石斛的研究颇多、用心，如陈德媛、王用平、冉懋雄等。老一辈学者对石斛爱恨交加，爱其良药，恨其资源遭到破坏，因此做了很多的保护工作。其中陈德媛等4位老师历经10年，调研工作总结形成了1976年12月出版的《贵州石斛的调查研究》。2023年8月，笔者邮件联系上了陈老师，不仅证实了这段历史，陈老师还在亲笔回复中写道："我们在1965—1976年时期调查中，金钗石斛的分布虽然广，但产量较大的是赤水（有栽培历史）、罗甸、兴义等县。"此外，原遵义医学院石京山教授带领的团队对金钗石斛药理开展了长期深入的研究，取得了系列成果。在此，对金钗石斛老一辈药学工作者，不计名利、埋头苦干的精神致以崇高敬礼！

落笔凝神，再次细细品味历代本草大家、名医先贤苏颂、唐慎微、李时珍、张景岳、李中梓、叶天士、费伯雄、丁甘仁、陈良夫等对金钗石斛做出的杰出贡献，福泽后人！体味我中华根脉，延绵不断，唯有致敬感恩！中医药文化自信，金钗守正创新正当时……

魏　刚
2024年4月3日于广州大学城

# 参 考 文 献

[1] 中华人民共和国药典委员会.中华人民共和国药典（2020版）一部 [M].北京：中国医药科技出版社，2020：94.

[2] 赵立勋.四川中医药史话 [M].成都：电子科技大学出版社，1993.

[3] 陈德媛，韦明勤，吴家其.贵州黄草与民族药资源保护 [C].全国苗医药学术研讨会特辑，2003：2.

[4] 王用平.贵州赤水县石斛栽培方法 [J].中药材科技，1978（3）：17-19.

[5] 张山雷.本草正义 [M].福州：福建科学技术出版社，2006.

[6] 赵章忠，丁佐泓，赵坚.诊方辑要详释丁甘仁方药特色荟萃 [M].北京：人民军医出版社，2015.

[7] 浙江省中医研究所，浙江省嘉善县卫生局.陈良夫专辑 [M].北京：人民卫生出版社，1982.

[8] 李学铭.叶熙春 [M].北京：中国中医药出版社，2004.

[9] 金世元.金世元中药材传统鉴别经验 [M].北京：中国中医药出版社，2010：287.

[10] 王惠清.中药材产销 [M].成都：四川科学技术出版社，2004：473.

[11] 吴元黔，陈蕾蕾.贵州黔南清代中医手抄本注评集萃 [M].贵阳：贵州科技出版社，2014：35-37.

[12] 何廉臣.全国名医验案类编 [M].福州：福建科学技术出版社，2003：362-364.

[13] 贵州省赤水县志编纂委员会编.赤水县志 [M].贵阳：贵州人民出版社，1990.

[14] 吕景山.施今墨医案解读 [M].北京：人民军医出版社，2004：227-229.

[15] 施今墨.施今墨临床经验集 [M].北京：人民卫生出版社，1982：134-135.

[16] 张绍重，李云，鲍晓东.北平四大名医医案选集 [M].北京：中国中医药出版社，2010：52.

[17] 张绍重.萧龙友医集 [M].北京：中国中医药出版社，2018：81-83.

[18] 孔伯华.孔伯华医集 [M].北京：北京出版社，1988：192-195.

[19] 汪逢春.泊庐医案 [M].北京：人民卫生出版社，2008.

[20] 中国中医研究院.中国中医研究院人物志第1辑 [M].北京：中医古籍出版社，1995：440.

[21] 蔡庄，周佩青.蔡氏女科经验选集 [M].上海：上海中医药大学出版社，1997：52-53.

[22] 张耀卿，陈道隆.内科临证录 [M].上海：上海科学技术出版社，1978：194-198.

[23] 何若苹.何任医案实录 [M].北京：中国中医药出版社，2012：181-182.

[24] 唐伯渊，张澄庵，杨莹洁.沈绍九医案医话类编 [M].成都：四川科学技术出版社，2016.

[25] 何钱.石恩骏临床经验集 [M].长沙：湖南科学技术出版社，2016.

[26] 石恩骏.石家百年医案精选 [M].北京：人民卫生出版社，2014.

[27] WANG L，YE Q S，LIU W. *Dendrobium nobile* survey research [J]. Subtrop Plant Sci（亚热带植物科学），2004，33（2）：73-76.

[28] 铃木秀干.中药金钗石斛生物碱的研究（石斛碱的研究）[J].药学杂志，1932，12（52）：1049-1060.

[29] 李墅，王春兰，郭顺星.高效液相色谱法测定金钗石斛中石斛碱含量［J］.中国药学杂志，2009，44（4）：252-254.

[30] 陈晶，石京山.金钗石斛生物总碱研究进展［J］.现代医药卫生，2016，32（5）：728-730.

[31] 金蓉鸾，孙继军，张远名. 11种石斛的总生物碱的测定［J］.中国药科大学学报，1981（1）：9-13.

[32] 廖晓康，冉懋雄. 地道珍稀名贵药材石斛［M］.贵阳：贵州科技出版社，2014.

[33] 刘宁. 金钗石斛质量控制方法研究［D］.北京：北京中医药大学，2009.

[34] LUO A，HE X，ZHOU S，et al.In vitro antioxidant activities of a water-soluble polysaccharide derived from *Dendrobium nobile* Lindl. extracts［J］. Int J Biol Macromol，2009，45（4）：359-363.

[35] 蒋玉兰，罗建平. 药用石斛多糖药理活性及化学结构研究进展［J］.时珍国医国药，2011，22（12）：2986-2988.

[36] 令狐楚，谷荣辉，秦礼康.金钗石斛的化学成分及药理作用研究进展［J］.中草药，2021，52（24）：7693-7708.

[37] 肖世基，刘珍，张茂生，等.金钗石斛中一个新的联苄类化合物［J］.药学学报，2016，51（7）：1117-1120.

[38] 罗文娟，王光辉，张雪，等.金钗石斛茎提取物联苄类化合物对人肝癌高侵袭转移细胞株FHCC-98增殖的抑制［J］.中国临床康复，2006，10（43）：150-152.

[39] TOTH B，HOHMANN J，VASAS A. Phenanthrenes：A promising group of plant secondary metabolites［J］. J Nat Prod，2018，81（3）：661-678.

[40] LEE Y H，PARK J D，BAEK N I，et al. In vitro and in vivo antitumoral phenanthrenes from the aerial parts of *Dendrobium nobile*［J］. Planta Med，1995，61（2）：178-180.

[41] BEGUM S A. Progress in the chemistry of organic natural products：picrotoxanes［M］. Springer Wien New York，2010，93：71-210.

[42] 王晓雅，蒙春旺，周勤梅.金钗石斛倍半萜类成分研究进展［J］.天然产物研究与开发，2019，31（10）：1837-1845.

[43] WANG Y Y，et al.Research progress of *Dendrobium* alkaloids［J］. J Shandong Agri Univ（Nat Sci Ed）（山东农业大学学报，自科版），2015，46：152-158.

[44] WANG D H，et al.Advances in studies on the chemical constit-uents of *Dendrobium*［J］. Food Nutr China（中国食物与营养），2019，25（3）：12-18.

[45] 钟可，杨婷婷，罗在柒，等.不同栽培方式的金钗石斛品质研究［J］.安徽农业科学，2022，50（1）：180-182.

[46] 葛晓军，郑丽梅，王永伦，等.金钗石斛多糖对髓系白血病细胞WT1基因表达的影响［J］.重庆医学，2015，44（10）：1305-1307+1310.

[47] 王亚芸.石斛生物碱提取及其抑制Caco-2活性的研究［D］.北京：北京林业大学，2015.

[48] 安欣，任建武，李虹阳，等.金钗石斛生物碱对mcf-7细胞线粒体凋亡通路研究［J］.江西农业大学学报，2015，37（5）：920-926.

［49］张晓文，程敏，王学军，等.金钗石斛菲醌对人卵巢癌细胞增殖和转移的抑制作用［J］.中药药理与临床，2016，32（3）：72-75+19.

［50］和磊，罗婧，王亚芸，等.金钗石斛脂溶性生物碱提取物诱导人结肠癌HT-29细胞凋亡［J］.食品工业科技，2017，38（03）：170-174+191.

［51］贺凯，张丹，李小芳，等.金钗石斛破壁粉对裸鼠人肝癌细胞HepG2移植瘤生长的抑制作用［J］.中国药学杂志，2019，54（22）：1865-1870.

［52］SONG T H，CHEN X X，LEE CK，et al. Dendrobine targeting JNK stress signaling to sensitize chemotoxicity of cisplatin against non-small cell lung cancer cells in vitro and in vivo ［J］. Phytomedicine.2019，53：18-27.

［53］韦余，安晓玲，任明强，等.金钗石斛总生物碱脂质体对胃癌SGC-7901细胞的影响［J］.中华肿瘤防治杂志，2021，28（22）：1730-1734+1741.

［54］刘杰，刘绍欢，陈岩勤，等.基于糖酵解的金钗石斛乙醇提取物抗肺癌的药理机制研究［J］.中国新药与临床杂志，2022，41（9）：566-572.

［55］李小琼，金徽，葛晓军，等.金钗石斛多糖对脂多糖诱导的小鼠腹腔巨噬细胞分泌TNF-α·NO的影响［J］.安徽农业科学，2009，37（28）：3634-3635+3672.

［56］HUANG J S，LEE S A，HONG S S，et al. Phenanthrenes from *Dendrobium nobile* and theirinhibition of the LPS-induced production of nitric oxide in macrophage RAW 264.7 cells［J］. Bioorg Med Chem Lett，2010，20（12）：3785-3787.

［57］张俊青，吴芹，龚其海，等.金钗石斛生物总碱对脂多糖激活星形胶质细胞产生炎症因子的影响［J］.中国药理学通报，2011，27（6）：824-827.

［58］KIM J H，OH S Y，HAN S B，et al. Anti-inflammatory effects of *Dendrobium nobile* derived phenanthrenesin LPS-stimulated murine macrophages ［J］. Arch Pharm Res.2015，38（6）：1117-1126.

［59］林牧，龚其海，吴芹，等.金钗石斛多糖对大鼠混合培养皮层细胞炎症相关因子表达的抑制作用［J］.中国新药杂志，2016，25（24）：2843-2846.

［60］王令仪.石斛多糖和生物碱测定及多糖抗衰老实验研究［D］.遵义：遵义医学院，2009.

［61］宾捷，胡余明，尹进，等.金钗石斛对老龄小鼠抗氧化作用的实验研究［J］.实用预防医学，2010，17（6）：1063-1064.

［62］谢苗苗，肖柳，杨磊，等.金钗石斛多糖的分离纯化及其抗衰老活性研究［J］.中国现代中药，2018，20（12）：1489-1493.

［63］刘静，吴芹，刘波，等.金钗石斛总生物碱抗秀丽隐杆线虫衰老作用及其机制［J］.中国药理学与毒理学杂志，2019，33（6）：421-422.

［64］LV L L，LIU B，LIU J，et al. *Dendrobium nobile* Lindl. Alkaloids Ameliorate Cognitive Dysfunction in Senescence Accelerated SAMP8 Mice by Decreasing Amyloid-β Aggregation and Enhancing Autophagy Activity ［J］. J Alzheimers Dis，2020，76（2）：657-669.

［65］LIU B，HUANG B，LIU J，et al. *Dendrobium nobile* Lindl alkaloid and metformin ameliorate cognitive dysfunction in senescence-accelerated mice via suppression of endoplasmic reticulum stress［J］. Brain Res，2020，1741：146871.

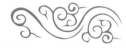

［66］龙艳，魏小勇，詹宇坚，等. 金钗石斛提取物抗白内障的体外实验研究 ［J］. 广州中医药大学学报，2008，106（4）：345-349.

［67］魏小勇，龙艳. 金钗石斛生物碱对糖性白内障大鼠诱导型一氧化氮合酶基因的调控 ［J］. 解剖学研究，2008（3）：177-180+205.

［68］马伟凤，徐勤. 金钗石斛提取物对晶状体上皮细胞氧化损伤防护作用 ［J］. 国际眼科杂志，2010，10（4）：650-652.

［69］王军辉. 金钗石斛多糖的化学结构与抗白内障活性研究 ［D］. 合肥：合肥工业大学，2011.

［70］刘园园，张艳磊，何晓然，等. 金钗石斛水煎剂对糖尿病肾病大鼠肾脏PPARγ表达的影响［J］. 医药导报，2014，33（12）：1545-1548.

［71］黄琦，廖鑫，吴芹，等. 金钗石斛生物总碱对糖尿病大鼠血糖及肝脏组织IRS-2 mRNA，IGF-1 mRNA表达的影响 ［J］. 中国实验方剂学杂志，2014，20（19）：155-158.

［72］张明辉. 金钗石斛总生物碱对db/db小鼠血糖的影响及机制研究 ［D］. 遵义：遵义医学院，2016.

［73］黄琦，廖鑫，吴芹，等. 金钗石斛总生物碱对糖尿病大鼠骨骼肌组织GLUT4表达的影响 ［J］. 中国新药杂志，2019，28（13）：1625-1628.

［74］亨向阳，杨丹莉，吴芹，等. 金钗石斛生物总碱对大鼠高脂血症和肝脏脂肪变性的影响 ［J］. 中国新药与临床杂志，2011，30（7）：529-532.

［75］李依，王洪新，贾启海，等. 金钗石斛水提物对高血脂症大鼠的降血脂作用 ［J］. 食品与生物技术学报，2019，38（12）：97-102.

［76］范艳，喻涓，杨榆青，等. 金钗石斛多糖调控炎性小体NLRP3对非酒精性脂肪肝大鼠的保护作用 ［J］. 世界中医药，2021，16（4）：566-570+575.

［77］林萍，毕志明，徐红，等. 石斛属植物药理活性研究进展 ［J］. 中草药，2003，（11）：116-119.

［78］李婵娟. 几种石斛粗提物抗凝抗血栓作用的对比研究［J］. 云南中医中药杂志，2012，33（12）：61-62.

［79］巴智胜，蔡锐，尹彩霞，等. 金钗石斛总生物碱改善链脲佐菌素所致大鼠海马神经元损伤 ［J］. 中国新药与临床杂志，2017，36（6）：340-346.

［80］刘道航，向菲，王钰淳，等. 石斛碱对氧糖剥夺/再灌注诱导Ht22细胞损伤的神经保护作用及其机制研究 ［J］. 重庆医科大学学报，2020，45（1）：58-64.

［81］陈建伟，马虎，黄燮南，等. 金钗石斛生物总碱对脂多糖诱导大鼠学习记忆功能减退的改善作用 ［J］. 中国药理学与毒理学杂志，2008，22（06）：406-411.

［82］LI Y，LI F，GONG Q，et al. Inhibitory effects of *Dendrobium* alkaloids on memory impairment induced by lipopolysaccharide in rats ［J］. Planta Med，2011，77（2）：117-121.

［83］YANG S，GONG Q，WU Q，et al. Alkaloids enriched extract from *Dendrobium nobile* Lindl. attenuates tau protein hyperphosphorylation and apoptosis induced by lipopolysaccharide in rat brain ［J］. Phytomedicine. 2014，21（5）：712-716.

［84］张明辉，李菲，张玮，等. 金钗石斛总生物碱对Aβ$_{25-35}$所致大鼠海马组织Aβ含量的影响［J］.

遵义医学院学报，2016，39（1）：18-21.

［85］姜琳珊，李菲，聂晶，等.金钗石斛总生物碱对APP/PS1转基因小鼠学习记忆能力的影响［J］.遵义医学院学报，2016，39（3）：246-249.

［86］NIE J，TIAN Y，ZHANG Y，et al. *Dendrobium* alkaloids prevent A $\beta_{25-35}$-induced neuronal and synaptic loss via promoting neurotrophic factors expression in mice［J］. PeerJ. 2016，4：e2739.

［87］王丽娜，龚其海，李菲，等.金钗石斛多糖减轻脂多糖诱导的大鼠学习记忆减退及机制研究［J］.神经药理学报，2016，6（1）：1-8.

［88］LI L S，LU Y L，NIE J，et al. *Dendrobium nobile* Lindl. alkaloid，a novel autophagy inducer，protects against axonal degeneration induced by A $\beta_{25-35}$ in hippocampus neurons in vitro［J］. CNS Neurosci Ther，2017，23（4）：329-340.

［89］NIE J，JIANG L S，ZHANG Y，et al. *Dendrobium nobile* Lindl.Alkaloids Decreases the Level of Intracellular $\beta$-Amyloid by Improving Impaired Autolysosomal Proteolysis in APP/PS1 Mice［J］. Front Pharmacol.2018，9：1479.

［90］刘俊，吴芹，龚其海，等.金钗石斛生物总碱对大鼠急性脑缺血的保护作用［J］.中国新药与临床杂志，2010，29（8）：606-610.

［91］WANG Q，GONG Q，WU Q，et al. Neuroprotective effects of *Dendrobium* alkaloids on rat cortical neurons injured by oxygen-glucose deprivation and reperfusion［J］.Phytomedicine. 2010，17（2）：108-115.

［92］LI D D，WANG G Q，WU Q，et al. *Dendrobium nobile* Lindl. alkaloid attenuates 6-OHDA-induced dopamine neurotoxicity［J］. Biotechnol Appl Biochem.2021，68（6）：1501-1507.

［93］李日婵.石斛碱抑制甲型流感病毒复制的活性研究［D］.深圳：南方医科大学，2017.

［94］黄小燕，党翠芝，杨庆雄.金钗石斛的抗氧化活性研究［J］.贵州农业科学，2011，39（07）：84-86.

［95］ZHOU J，ZHANG Y，LI S，et al. *Dendrobium nobile* Lindl.alkaloids-mediated protection against CCl$_4$-induced liver mitochondrial oxidative damage is dependent on the activation of Nrf2 signaling pathway［J］. Biomed Pharmacother.2020，129：110351.

［96］税小红，税璘，牛曼思，等.金钗石斛破壁粉对环磷酰胺致免疫低下小鼠免疫功能的调节作用［J］.药物评价研究，2018，41（12）：2189-2194.

［97］周金鑫，张娅，周少玉，等.金钗石斛生物碱对四氯化碳所致小鼠肝线粒体损伤的保护作用及机制［J］.中国药理学与毒理学杂志，2019，33（10）：833-834.

［98］樊小宝，吴雅岚，王晶，等.金钗石斛多糖对多柔比星肾病大鼠肾纤维化及 PI3K/Akt/HIF-1α 通路的影响［J］.中国药师，2019，22（10）：1835-1840.

［99］ZHANG X，WANG M，ZHANG C，et al. Clinical study of *Dendrobium Nobile* Lindl intervention on patients with metabolic syndrome［J］.Medicine（Baltimore）.2021，100（12）：e24574.

［100］王文莉，万青，戴卉.石斛养胃汤联合西药治疗慢性萎缩性胃炎的临床效果［J］.中国医药导报，2020，17（2）：139-143.

［101］陈少夫，李宇权，吴亚丽，等.石斛对胃酸分泌及血清胃泌素、血浆生长抑素浓度的影响［J］.中国中药杂志，1995（3）：181-182+193.

［102］林蓓蓓，冯伟勋，范嘉伟，等．鲜金钗石斛凝胶口服液治疗胃阴不足型慢性糜烂性胃炎的临床研究［J］．河北中医，2022，44（4）：608-612.

［103］左岫勤，富强，王茹玲，等．中药清睛粉联合手术治疗翼状胬肉疗效观察［J］．中国中医眼科杂志，1994（4）：212-213.

［104］黄平，张静，刘婷婷．脉络宁注射液治疗血栓闭塞性脉管炎30例临床观察［J］．中医药导报，2016，22（1）：74-77.

［105］白庆生，徐永芳，高家信．中药成药清咽宁治疗慢性咽炎2000例临床观察［J］．第一军医大学学报，1994（1）：73.

［106］王巧梅，王富堂，丁爱莲，等．基于数据分析研究新疆地区新冠肺炎恢复期中医组方［J］．今日药学，2022，32（3）：194-197+214.

［107］陈建国，王茵，来伟旗，等．金钗石斛的安全性毒理学评价［J］．中国卫生检验杂志，2002（1）：42-44.

［108］陈可冀，张京春．清宫医案精选［M］．北京：中国中医药出版社，2013.

［109］李顺保．清太医院代茶饮和五官科医方精选［M］．北京：科学技术文献出版社，2018.

［110］首届中国酒文化研讨会秘书处，深圳市博物馆．水的外形火的性格中国酒文化研究文集［M］．广州：广东人民出版社，1987.

［111］汪毅．黔本草 第2卷［M］．贵阳：贵州科技出版社，2017.

［112］汪毅．黔本草 第1卷［M］．贵阳：贵州科技出版社，2015.

［113］汪毅．中国苗族药物彩色图集［M］．贵阳：贵州科技出版社，2002.

［114］《苦斗十年》编辑组编．苦斗十年下［M］．北京：解放军出版社，1989：336-345.

［115］蔡仲德．中药研究论文集1993［M］．北京：中医古籍出版社，1994：239-241.

［116］吴汉民．20世纪上海文史资料文库第4辑商业贸易［M］．上海：上海书店出版社，1999：291.

［117］中国第一历史档案馆，香港中文大学文物馆编．清宫内务府造办处档案总汇（第44册）［M］．北京：人民出版社，2005：379.

［118］关雪玲．清代宫廷医学与医学文物［M］．北京：紫禁城出版社，2008：113.

［119］中国医学科学院药用植物资源开发研究所．中药志第4册［M］．北京：人民卫生出版社，1961：230.

［120］国家药典委员会．中华人民共和国药典：一部［S］．北京：中国医药科技出版社，2020：1088.

［121］李凤华，宋锡全，王承录，等．贵州几种野生石斛的引种栽培和繁殖技术［J］．贵州师范大学学报（自然科学版），2002（3）：5-8.

［122］蒋波，詹源庆，黄捷．金钗石斛濒危原因及其野生资源保护［J］．中国野生植物资源，2005（05）：37-39.

［123］王用平．贵州的石斛资源与栽培［J］．贵州农业科学，1982（5）：67-68.

［124］王用平．贵州省石斛资源调查及引种栽培［J］．中国野生植物，1987（3）：30-37.

［125］周萍，李泽文，王黔江．石斛高产稳产栽培技术研究［J］．中药材，1991（4）：9-11.

[126] 韩湘玲，陈远光.石斛有性繁殖及栽培试验 [J].中国林副特产，1994（2）：20-21.

[127] 张明，陈仕江，李泉森，等.金钗石斛驯化栽培的基质研究 [J].中药材，2001（9）：628.

[128] 宋锡全，宋琴曲.金钗石斛茎段培养再生绿色植株 [J].贵州师范大学学报（自然科学版），2003（3）：80-82.

[129] 唐金刚，卢文芸，乙引，等.药用金钗石斛快速繁殖的研究 [J].贵州科学，2007（1）：59-62+58.

[130] 张本厚，胡燕花，牛志韬，等.基于表型性状的金钗石斛种质资源多样性评价 [J].中国生物工程杂志，2022，42（11）：5-17.

[131] 中国科学院中国植物志编辑委员会.中国植物志 [M].北京：科学出版社，1993.

[132] 乙引，陈玲，张习敏.金钗石斛研究 [M].北京：电子工业出版社，2009.

[133] 王用平.贵州赤水县石斛栽培方法 [J].中药材科技，1978（3）：17-19.

[134] 付芳婧，刘政.金钗石斛优良种源的适生条件及仿野生栽培的关键技术 [J].种子，2012，31（7）：137-139.

[135] 何元梅.金钗石斛原生态栽培方法及技术 [J].农技服务，2013，30（2）：131.

[136] 方春英，杨柳，唐怒娇.丹霞石上写传奇 [N].贵州日报，2023-05-16（014）.